临证四十年

李长生临证经验辑要

杨晓妮 程广清 陈超 王蕾 主编

学苑出版社

图书在版编目（CIP）数据

临证四十年 / 杨晓妮等主编 . —北京：学苑出版
社，2023.6
ISBN 978-7-5077-6660-8

Ⅰ.①临… Ⅱ.①杨… Ⅲ.①中医临床—经验—中国—
现代 Ⅳ.① R249.7

中国国家版本馆 CIP 数据核字（2023）第 078886 号

出 版 人：洪文雄
责任编辑：黄小龙
出版发行：学苑出版社
社　　址：北京市丰台区南方庄 2 号院 1 号楼
邮政编码：100079
网　　址：www.book001.com
电子邮箱：xueyuanpress@163.com
联系电话：010-67601101（营销部）、010-67603091（总编室）
印 刷 厂：廊坊市海涛印刷有限公司
开本尺寸：787 mm × 1092 mm　1/16
印　　张：17.5
字　　数：327 千字
版　　次：2023 年 6 月第 1 版
印　　次：2023 年 6 月第 1 次印刷
定　　价：128.00 元

编委会

主 编

杨晓妮　山东第一医科大学第一附属医院（山东省千佛山医院）
程广清　山东第一医科大学第一附属医院（山东省千佛山医院）
陈　超　山东第一医科大学第一附属医院（山东省千佛山医院）
王　蕾　山东中医药大学第二附属医院（山东省中西医结合医院）

副主编

刘晓明　山东中医药大学附属医院（山东省中医院）
王逢猛　淄博市中西医结合医院
臧翠翠　山东省中医药研究院
贾瑞琪　山东省警官总医院
王爱帅　山东第一医科大学第一附属医院（山东省千佛山医院）
韩　莹　山东第一医科大学第一附属医院（山东省千佛山医院）

编 委

（排名不分先后）

杨　静　淄博市中医医院
司明文　聊城市人民医院脑科医院
孟祥昊　济南医院
宋　爱　山东中医药大学附属医院（山东省中医院）
王　莹　临沂市中医医院
李　文　青岛市黄岛区中心医院（青岛经济技术开发区第一人民医院）
邵　聪　枣庄市中医医院
栾秀珍　泰安市中医医院
王安荣　山东第一医科大学第一附属医院（山东省千佛山医院）

主 审

李长生　山东第一医科大学第一附属医院（山东省千佛山医院）

主审简介

李长生，主任医师，山东大学、山东中医药大学硕士生导师，山东中医药大学博士生导师，全国第五批、第六批、第七批老中医药专家学术经验继承指导老师，山东省十大名老中医，山东省名中医药专家，山东省科技创新人才，国家临床重点专科（中医脑病）学术带头人。

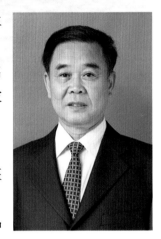

从事临床工作40余年，主张中西医结合，中医辨证、西医辨病，参西而不离中、辨证与辨病相结合。潜心于中医药对心脑血管病、老年病、胃肠病等内科杂病的防治研究，学术造诣深厚，临床经验丰富，在全国脑病、老年病领域中具有较强的影响力。以多年经验方研制的治疗心脑疾病的首乌益智胶囊、化瘀通脉颗粒、芪丹化瘀胶囊、生脉养心颗粒，均获得国家发明专利和省药监局医疗制剂批文。

科研成果：主持国家级、省级课题11项，获得山东省科技进步奖等多项奖励，获国家发明专利4项；山东省食品药品监督管理局医疗制剂批件5项；成功转让国家药监局批准的新药临床试验批件1项；主编著作2部，参编3部，发表论文近百篇。

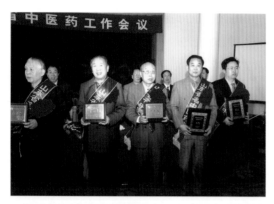

2003年12月李长生教授（右二）被评为山东省名中医药专家

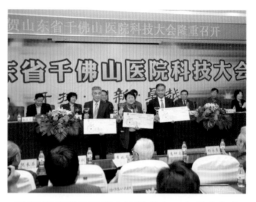

2007年李长生教授（持牌者右一）获山东省千佛山医院科技贡献奖

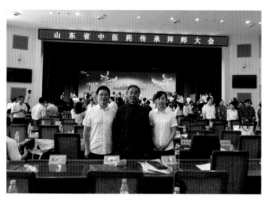

2017年李长生教授（中间）被聘为山东省五级中医药师承教育项目指导老师

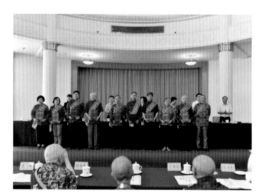

2017年6月李长生教授（右五）被评为山东省十大名老中医

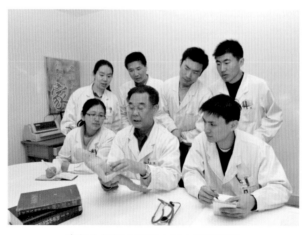

李长生教授（前排中间）临床带教

前　言

　　中医学上承内经易经，下到诸子百家，旁通儒释道三教，与之相关著作，更是浩如烟海，数之不尽。学医难，要学好中医更难。要学好中医，很多人的体会是要"青灯黄卷，皓首穷经"。而数十年来，中医经过与西医的碰撞和对话以后，其育人模式、用药思路、诊断方式、医理研究等已经越来越多带上现代医学的色彩。在这种形势下，中医自身的评价体系也发生了极大变化，用动物和仪器做实验、搞科研，用西医理论、西医思维来研究中医、分析中医，成为发展的潮流，使得中医走上了一条日益西化的道路，越来越多的中医师临床治病不求中医医理、中药药性，望闻问切流于形式，疗效不显著，形成了中医现今无奈的局面。而在很多人眼里，中药西用、废医存药似乎成了中医最后的出路，诚可慨也。

　　前贤云："熟读王叔和，不如临证多。"本书是李长生名老中医临证40余年的部分学术经验、研究成果和临床特色的总结，主要内容为学术思想论著和医案。李长生教授治学严谨，数十年钻研四大经典和历代名家著述及医案。临证一丝不苟，不固执己见，遵古而不泥古，主张"衷中参西、强调整体、病证结合"的学术思想。提出了"西为中用、优势结合、心脑同治"的脑病诊疗核心原则，构建了以中风、痴呆、眩晕、胸痹、胃脘痛、咳喘病等为优势病种的疾病诊疗体系。创建了"内病外治、内外兼治"的特色疗法，经数十年流传发展，已成为医院特色疗法推广应用，取得了显著临床效果并形成系列研究成果。研发出一批临床疗效卓著的系列方药。例如：治疗缺血性中风、眩晕等疾病的芪丹化瘀胶囊，治疗慢性脑供血不足的化瘀通脉颗粒，治疗血管性痴呆和肾虚血瘀型中风病的首乌益智胶囊，治疗老年慢性心功能不全的生脉养心颗粒，治疗慢性咽炎的利咽袋泡剂等，上述制剂均已获山东省食品药品监督管理局医疗机构制剂注册批件，并均获国家发明专利，其中治疗血管性痴呆的首乌益智胶囊已获原国家食品药品监督管理总局新药临床批件。此外，研制的治疗颈腰椎病、骨质增生、风湿等多种疼痛的中药敷贴、三九敷贴、熏洗等外治方药以及治疗外感发热的退热合剂等，疗效独特，深受患者赞誉。

　　李长生教授强调从实际出发，灵活运用中医理论，立方遣药以喻嘉言"先议病，后议药，有是病，用是药"的思想作指导。因此，能做到经方时方并用，并能灵活化裁。做到病有千变而方亦有千变，体现了中医学的整体观及审证求因、辨证施治的精神。本书所辑存之老中医学术思想、临证经验及医案，如实地记录了李长生教授学术经验、患者之病情经过和原委，阐明了每一病案所运用的理、法、方、药的关键所在，如同病异治，异病同治，上病下取，正治、逆治等治疗法则的具体运用。需要说明的是，文中关于疾病命名以中医诊断为主，对不便使用中医命名的采用现代医学命名。

古人云："以铜为镜，可以正衣冠；以古为镜，可以知兴替；以人为镜，可以明得失。"本书是李长生教授从医40余年来的心得体会和医道至理，从中医的基础理论到临证诊断用药，娓娓道来，既能让不懂中医者理解中医诊断、用药、治病的道理，体验全新的健康与疾病观，又能让中医从业者领会名老中医学术经验的深刻内涵，从而更加坚定中医的信念，提高临床水平。虽不敢言字字珠玑，但也是名老中医经验书籍中之佳作。我们希望李长生名老中医丰富的临证经验能给广大中医爱好者和中青年医师带来帮助。

本书编委会
2023年3月

目 录

第四章　典型医案分析

第五章　学术成就

第一章 名医小传

第一节　医家简介

李长生，1949年7月出生，山东省莱芜人。1975年7月毕业于山东医学院中医系，同年分配到山东省千佛山医院（现山东第一医科大学第一附属医院）中医科工作。1975年7月—1986年12月任住院医师，1986年12月—1993年4月任主治医师，1993年4月—1999年4月任副主任医师，1999年4月至今任主任医师。2019年4月被国家中医药管理局批准成立全国名老中医药专家传承工作室，担任指导老师。

2001年李长生担任山东大学、山东中医药大学硕士生导师，共培养硕士25名，2006年担任山东中医药大学博士生导师，先后培养博士5人。2012年、2017年、2022年分别当选为全国第五批、第六批、第七批老中医药专家学术经验继承指导老师，2017年被聘为山东省五级中医药师承教育项目指导老师，先后培养继承人6名，其中2名已结业出徒。

2000年开始，李长生共主持国家级、省级课题11项，其中国家自然科学基金2项。获山东省科学技术进步三等奖2项，山东医学科技创新成果二等奖2项，获山东中医药科学技术三等奖3项；获国家发明专利5项。获山东省食品药品监督管理局医疗机构制剂注册批件5种。研发的新药已获国家食品药品管理局药物临床试验批件。主编著作2部，发表论文80余篇。

2004年10月，山东中医药学会老年病专业委员会成立，李长生担任主任委员，山东省千佛山医院为专业委员会挂靠单位。从2004年起，李长生先后担任中国老年学学会中医研究委员会副主任委员，中国特效医术专业委员会主任委员，山东中医药学会常务理事，山东中医药学会心脏病专业委员会、活血化瘀专业委员会副主任委员，山东省医师协会中西医结合医师分会副主任委员，《中国中西医结合影像学杂志》编委等。

从2012年起，李长生先后担任国家自然科学基金评审专家，山东省科技进步奖中医药组评审专家，山东中医药科学技术奖评审专家，山东中医药科技发展计划评审委员会专家，山东省高级专业技术职务评审专家。

2003年12月李长生被评为山东省名中医药专家，2003年获评山东省中医工作先进个人，并获三等功奖励，2004年5月被评为山东省科技创新人才，2017年6月被评为"山东名老中医"，1994年起多次获省卫生厅及医院优秀共产党员称号，多次获医院先进个人等荣誉，多次获山东中医药大学、山东省千佛山医院优秀教师荣誉，获山东省千佛山医院建院50周年院庆"优秀贡献奖"（金奖），山东省千佛山医院科技贡献奖，山东省千佛山医院重大课题立项奖。2020年6月获山东省千佛山医院建院60周年院庆"千医功勋奖"。

第二节　成长之路

李长生教授幼承庭训，自幼诵读《药性赋》《伤寒论》《医宗金鉴》等中医经典名著，1975年毕业于山东医学院，同年分配到山东省千佛山医院工作至今。1979年于山东中医学院进修学习"中医基础、四大经典著作"一年，使他的中医理论水平更加坚实，1982年参加山东医学院"基础医学电视讲座"学习三年，1985年于中国中医研究院西苑医院进修深造一年，除学习中医外，还较系统地学习了现代医学知识，这为他以后中西医结合的学术思想奠定了坚实的基础。20世纪80年代跟随国家著名中医周次清老师学习10余年，并用40余年的临床经历实践着周次清老师的学术思想并进一步发扬提升。除临床实践外，还进一步总结周次清老师在脑病方面的经验，结合经典医籍研究，提炼升华为中风病诊疗规范，开发了系列院内制剂、院内协定方。并以此为支点，成功申请国家自然科学基金等重大课题，取得丰硕研究成果。

为加强李长生教授的学术经验传承，2012年9月获山东省卫生厅批准成立"山东省名中医药专家传承工作室"。2017年山东省中医药管理局批准成立"李长生山东省名中医药专家传承工作室"，2019年被国家中医药管理局批准成立"李长生全国名老中医药专家传承工作室"。目前工作室团队有主任医师1名，副主任医师3名，主治医师2名，住院医师1名，其中博士后2名、医学博士4名、硕士1名，李长生教授作为全国第五批、第六批、第七批老中医药专家学术经验继承指导老师，培养国家级学术继承人、师承弟子4名，分别是程广清、王蕾、杨晓妮、师冉。王蕾、师冉均为主任医师、山东中医药大学硕士研究生导师，程广清、杨晓妮为副主任医师、硕士研究生导师。此外，培养2名山东省五级师承学生，分别是陈超、臧翠翠。

历年来，李长生教授对周次清老师脑病学术思想传承有序，并逐步发扬壮大，部分诊疗方案已入选国家"脑病"临床路径及诊疗规范。同时，中医科为山东中医药学会老年病专业委员会主任委员挂靠单位，团队多人分别为中华中医药学会脑病专业委员会、中国中西医结合神经内科专业委员会、山东省中西医结合学会神经内科专业委员会、山东省中医药学会脑病专业委员会委员等职务。

1992年李长生担任中医科主任。李教授很重视学科建设，中医科在李教授的带领下，把脑病作为科室发展方向，经过积极建设，2007年7月山东省重点中医专科中风病建设项目通过卫生厅组织的专家评审验收，同年8月被正式命名为山东省重点中医专科——"中风病科"，并任命李长生教授为学科带头人。2007年12月，中风病科被批准为国家中医药管理局"十一五""十二五"重点专科中风病项目建设单位，李长生教授为项目负责人及学科带头人，并首次加入全国脑病协作组，正式迈入国家队方阵。2012年7月，中风病科被批准为国家卫生部中医脑病重点专科建设单位，李长生教授为学科带头人。李长生教授为中医药事业的发展做出了贡献，受到社会和同行的好评，奠定了中医科在山东省乃至全国脑病领域的医疗学术地位。

李长生教授主张"衷中参西、强调整体、病证结合"的学术思想。提出了"西为中用、优势结合、心脑同治"脑病诊疗核心原则，构建了以中风、痴呆、眩晕、胸痹、胃脘痛、咳喘病等为优势病种的疾病诊疗体系。创建了"内病外治、内外兼治"的特色疗法，除了传统的中药汤剂、中药静脉制剂、针灸治疗外，还充分发掘了中医内病外治内涵，整理形成内病外治体系，主要有"熏蒸外洗疗法""中药蜡疗""穴位贴敷""高能生物离子治疗"等，经数十年流传发展，已成为医院特色疗法推广应用，取得了显著临床效果并形成系列研究成果。研发出一批临床疗效卓著的系列方药，例如：治疗缺血性中风、眩晕等疾病的芪丹化瘀胶囊，治疗慢性脑供血不足的化瘀通脉颗粒，治疗血管性痴呆和肾虚血瘀型中风病的首乌益智胶囊，治疗老年慢性心功能不全的生脉养心颗粒，治疗慢性咽炎的利咽袋泡剂等，上述制剂均已获山东省食品药品监督管理局医疗制剂注册批件，并均获国家发明专利，其中治疗血管性痴呆的首乌益智胶囊已获国家食品药品管理局新药临床批件。此外，研制的治疗颈腰椎病、

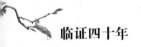
骨质增生、风湿等多种疼痛的中药敷贴、三九敷贴、熏洗等外治方药及治疗外感发热的退热合剂等疗效独特，深受患者赞誉。

科室每年接受山东中医药大学、山东大学、山东第一医科大学等医学院校实习生，山东省各地方医院住院医师规范化培训及进修医师学习深造。科室在中医教学传承、人才培养方面开设老中医传承带教门诊：以老中医接诊带教为主，案例式教学，由李长生教授现场对学生言传身教，传承带教学生。

中医四大经典是中医学的根源与精髓，是中医精华所在，是继承和发展中医的主要内容，亦是中医教育的核心、主要内涵。李长生教授学术造诣精深、德艺双馨，在山东省中医界具有很高声望。2012年"山东省名老中医工作室"成立，科室依托"名中医学术思想传承室"，创建了"与名中医面对面"沟通交流平台，邀请多位全国知名专家与学生一起分享名中医成长成才经历，研读名中医学医的心理路程，交流临诊学习中的心得与困惑，培养学生热爱中医、增强学习中医的信心和决心。并开设"中医经典小讲堂"，搭建中医经典自主研读交流平台，每周两次，探索以学生为主体、中医经典临床学习为主要内容、推动中医专业学生自主学习经典的实践探索，强化中医经典的学习，夯实中医临床思维培养基础。学生根据自己临床中遇到的问题，通过查阅经典古籍，梳理思路，以经典解释临床，制作多媒体分享交流心得体会，培养了大批中医专业人才。

第二章

学术思想

李长生教授数十年苦心钻研，勤求古训，并能博采众长，不偏执一家之说，善于综合各家之长。在学术上提倡中西医结合，临证时主张辨证与辨病相结合。宏观辨证与微观辨证相结合。在处方用药方面，注重辨证，立法严谨，遣方有道，用药精当，并参照现代药理研究而用药，临床疗效切实可靠。临床擅长运用"精气血津液理论""气机升降理论"辨识疾病根源，尤其在心脑血管疾病及脾胃病的诊治中，形成了自己独具特色的学术思想，并取得了显著的成绩。

第一节　深谙精气血津液学说，重视调理精气血津液

中医气血学说在中医生理学、病理学、药理学、诊断学、治疗学中均占有极为重要的地位。气血学说系中医药学之重要理论，李长生教授深谙气血学说，临床医疗实践中尤为重视调理气血。

一、气血理论

1. 气血理论溯源　《内经》对于气血从生理、病理及诊断、治疗各方面都作了丰富而详细的论述，形成了一个基本完整的学说系统。《内经》许多篇章中，从不同的角度反复阐明气血是人体生命运动的根本物质基础和动力。《素问·调经论》曰："人之所有者，血与气耳。"《灵枢·决气》篇载："黄帝曰：余闻人有精、气、

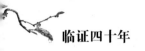

津、液、血、脉，余以为一气耳，今乃辨为六名。"由此可知，人体生命之源本于一气，一气分阴分阳而为气血；气能生血，血能载气，相辅相成而又化生成六气，敷布于五脏，洒陈于六腑，于是人体躯壳作为气血运动变化的场所，成为具有生命力（《内经》称之为"神"）的有机整体。故《灵枢·本藏》谓："人之血气精神者，所以奉生而周于性命者也"，《素问·八正神明论》亦曰："气血者，人之神。"

后世医家在《内经》气血论的基础上，结合临床实践不断补充和发展，使其日臻完善。金元四大医家之一的李东垣遵循《内经》"有胃气则生，无胃气则死""人以水谷为本"的理论，承其师张元素"脏腑标本寒热虚实用药"的学术思想，明确提出以脾胃之气为本源的"元气论"。他在《脾胃论》中指出："真气又名元气，乃先身生之精气也，非胃气不能滋之。胃气者，谷气也，营气也，运气也，生气也，清气也，卫气也，阳气也；又天气、人气、地气，乃三焦之气，分而言之则异，其实一也，不当作异名异论而观之。"李东垣从后天中焦脾胃能化生出水谷精微之气不断滋养先天之气出发，认为人的生命脱离母体之后，脾胃之气即成为元气之根，其余人体五脏、六腑之气无不以此为本源，所以"脾胃之气无所伤，而后能滋养元气""脾胃之气既伤，而元气亦不能充，而诸病所由生"，从而在《脾胃论》《内外伤辨惑论》《兰室秘藏》等著作中阐明"脾胃内伤学说"，提出补脾升阳、养胃益气的治法，创立补中益气汤、调中益气汤、升阳益胃汤等名方，有效地指导着临床实践。

清初医家喻嘉言明确提出"大气论"，喻氏认为气是维持人体生命活动的基本物质和动力，故"人，气以成形耳，惟气以成形，气聚则形存，气散则形亡，气之关于形也，岂不巨哉？"（《医门法律·大气论》）并阐明人体身形之中的营气、卫气、宗气、脏腑之气，充周无间，环流不息，全赖由"大气"所主持斡旋。"大气"即是胸中之阳气，此气一衰则人体气机的出入废，升降息，神机灭而生命危，指出培养、固护胸中"大气"为业医者之首务。近代名医张锡纯在其《医学衷中参西录·大气论》中提出："大气积于胸中，为后天全身之桢干，祖一身之远命脉，宗一身之近命脉，其气一陷，人之呼吸必然顿停，无病而猝死。"张氏并创立升陷汤一方，以治疗大气下陷之证，临床疗效确实。

清代王清任的"气虚血瘀"论对后世影响极为深远。清中叶王清任根据自己的观察和临床经验，对气血论作了新的发挥，所著《医林改错》一书以气血为经，以病证为纬，论述了二十多种气虚证、五十多种血瘀证的证治和方药，摒弃了传统相沿的脏腑、经络、阴阳等分证的方法，是一部典型的以气血论为理论核心的著作，王氏在《医林改错·气血合脉说》中说："治病之要诀，在明白气血，无论外感内伤……所伤者无非气血。"《医林改错·半身不遂本源》又指出："人行坐动转，全仗元气，若元气足则有力，元气衰则无力，元气绝则死矣。"说明气是人体生命之源，又认识到气行则血行，气滞则血瘀，故血瘀多与气虚、气滞有密切关系，所以在《医林改错·论抽风不是风》中云："元气既虚，必不能达于血管，血管无气，必停留而瘀。"正因为如此，临床治疗以补气活血、逐瘀活血为两大法则。王氏创立的补阳还五汤、通窍活血汤、血府逐瘀汤、膈下逐瘀汤、少腹逐瘀汤、身痛逐瘀汤等著名方剂，迄今一直有效地应用于临床。

清末唐容川著《血证论》一书，全书以血证为主干，论述血上干证治14条，血外渗证治7条，血下泄证治6条，血中瘀证治5条，失血兼见诸证40条，几乎囊括了大部分的内科杂证。唐氏在全书以"阴阳水火气血论"首先阐明其重视气血的理论思想，云："人之一身，不外阴阳，而阴阳二字即是水火，水火二字即是气血。"在唐氏看来，阴阳、水火、气血是一而三，三而一的，三者之中，气血是人身有形之物质，而阴阳是其性质的概括，水火是功能活动的表述。"运血者即是气，守气者即是血。气为阳，气盛即为火盛；血为阴，血虚即是水虚。一而二，二而一者也。人必深明此理，而后治血理气，调阴和阳，可以左右逢源。"

2. 气血的生理功能和病理

（1）气的生理功能和病理：《内经》把气看作是一种运动着的精微物质，其在运动中产生的功能，即是人体生命活动过程中的根本动力。《灵枢·决气》曰："何谓气？曰：上焦开发，宣五谷味，熏肤充身泽毛，若雾露之溉，是谓气"，此句虽短，但言简意赅。食入之物经上焦气化为精微之物，似若雾（水气）露（冷却之水气）滋润毛发，温煦皮肤。更为重要者，系气能无所不去，无所不至，充养全身脏腑经络。如气不至，则精、津、液、血皆不能生。正如《灵枢·决气》所曰："精、气、津、液、血、脉为一气耳。"又如《灵枢·刺节真邪》曰："何谓真气？岐伯曰：真气者，所受于天，与谷气并而充身者也"；《景岳全书·阴阳篇》曰："元气者，即生化精气之元神也"；《素问·阴阳应象大论》曰："谷气通于脾。"由此可见，先身而生的人体固有之先天之气，系由经脾胃化食物形成之水谷精微（后天之气）滋养之和运化之，充身营周不休。行于脉外者为卫气，行于脉中者为营气，聚于胸中则曰宗气，达于五脏六腑者，又气化成心气、肝气、脾气、肾气，根据各脏所司之职，则施之所需之气化功能，和调于五脏，洒陈于六腑。故气根植于先天，而长养于后天。

因此，中医学认为气的来源有二：一是得自父母，禀受于先天；一是来自口鼻吸

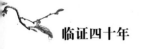

入的自然之气和水谷精微之气，合称后天之气。先天和后天之气关系密切，后天之气是由先天之气功能活动的激发而化生，先天之气则又需后天之气的不断滋养，正是由于两者的相互作用，气则始终成为人体生命活动的动力源泉。

继而《内经》又依据气的运行途径和规律之不同，将气分为宗气、营气、卫气；又依据气的"部主"（所属脏腑）之异，把气分为五脏之气与六腑之气来具体阐明其生理病理。例如营气是"水谷之精也，和调于五脏，洒陈于六腑，乃能入于脉也"（《素问·痹论》），是具有滋养五脏、六腑作用的气。卫气性质彪悍滑疾而行于脉外，其主要功能是"温分肉，充皮肤，肥腠理，司关合"（《灵枢·本藏》），对人体起着护卫作用，而当卫气不行，营气不濡时，则会导致肌肤麻木不仁、肢节不利的病变发生。《素问·逆调论》曰："营气虚则不仁，卫气虚则不用，营卫俱虚，则不仁且不用。"《灵枢·刺节真邪》曰："荣卫稍衰，则真气去，邪气独留，发生偏枯。"邪气侵犯营卫，营卫郁滞不行，又可发生痈疡之实证，即《素问·生气通天论》所说的"营气不从，逆于肉理，乃生痈肿"。再如五脏气中之肺气，主治节，助心而行血；又主宣发，使卫气和津液布散全身，以温煦肌肤，充养身体，润泽皮毛；亦主肃降，使人体津液下输膀胱，保持小便通畅及大肠的通降；开窍于鼻而知香臭。因此，"肺气虚则鼻塞不利，少气；实则喘喝胸盈仰息"（《灵枢·本神》）。如果气的生理功能异常，则百病丛生。

（2）血的生理功能和病理：血是构成人体和维持生命活动的基本物质之一，何谓血？《灵枢·决气》曰："何谓血？岐伯曰：中焦受气取汁，变化而赤，是谓血"；《灵枢·邪客》云："营气者，泌其津液，注之于脉，化以为血。"《灵枢·营卫生会篇》曰："中焦……受气者，泌糟粕，蒸津液，化其精微，上注于肺脉，乃化而为血，以奉生身。"现代中医界多认为"血者水谷之精气也""心主血，肝藏血，脾统血，补脾和胃，血自生矣"。

血能舍神，神赖血的含藏以彰其用，《灵枢·营卫生会》指出："血者神气也"，血由中焦水谷精微物质所化生，营养五脏六腑、四肢百骸，所谓"肝受血而能视，足受血而能步，掌受血而能握，指受血而能摄"（《素问·五藏生成论》）。血的病理有血虚、血瘀、出血等。血虚以心、肝、脾三脏证候为多见，其共有证候是面色萎黄或苍白，手足麻木，女子月经涩少，唇、舌、甲色淡无华，脉细弱；血瘀泛指各种原因所致血脉瘀滞不通，甚至凝聚成块而言，其共有症状是痛有定处，刺痛或钝痛，按之加重，或局部肿块，或局部麻木、肌肤甲错、面目黧黑、唇舌暗或有紫斑，脉涩；出血泛指各种原因致血液离经，产生吐血、衄血、咯血、便血、尿血、崩漏等失血而言，不外气不摄血、热迫血行、阴虚火旺和气逆迫血与外伤等原因。

（3）气与血的内在关系：《素问·调经论》曰："人之所有者，血与气耳"，《灵枢·营卫生会》曰："夫血之与气，异名同类，何谓也？岐伯答曰：营卫者，精气也；血者，神气也。故血之与气，异名同类焉。夺血者无汗，夺汗者无血"，《灵枢·邪客》曰："五谷入于胃也，其糟粕、津液、宗气分为三隧……营气者，泌其津液，注之于脉，化之以血，以荣四末，内注五脏六腑，以应刻数焉。"气，阳也；血，阴也。以血气分属阴阳，提示了血与气具有阴阳之间相互资生、相互依存、相互为用的生理特点，也体现了功能活动与物质基础之间的相互关系。

气与血虽有阴阳之分，但其泽毛煦肤充身之机制则相同，盖气血皆为充身之精微，故异名同类。如清代唐容川"夫载气者，血也；而运血者，气也"，即言明血有携带水谷精微之能，气又有推动血行之功。但就人体整体而言，究其所司之职又有所异。杨士瀛指出气血之间相互依存的关系并不是对等的，而是以气为主导，如"气者，血之帅也，气行则血行，气温则血滑，气寒则血凝，气有一息之不通，则血有一息之不行"，明确指出气对血的统帅作用。因此应先治气后治血，主张"调气为主，调血次之"。杨士瀛又指出，血气阴阳是相互资生的，治气虽在治血之先，然而这仅仅是治疗的先后不同，并非治血可忽略之。虽然气结则血凝，气虚则血脱，气迫则血走。然"夫人之身，气以血为主"，又有"血为气之母"之说。反之，血虚者气少，血竭者气脱，血凝瘀则气阻滞也。故气与血，两相维附。气非血不和，气不得血，则散而无统。血非气不运，血不得气，则凝而不流，故气煦血濡。气以生血，血以养气，相依如命，不可离者也。

因此，调气的同时不可忽略治血。"人之有病皆知调气，而血之一字念不到焉。"气血相互依存、相互为用、气能生血、血能化气。气血并调，不可偏废。正如"经曰，血气者，人之神，不可不谨养也"，谨养气血，以保证人身健康。在临床治疗内科、妇科、儿科病证中，要尤其重视气血并调的选方用药特点。

总之，有气血则生，无气血则亡，气血是"人身之根本"，气血是构成人体和维持人体生命活动的基本物质，亦是阴阳的物质基础。生理上气血是相互依附、互生互用的，外而充养皮肉筋骨，内而灌溉五脏六腑，气血调和则阳气温煦，阴精滋养；病理状态下，若气机郁结，气血运行失度，或外伤，或年老体虚，常出现血瘀证，导致诸病丛生。

3. 重视活血化瘀思想　活血化瘀作为一种有效的治疗方法，早在《内经》中就已经提出来了，并为历代医家所推崇。如清代医家王清任把活血化瘀应用于多种疾病的

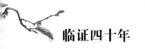

治疗当中，并总结了益气活血、通窍活血、通下活血等多种治疗方法，扩大了活血化瘀治法的应用范围。在现代，医家中倡导活血化瘀治疗方法的不乏其人，山东省千佛山医院李长生教授对于活血化瘀法更是推崇备至。

瘀血是中医学中一个重要的概念，凡离经之血不能及时排出和消散，停留于体内，或因气虚、气滞、寒凝、热阻等病因所致血行不畅，壅遏于经脉之内及瘀积于脏腑组织器官的，均称为瘀血。它既是致病因素，又是一种病理产物。对于瘀血，历代医家提出许多不同名称，如败血、疮血、旧血、死血、污血、干血、老血、衄血、恶血、贼血、著血、留血、蓄血等，综上所述凡指血液的留滞或血液循环障碍、各种组织的增生和变性等，均属于瘀血的范围。由于瘀血内阻而引起的病变，即为血瘀证。中医学的瘀血证是指"体内血液瘀滞于一定处所的病证"。现代医学认为：瘀血证是由于血液循环障碍而造成的全身或局部组织器官供血供氧不足，进而引起组织的水肿、变性、炎症、增生、坏死、糜烂、溃疡、萎缩及血栓、出血等病理变化。

血瘀证和活血化瘀之说肇始于《黄帝内经》。《灵枢》中"恶血"即为瘀血最早的记载。《内经》中虽无"血瘀"或"瘀血"之称，但有"血脉凝泣""血凝泣""留血"及"脉不通"等名称，并且对瘀血的病因、所致病证、治疗方法及方药均有记载和论述。《内经》认为感受外邪、情志所伤、饮食不节、跌打损伤、年迈久病等均可导致瘀血的产生。瘀血产生的病证主要有疼痛、痹证、厥证、癥积、血枯、痈肿等。在治疗上，《内经》提出了基本原则———以疏决通导为主，如《素问·阴阳应象大论》指出："血实者宜决之"。

活血化瘀法，属于中医治法中的消法，其立法依据是"坚而削之，结而散之"。狭义讲，所谓活血，就是畅通血流；所谓化瘀，就是祛除瘀滞，也就是使血脉畅通、瘀滞消散的一种治法。广义讲则可以说是平衡气血，调和阴阳，有扶正祛邪之功。

"气为血之帅""气行则血行"，李长生教授认为，气血和则俱和，病则俱病，气不行可致瘀，而气不行又在于血之不濡，血不行又在于气之不能推动。故气盛或气乱则迫血妄行，不循常道则为离经之瘀血。气之盛衰可以影响血病，同理，血的瘀阻亦能影响气病，血瘀或血滞必然导致气郁或气滞；所以气与血"病则俱病"。因此李长生教授临证时，凡治血瘀证必治其气。

4. 气血理论临证特色举隅

（1）气能生血，补血当先益气：李长生教授认为脾为后天之本，气血生化之源，健脾益气、培补生血之源，是血证补血法之关键。对许多慢性病，表现气血两虚、血虚者，强调以阳生阴、以气生血，每以健脾益气为主，佐以养血。倡用归脾汤、当归补血汤、人参养荣汤这类气血双补、益气生血的方剂，临证药用黄芪、当归、党参、白术、陈皮、桂圆肉、大枣、木香、山萸肉、黄精、麦芽等，而很少以阿胶、龟板胶、熟地黄等滋腻碍胃、纯阴之品为主药，以防碍脾腻胃，中焦壅滞，反增腹胀纳呆之弊。

（2）气能行血，活血必先调气：气为血之帅，血为气之母，气行则血行，气盛则血行滑疾，气虚，则气的推动、温煦和气化功能减退，而致血流迟缓，运行涩滞，脉络瘀阻，形成血瘀。

李长生教授认为"气虚血瘀"是中风病的主要病机特点，以益气活血化瘀为治法，益气以改善气虚状态，气行可消脉中之留瘀，气旺以资新血之化源。活血以畅通气血，化瘀以通达脉络；益气与活血化瘀相结合，可化瘀不伤正，使正复、脑清、神明。李长生教授治疗缺血性中风——气虚血瘀证，常用经验方芪丹化瘀方化裁，此方有生黄芪、丹参、川芎、黄连、地龙、水蛭、当归、骨碎补、三七等组成。李教授常言"有是证则用是方，此异病同治之理"，辨证为气虚血瘀证之脑梗死、脑供血不足、眩晕皆可应用。

此证气虚为本，血瘀为标，因虚致瘀，脑络失养。正如张锡纯言："胸中大气虚损，不能助血上升"。因此，方中采用生黄芪为君药，黄芪为补气诸药之最，补而不守，补宗气而帅血行，宗气旺，则虚滞者行，血瘀者通，即"大气一转，其结乃散"。且《名医别录》云本药可"逐五脏间恶血"。配伍丹参活血化瘀，养心宁神，补而寓通，祛瘀而不伤正，使气旺血行。久病入络，患者巅顶阵发性刺痛，为瘀血阻络之征象，故李教授用水蛭、地龙，破血逐瘀通络，此两者并无耗气伤血之虞，清末名医张锡纯早有明确论述，谓水蛭"破瘀血而不伤新血，专入血分而不伤气分"，且具有使"瘀血默消于无形"之用。地龙其性走窜，善于通行经络，与水蛭均属虫类血肉之质，有动跃攻冲之性，体阴用阳，能深入隧络，搜络化瘀。正如叶天士谓："籍虫蚁血中搜逐，以攻通邪结"，"每取虫蚁迅速……血无凝着，气可宣通。"配伍黄芪，鼓动血脉、通行周身、攻剔痼结之瘀滞、推陈出新、剔除脑络新旧瘀血。故瘀血头痛用之，取效迅捷。当归配黄芪即当归补血汤，能补气生血活血。气为血帅，气旺则血行。三七止血而不留瘀，化瘀生新而不伤正；血得寒则凝，得温则行，骨碎补味苦性温，补肾续筋，活血化瘀，能"不使瘀结者留滞，不使流动者妄行"（《本经续疏》），配丹参又无温燥伤血之偏；如《本草新编》言："破血有功，止血亦效。同补血药用之尤良，其功用真有不可思议之妙。"瘀血在内，日久壅滞化热成火，因黄芪甘温能助热，而黄连气薄味厚，降多升少，少佐之，既能"去心窍恶血"，又可泻

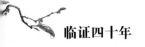

心火、清瘀热、除烦开郁，一药而两用。川芎其气芳香走窜，能升能降，善于行散开郁，通行血脉。且川芎为头痛要药，能"上行头目，下行血海"。川芎配当归，又名佛手散，两者皆为血分之主药，性温而味甘辛，以温能和血，甘能补血，辛能散血，故合用使瘀去新生，血各有所归。李教授治疗脑血管疾病善用川芎为使，以畅血中之气，使气顺血活，引诸药上行入脑，常有事半功倍之效。正如《温病条辨·治血论》言："血滞者，调其气而血自通"，川芎帅气而行血，为诸药之舟楫，其功甚宏。诸药合用，共收活血益气、化瘀通络之效。

李长生教授治疗胸痹（冠心病），常用红花、丹参、川芎、赤芍、降香、三七、砂仁组成基本方，方中红花"破血、和血、调血""通利血脉"；丹参"功同四物""破宿血，补生新血"，与红花并入心经，"补心定志、安神宁心"，两者一温一凉，相得益彰。川芎为血中气药，辛燥温散，宣痹开窍；赤芍柔肝活血，与川芎相配一刚一柔，刚柔相济。而此方尤妙在降香，降香不但"行血破滞，宣五脏郁气"，而且芳香温通，此处用降香配伍活血药，蕴含了王清任通窍活血汤活血通窍之意。用降香有麝香芳香通窍之意，但避免了麝香的耗散峻烈之缺点，而且降香兼有行气活血，又蕴含了血府逐瘀汤行气活血、"气为血之帅"的制方原理。一药兼有两方之长。三七通脉行瘀，散瘀止痛而兼具人参扶正之功。砂仁辛散苦降，散结导滞，其气香能和五脏，醒脾胃之气，行气血于不滞，升清降浊。此方集理气活血、芳香温通于一体，治疗冠心病疗效卓著。

二、精血理论

1. 精血的生理功能和病理　生理状况下，血在人体经脉中循环周流，以濡养全身脏腑组织和四肢百骸，维持生命活动。《灵枢·平人绝谷》说："血脉和利，则精神乃居。"《素问·八正神明论》云："血气者，人之神。"《医论三十篇》则明确指出："血为养命之源。"血液的生成与运行，是五藏功能协调的表现，《景岳全书》中说："血即精之属也……盖其源源而来，生化于脾，总统于心，藏受于肝，宣布于肺，施泄于肾，灌溉一身，无所不及。故凡为七窍之灵，为四肢之用。"由此可见，血液的生化运行不但与脾、心、肝、肺有关，更与肾关系密切。肾所系之元气为气血运行的动力之源，肾之阴阳为五藏阴阳之根，"惟水火奠其位。而气血各顺布焉。故以真阴真阳为要也"（《医贯》）。肾藏精；精能化气，气为血之帅，气能生血、行血、摄血；肾为精血之海，血的化生有赖于肾中精气的气化，精能生血，血能化精，精血相互滋生，相互转化，称为"精血同源"。

肝藏血，肾藏精，乙癸同源同类。肾精充则肝血化源不失充，正如《张氏医通》曰："精不泄，归精于肝而化清血"，明代张景岳《类经》指出："肾之精液入心化赤而为血。"清代张志聪在《侣山堂类辨》中说："肾为水脏，主藏精而化血"，均说明精可化为血。同理，肝血充足亦可滋养肾精，所以《诸病源候论》说："精者血之所成也。"在病理上两者也互为影响。当肾虚精亏时则肝无血藏，肝虚血少则精无所生，两者互生互损，同盛同衰，休戚相关。由于精血是维持人体生命活动的重要物质基础，在人体的生、长、壮、老过程中起着重要作用，李长生教授认为肝肾亏虚或年老体弱、久病失养、先天不足者，均可出现精血不足所导致的各种虚损性病变，如血管性认知障碍、虚劳、心悸、失眠、阳痿、月经失调、不孕等。

肾为先天之本，藏精，并受后天之精而藏之以生髓充脑，如《灵枢·经脉》曰："人始生，先成精，精成而脑髓生。"说明肾精是脑进行精神活动的重要物质基础，肾中精气的盛衰直接关系到脑髓的盈亏及脑功能的正常发挥。而人的智力高低、视听敏锐程度、思维记忆力好坏，均与脑髓充盈程度密切相关，肾精充盛则脑髓充盈，髓海得养，脑的发育健全，精力充沛，耳聪目明，思维敏捷，动作灵巧。反之，在病理情况下，或年老之人，肾气渐衰，精亏于下，命门之火不能温养以化生髓，髓不能沿督脉上充于脑。大脑失充，髓海失养，则迷惑善忘，行动呆滞。如《医方集解·补养之剂》说："人之精与志皆藏于肾，肾精不足则志气衰，不能上通于心，故迷惑善忘也。"王清任明确指出："灵机记性不在心而在脑也""年高无记性者，脑髓渐空也。"

血之源泉在于肾，精能生血，若肾精不足，血源匮乏则血少，血少则脉道枯涩，血行迟缓，进而形成血瘀。正如周学海《读医随笔》所云："凡人气血犹源泉也，盛而流畅，少则壅滞，故气血不虚不滞，虚则无有不滞者。"张锡纯言："或纵欲过度，气血亏损，流通于周身者，必然迟缓，血即因之而瘀。"此为精亏血虚，因虚生瘀。

李长生教授认为肾虚可导致血瘀，若瘀血停滞，脑络瘀阻，气血精气难以上输，导致脑乏清阳之助、津血之濡；瘀血浊气杂于脑髓，脑之元神不能与脏腑之气相接，使清窍失灵、元神失养、神机失用，灵机记性受损，出现神思迟钝，遇事善忘等呆傻之症状，即"呆证"。正如《素问·调经论》所言"血并于下，气并于上，乱而善忘。"

2. 精血同源理论临证特色举隅 李长生教授提出肾精亏虚、瘀血阻络是血管性认

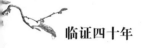

知障碍的基本病机，其中肾精亏虚为本，瘀血阻络为标。根据这一认识确立了补肾填精、化瘀通窍的治法。临证常用首乌益智方加减，此方由制首乌、生黄芪、益智仁、银杏叶、水蛭、天麻、丹参、地龙、川芎等药组成。方中制首乌补养真阴、固精益肾，生黄芪"逐五脏间恶血"。益智仁温补肾阳、收敛固精，配伍制首乌则鼓舞肾气以生精，助阳以化阴。银杏叶、水蛭、天麻、丹参、地龙化瘀通络、推陈致新、开窍聪智。川芎走而不守，为血中之气药，又可引诸药上行入脑。全方通补结合，补而不滞，诸药相合，滋补温养精血，益气通行血脉，祛瘀生新通络，共奏补肾填精、化瘀通窍之功。

三、津血理论

1. 痰瘀同病　"痰瘀同病"指痰与瘀处于同一病证内，它为正确认识某些病证，尤其是疑难怪病的病因病机提供了理论依据。"痰瘀同治"，系化痰泄浊与活血祛瘀合用以治疗痰瘀同病的方法；李长生教授认为痰瘀同治为指导某些病证，尤其是疑难怪病的治疗开辟了新的途径，痰瘀同病与分别从痰或从瘀论治疑难怪病，无论在理论认识上、实际应用上均有进一步的发展和开拓。

李长生教授认为痰与瘀的病理变化，似乎各有其源，然而追溯其本，痰来自津，瘀本乎血，津血皆源于水谷精微，在一定条件下可以相互为用、相互转化，故津血同源。如《灵枢·邪客》说："营气者，泌其津液，注之于脉，化以为血。"如阴精阳气失其常度，则津熬为痰，血滞为瘀，痰瘀实为同源。

痰、瘀为津血失于正常输化所形成的病理产物。如《灵枢·百病始生》载："凝血蕴里而不散，津液涩渗、着而不去，而积皆成矣""汁沫与血相搏，则合并凝聚不得散，而积成矣"，是为痰瘀同病最早的认识。"凝血"即是瘀血，"汁沫"就是津液，"津液涩渗"势必停而成痰，痰瘀同病，则可积而成形。元代朱震亨在《丹溪心法·痰》篇指出"痰挟瘀血，遂成窠巢"，首次指明痰与瘀可以兼夹同病，且病情更为深重。

李长生教授认为饮食不当、脾虚失运、肾气虚衰、肝胆失于疏泄均可导致气、血、津液运行、代谢发生障碍，可导致痰浊内生。一旦痰浊形成，伏于血脉之中，就会窒塞脉道，影响气机的运行。"气帅血行"，气机不利，不能正常推动血液在脉管中运行，导致血行迟滞而见瘀，痰凝则血瘀，血瘀则挟痰滞，痰瘀交结，形成恶性循环，胶结不解，形成痰瘀互结，从而影响气机升降出入而使病变更加深入。

2．临证特色举隅　李长生教授提出"痰瘀同治"治疗动脉粥样硬化引起的慢性脑供血不足、冠心病的理论，在长期的临床实践中应用具有化瘀通脉、健脾祛痰作用的化瘀通脉颗粒治疗慢性脑供血不足取得了良好的治疗效果。此方由丹参、党参、黄连、川芎、莪术、生山楂、海藻、天麻、薏苡仁、郁金等组成。方中丹参为治瘀血阻滞之要药。《神农本草经百种录》曰："凡血病凝结者无不治之……又辛散而润泽，故能通利而涤邪。"党参健脾益气，脾气健旺，生痰无源；气足而邪无所居，气旺又自能行血。丹参、党参称二参丹，共奏活血养心、化瘀通脉、益气健脾之功。脾湿不运，日久蕴湿化热，黄连"燥湿开郁……消心瘀，能去心窍恶血"（《本草备要》）。李长生教授于内科杂病，凡见血瘀痰浊互结证者，每少佐黄连，取其"消心瘀"与"燥湿"之用。正如《本草经百种录》曰："凡药能去湿者必增热，能除热者，必不能去湿，惟黄连能以苦燥湿，以寒除热，一举两得。"天麻体重降下，味薄通利，调达血脉，化瘀通络，息风平肝、开窍，为治疗眩晕、头痛之要药，不论虚证实证，随不同配伍皆可应用，配伍川芎称大川芎丸，刘完素《宣明论》中用于治疗"首风，旋晕眩急……偏正头痛，身拘倦"。薏苡仁益脾气，利痰湿，湿浊得之则祛之有方。莪术为气中血药，破血消瘀通络、推陈出新，《景岳全书》言："善破气中之血……消瘀血。"川芎，血中气药，味辛性温，气善走窜而无阴凝黏滞之性，正合"治痰先治气，气行痰自消"之旨。山楂活血化瘀，散结气，《本草备要》曰："泻滞气，消积，散瘀，化痰。"海藻功善消痰软坚，为祛痰要药，尤善化痰浊而软化血管，利水湿而降脂浊；郁金疏郁滞、活血脉、化痰瘀、宣壅开窍。诸药合用，标本兼治，共奏化瘀通脉、祛痰健脾之功效。张介宾言："善治痰者，唯能使之不生，方是补天之手"，故通补兼施，痰瘀同治，治痰莫忘活血，活血勿忘治痰；健脾益气固本，健运中焦，以绝生痰之源。

第二节　重视气机升降理论

气机升降是自然界的普遍规律，气的升降出入运动是人体生命活动的根本，气机升降理论是中医学最基本的理论之一。

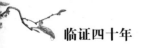

一、气机升降是人体生命活动之本

气机就是气的运动，升降是气运动的基本形式。升降出入是人体脏腑气化功能的基本形式，李长生教授非常重视气机升降理论，他认为人体气化正常，则身体强健，气化失常，则诸病遂生，气化停止则生命终结。人体气机升降法于自然，正如《素问·宝命全形论》曰："人以天地之气生，四时之法成。"《素问·五运行大论》说："天地者，万物之上下；左右者，阴阳之道路……上者右行，下者左行。"地气从左升浮者，为春夏，属阳，天气主之；天气从右而降潜，为秋冬，属阴，地气主之。从而才有四时寒暑之变迁，即谓"阴阳之升降，寒暑彰其兆"。在天地之气的升降运动中，人与万物存在于"气交"之中，因此，人体之气机，无不应天地之气升降而升降，故《素问·六微旨大论》说："上下之位，气交之中，人之居也……气交之分，人气从之，万物由之，此之谓也。"《灵枢·岁露》说："人与天地相参矣。"

李长生教授认为，人体内升降出入的气化运动是客观存在的，人体的整个生命过程，就是在这个气化功能的基础上产生的。如《素问·六微旨大论》曰："出入废则神机化灭，升降息则气立孤危。故非出入，则无以生长壮老已；非升降，则无以生长化收藏。是以升降出入，无器不有。故器者，生化之宇，器散则分之，生化息矣。故无不出入，无不升降。"

左右者，阴阳之道路也。左为阳，右为阴，左升右降。气机升降体现了脏腑的生理特性。五脏为阴属地气，六腑为阳属天气，故五脏需升则健，六腑以降为顺，但五脏六腑又各有升降。如心肺居上，属清阳之天，从右而降；心位于上焦，君火宜降，降则下温肾水，使肾水不寒。肺主宣发肃降，升降有序，呼吸通畅，但总以下降为主。肝肾居下，属浊阴之地，从左而升；肝主疏泄，其性升发，升则疏通全身气机。肾位于下焦，肾水宜升，升则制约心火，使心火不亢。脾居中央，为清浊共处之所，禀气于胃而浇灌四旁，为和济水火之机，升降金木之轴，是人体气机升降之枢纽，五脏生理活动之中心。其气宜升，升则气血化源充足。

二、李长生对气机升降理论的认识和运用

1. 肝升肺降是气机升降之关键　李长生教授认为肝升肺降是气机升降的关键，肺居上焦，为阳中之阴脏，其气肃降。肝位居于下焦，为阴中之阳脏，其气升发，阴阳

升降，维持人体的气机。肺位最高，为五脏六腑之华盖，其气肃降，才可使清气布于全身各脏腑组织器官。肝体阴而用阳，其气以升发为畅，五脏六腑之气血皆藉肝气以升之。肝升肺降对全身气机之升降起着引动制约及调节作用，在人体气机升降中占据着主导地位。气血的运行，津液的输布，脾胃的纳运，水火的升降均依赖于肝肺的升降协调，升降失常则病证百出。

2. 脾升胃降是气机升降之枢纽　李长生教授认为脾升胃降是阴阳升降、气机升降之枢纽，脾与胃同居中焦，两者以膜相连，在五行均属土。脾为脏属阴，胃为腑属阳，故脾气主升，胃气主降。脾胃位在中央，通上彻下，斡旋阴阳，升清降浊。正如《四圣心源》曰："脾为己土，以太阴而主升；胃为戊土，以阳明而主降。升降之权，则在阴阳之交，是谓中气。胃主受盛，脾主消化，中气旺则胃降而善纳，脾升而善磨，水谷腐熟，精气滋生，所以无病。脾升则肾肝亦升，故水木不郁；胃降则心肺亦降，故金火不滞。火降则水不下寒，水升则火不上热。平人下温而上清者，以中气之善运也。"朱丹溪说："脾具坤静之德，胃有乾健之运，故能使心肺之阳降，肝肾之阴升，而成天地交泰矣。"

3. 气机升降失常，百病丛生　气机升降一旦失常，轻则影响脏腑、经络、气血津液的功能活动，使五脏六腑、表里内外、四肢九窍发生多种病变，重则危及生命。如：胃气以通降为顺，胃失和降则出现脘胀、食少等症。胃气上逆可致嗳气、呃逆、恶心、呕吐。脾气以升清为职，脾气不升则运化无权，出现腹胀、肠鸣、便溏、泄泻。日久则气血生化无源，而出现面色少华、头昏眼花、耳鸣乏力等清阳不升之症。若脾气下陷，升举无力则见脏腑下垂、脱肛等症。肝为刚脏，主动主升，其气易亢易逆，若肝气逆上则出现头痛而胀、面红目赤、急躁易怒；若血随气逆，络破血溢，则为咯血、吐血，甚则血壅于清窍而突然昏厥，不省人事。肾主纳气，助肺呼吸，若肾气不足而摄纳无权，可致气逆不降，出现呼吸表浅，动辄气喘等症。肺主宣发肃降，若宣降失常，不相协调，则出现咳嗽、气喘等症。肺与大肠相合，肺气失于肃降则可影响大肠传导功能的发挥，可见大便干结或便秘。大肠腑气不通亦可影响肺气的宣降，发生胸满、气喘、气短等症。肝升肺降，生理上相互依赖，病理情况下则相互影响，肝中气火升发太过，灼伤肺阴，可导致肃降失常，出现面红目赤、急躁易怒、咳嗽、胸痛，甚则咯血等症。若肺失肃降，影响及肝，使肝失疏泄，气机不畅，则在咳嗽的同时，可出现胸胁胀痛等症。

4. 调理脾胃升降是治病养生保健之根本　李长生教授认为调理脾胃升降是治病养生保健之根本，十分推崇金元四大家李东垣《脾胃论》中"脾胃内伤，百病由生"

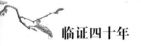

的学术观点，面对错综复杂和上下掣肘的病机，采用"上下俱病当取中焦""上下交损，当治其中"的治法，此可谓是应对多脏同病、证候纷繁的最佳选择。李长生教授主张上下俱见虚损病证，应重视后天之本，调治中焦脾胃，在"治法"范畴中，可视为具有战略性意义。这与《内经》中讲到的"有胃气则生，无胃气则死"的论点有异曲同工之妙，都十分强调胃气的作用，对临床诊断和治疗有很强的指导意义。

脾与胃，一脏一腑，一虚一实，一升一降，其在人身的作用犹如天地之气交泰。故《素问·五藏别论》说："五藏者，藏精气而不泻，故满而不能实；六腑者，传化物而不藏，故实而不能满也。"饮食入胃后，经过胃的腐熟、消磨，脾的运化，其中的水谷精微必须通过脾的运输布散，生成元气。人体各个脏腑组织得到元气的激发，才能各自发挥其不同的作用。《脾胃虚实传变论》说："元气之充足，皆由脾胃之气无所伤，而后能滋养元气，若胃气之本弱，饮食自倍，则脾胃之气即伤，而元气亦不能充，而诸病之所由生也。"因此脾胃升降，是关系到元气有无的根本问题。同时，脾胃所运输布散的水谷精微，不单纯化生元气，同时还化生宗气、营气、卫气等。宗气对呼吸及心的搏动有推动作用，与视、听、言、动各种功能都有关。营气成为血液的组成部分而营运周身，营养全身。卫气护卫肌表，抗御外邪入侵，控制汗孔的开合，调节体温，温煦脏腑，润泽皮毛等。虽然气生成的多少，与先天之精气是否充足、饮食营养是否丰富有关，但脾胃的升降功能尤为重要，只有脾的升清、胃的降浊，才能保持元气的充足，否则，如《灵枢·五味》中所说："故谷不入半日则气衰，一日则气少矣。"脾胃气机升降失调，可出现气逆、气滞、气陷、气虚等诸多气机紊乱的病证。

（1）胃病气逆，燮理中焦、通降胃气：中焦脾胃之气受损，致使腐熟运化功能失健，气机升降失和，则痰饮内生，胃虚气逆，从而出现嗳气、心下痞等症。李教授常用旋覆代赭汤化裁，以人参（若遇家境贫寒患者，以党参代之）、大枣、甘草甘温以补脾胃之虚，旋覆花苦辛而咸，下气消痰，配以代赭石重镇降逆，使脾胃之气得降，肝胃气逆得平。降气与补气相合，使脾健胃充，气机通达。脾胃气机升降失调，胃气不降则见纳呆、腹胀、呃逆、呕吐等一系列临床症状。此时以降为顺，治疗常用苦辛通降之剂，以顺其降，常用半夏泻心汤、枳实导滞丸之类化裁，用药如姜半夏、黄连、苍术、陈皮、枳实、厚朴等，亦同时配伍健脾升清之药，如人参、白术、干姜、苏叶等。李教授认为脾病影响到胃之降浊时，升脾可降胃；胃病影响到脾之升清时，降胃可升脾。如此用药，可获相反相成之效。

李长生教授集几十年临证经验，认为燮理中焦，通降胃气，乃治胃病之大法。前贤治胃，常以升阳益气为主。李东垣所创补中益气汤，就是这一思想的代表方剂。至清代叶天士，倡养胃阴之说，用药甘凉濡润，补东垣之所未逮，但用药仍以香燥升发为主，以为"内伤必取法乎东垣"。近代治胃大多香砂六君之属，未出东垣之藩篱。李长生教授认为胃为水谷之腑，六腑者传化物而不藏，以通为用，以降为顺。降则和，不降则滞，反升则逆，通降是胃的生理特点。肠胃为市，无物不受，易被邪气侵犯而盘踞其中。邪气犯胃，胃失和降，导致脾亦不运，一旦气机壅滞，则水反为湿，谷反为滞，形成气滞、血瘀、食积、湿阻、痰结，火郁等相因为患。因此胃脘痛不论寒热虚实，内有郁滞是共同的。寒则凝而不通，热则壅而失降，伤阳者滞而不运，伤阴者涩而不行，因此在治疗上特别强调一个"降"字，疏其壅塞，消其郁滞，并承胃腑下降之性推陈出新，导引食浊瘀滞下行。气滞实证，用理气通降法，药用陈皮、苏梗、香附、砂仁、枳壳、大腹皮、香橼皮、佛手、薄荷等；瘀血胃痛，用化瘀通络法，用丹参饮加减，药用丹参、檀香、砂仁、川楝子、延胡索、三七粉、生蒲黄、五灵脂、九香虫、刺猬皮等；胃腑实热，用通腑泄热法，药用酒军、川连、黄芩、枳实、蒲公英、白花蛇舌草、瓜蒌、大腹皮、槟榔等；胆胃不和，症见脘腹胀满疼痛，口苦，呕吐苦水，用通降胃气，疏泄肝胆法，药用柴胡、青皮、半夏、枳实、黄芩、大黄、白芍、陈皮、莱菔子、大腹皮、连翘、瓜蒌、荷梗、半枝莲等；阴虚胃痛，用滋阴通降法，药用沙参、麦冬、石斛、生地黄、白芍、香橼皮、佛手、香附、金铃子等；脾胃虚寒，用辛甘通阳法，药用黄芪、桂枝、白芍、生姜、甘草、大枣、白蔻等；兼有中气下陷，用升清降浊法，药用黄芪、党参、白术、甘草、当归、柴胡、陈皮、枳壳等；寒热错杂，用辛开苦降法，药用黄芩、黄连、半夏、党参、干姜、吴茱萸、枳壳、砂仁、陈皮等；肝气上逆，用平肝降逆法，药用旋覆花、代赭石、半夏、生姜、党参、大黄、苏梗、香附、甘草等；寒邪犯胃，用散寒通阳法，药用良姜、香附、吴茱萸、肉桂、荜澄茄、陈皮、生姜、砂仁等，如久病于胃，或郁而化热，或渐变生寒，或寒热相混，而呈脘痞、呕吐、吞酸等症，然总以脾胃升降失司为机转。李教授深得洁古、东垣医学大旨，宗中满分消丸之意，加减化裁而治之。《医方集解》注中满分消丸云："此方乃合六君、四苓、二陈、泻心、平胃而成一方者，但分量有多寡，则所治有主客之异矣。"临床化裁依主治而变。凡此种种，虽有温清补泻的不同，都寓有通降的法则。

（2）脾胃气滞，疏达肝气，肝脾同调：脾胃气机升降失调，转输运化不利，气机闭阻不通。李教授认为当肝脾同治，运转中焦，疏达肝气，调畅气机。脾升胃降是脾胃气机的主要运动形式。但脾胃气机升降则有赖肝气疏泄条达。厥阴之脉，挟胃属肝，脾胃互为表里，木土之气相通，故《内经》云："土得木而达"，此为生理。若肝失疏泄，木气郁结，则脾气不升，胃气不降而壅滞为病，此为木不疏土；或肝木疏泄太过，横逆而犯，脾胃受戕，或脾胃虚弱，肝木乘之，升降失常。此为木横乘土，故《内经》又云："土恶木也"，或脾失健运，脾胃虚弱，脾病及肝，气机升降失常，此为土壅木郁。此皆为病理。

李长生教授十分注重疏肝气以调脾胃之气机，疏气令调，脾胃自安。但肝气不条有郁结、横逆之分，病情有虚实之辨，因此在临证时，或疏肝，或平肝，或抑肝，或柔肝，或清肝，审证权宜而应变。肝郁土壅，胸胀胁满者，用疏肝解郁和胃，方以四逆散加减；肝气横逆犯胃，恶心呕吐者，用平肝降逆，方以旋覆代赭汤加减；治疗木郁证候时，尤要详辨土壅木郁与木不疏土，针对土壅木郁，常用苏叶代之于柴胡，取其既能疏肝郁，又能和脾胃，脾胃健运则肝气自畅；而木不疏土，则用柴胡疏肝理气，直接治肝，在临床上屡见效验。肝阴不足，胃中痞满者，用柔肝和胃，方以一贯煎加减；脾虚木乘，大便溏薄者用抑肝扶脾，方以痛泻要方加减；肝火犯胃，胃脘灼痛者，用清肝和胃，方以左金丸、金铃子散加减，总以肝气条达，脾胃升降复常为度。

（3）脾虚气陷，培土补中、益气升阳：先天禀赋不足，或久病体虚之人，中气亏损，脾不得健运，中阳不升反下陷。脾气下陷证包括了上气不足和中气下陷两方面。上气不足，主要指上部之气不足、头目失养的病变，可见头晕、目眩、耳鸣等症。正如《灵枢·口问》说："上气不足，脑为之不满，耳为之苦鸣，头为之倾，目为之眩。"中气下陷，指脾气虚损，无力升举，气机趋下，内脏位置维系无力，可导致某些内脏下垂，如胃下垂、肾下垂、子宫脱垂（阴挺）、脱肛（直肠脱垂）等病变。气陷是在气虚的基础上形成的，而且与脾气不升的关系最为密切，故常伴见面色无华、气短乏力、语声低微、脉弱无力及腰腹胀满重坠、便意频频等症。李东垣《脾胃论·饮食劳倦所伤始为热中论》说："脾胃之气下流，使谷气不得升浮"，并根据"补其中而升其阳"的原则，首创补中益气汤，为脾气下陷的辨治奠定了基础。《明医杂著·泄泻》说："脾气下陷而致者，宜用补中益气汤升举之。"

若胸中大气下陷，可用张锡纯升陷汤，药仅5味：黄芪、知母、升麻、柴胡、桔梗。而此方实脱胎于治疗中气下陷证之补中益气汤。大气下陷证与中气下陷证均为气虚下陷，故方中都有黄芪、升麻、柴胡以补虚升陷；然大气居于胸中，故升陷汤中有桔梗一味，载诸药之力上达胸中。而补中益气汤中则以人参、甘草、白术、陈皮补养脾胃。临证中，有中气下陷、中焦化源不足致大气下陷者，可于升陷汤中去知母加白术治之。去知母者，免伤中阳也。上气不足证的治疗则以健脾培中兼以升提的方药为主，可用六君子汤加当归、升麻、桂枝、葛根、川芎而治之。

脾气虚弱，升举无力，气机下坠小腹，可引起气坠小腹的证候。如胃下垂病，临床可见脘腹痞满，小腹胀满，坠胀不舒，食后尤甚，嗳气，纳呆食少，口淡无味，便不成形，形体消瘦，少气懒言，神疲乏力，头昏面白，舌淡苔白，脉虚等表现。治宜补中益气，升提胃气。方选补中益气汤。若脘腹痞满者，加广木香、枳壳；小腹坠胀者，重用黄芪、党参，加葛根；纳呆食少者，加广木香、砂仁；偏寒者，加制附片、肉桂。

脾气虚衰，清气不升，不能受纳水谷和运化精微，水谷停滞，小肠不能泌别清浊，湿渗大肠，传导失司，可形成气坠肠道的证候。如《成方切用·补中养气汤》曰："脾虚不能升举，则降多而升少，致清阳下陷则为泻痢，……泻犹未止，是脾气下陷也。"临床表现病程较长，反复发作，久泻不止。或见肛门重坠，便意频数，食后即便，或稍有饮食不慎，大便次数即显著增加，大便时溏时泻，完谷不化，腹胀肠鸣，或兼隐痛，纳谷不香，纳后脘痞不适，面色淡黄少华，精神倦怠，舌淡苔白，脉象缓弱。治法宜补中益气，升清止泻。方选《内外伤辨惑论》升阳益胃汤。若久泻不止者，去当归，加诃子、肉豆蔻、五味子、乌梅肉；完谷不化者，加干姜、肉桂。

脾气虚弱，清气下陷，气坠于肛门，引发便意感和脱肛，形成气坠肛门的证候。如《医宗金鉴·外科心法要诀》说："脱肛一证，因泻痢日久，中气下陷，肠胃虚弱，遂令肛门滑脱不收。现证面色青黄，指梢冷，脉沉细，唇色淡白，宜温补为主，先以补中益气汤升提其气，再以真人养脏汤温补固滑，外以涩肠散掺之，则气升肛涩而肠自收矣。"临床可见肛门重坠，便意频数，食后即便，或大便成形而便次增多，临厕虚挣努力，排便却少，便后气短心悸，或为脱肛，咳时或大便时即脱出，需用手按揉方能送回，面色淡白，少气懒言，神疲乏力，苔少舌淡，脉虚无力等表现。治宜补中益气，升阳固脱。方选补中益气汤。若肛门重坠，便意频数者，重用黄芪、党参，加葛根、防风；肛门久脱不收者，加五倍子、乌梅、金樱子；大便次增多者，加补骨脂、肉豆蔻、诃子、五味子。

脾气下陷，气坠膀胱，膀胱失约，可引起尿意频数，形成气坠膀胱的证候。如慢性尿道炎、膀胱炎、慢性尿路感染。临床可见小腹胀急，尿急尿频，小便色白，淋漓不尽，或尿意频频，却解便很少，或排尿无力，少气懒言，神疲乏力，苔白、舌淡红，脉虚无力。治宜补中益气，缩泉止遗。可用补中益气汤加减。若小便有热感者，加赤小豆、蒲公英、马齿苋；若小便滞涩不畅者，加当归、赤芍；排便无力者，重用黄芪、党参，加菟丝子；淋漓不尽者，加山药、五味子、益智仁。

若脾气下陷，气坠精关，清浊不分，可形成脾虚白浊的证候。如《景岳全书·杂

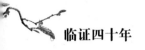

证谟·淋浊》曰："白浊证有浊在溺者,其色白如泔浆,……及其久也,则有脾气下陷,土不制湿而水道不清者。"临床可见尿下白浊,小便浑浊如米泔,尿意不畅,反复发作,遇劳则加重,少气乏力,面色淡白,时时自汗,不任风寒,饮食无味,小腹坠胀,舌淡嫩苔白,脉象虚大等表现。治法宜补中益气,升清化浊。方选补中益气汤加减。若小便浑浊如米泔者,加补骨脂、益智仁、芡实、薏米、山药;小腹坠胀者,重用黄芪,加葛根。

脾气下陷,气坠精关,关门不固,可致遗精早泄,形成气坠精关的证候。如《景岳全书·杂证谟·遗精》曰:"遗精之证,……有劳倦即遗者,此筋力有不胜,肝脾之气弱也;有因用心思索过度辄遗者,此中气不足,心脾之虚陷也。"临床可见遗精,或早泄,劳倦则遗,身倦乏力,精神不振,不思饮食,纳呆腹胀,面色淡白,苔白,舌淡,脉虚弱等表现。治宜补中益气,缩泉止遗。可用补中益气汤加莲须、芡实、桑螵蛸、沙苑子、覆盆子。

脾主升清,有维持脏腑位置恒定的作用。如果素体虚弱,中气不足;分娩时用力太过,或产后操劳持重,或久嗽不愈,或年老久病,便秘努责,损伤脾气,脾不升清,中气下陷,固摄力量减弱,系胞无力,则可形成气坠子宫的证候。如《济阴纲目·论阴挺下脱》云:"阴挺下脱,当升补元气为主。若肝脾郁结,气虚下陷,用补中益气汤。"临床可见子宫下移或脱出阴道口外,劳则加剧,小腹下坠,四肢无力,少气懒言,面色少华,小便频数,带下量多,质稀色白,舌淡苔薄,脉虚细等表现。治宜补中益气,升阳举陷。方选补中益气汤。若子宫脱出明显者,重用黄芪,党参改为人参,加桔梗、枳壳;带下量多者,加苍术、薏苡仁、车前仁、海螵蛸;小便频数者,加淮山药、益智仁、补骨脂;久脱不收者,加五倍子、乌梅、金樱子;产后中气下陷,子宫、直肠并脱出者,重用醋炒升麻。

第三节　提倡辨病辨证,中西互参

当前,我国医学已进入了中医、西医、中西医结合并存的时代。两种医学的相互影响,相互渗透使中医辨证论治的理论有了新的发展。辨证论治的方法已由以宏观为主体,发展为宏观与微观并重,由单纯辨中医之证,发展到辨中医之证与西医之病并重。对此,李长生教授主张,临证时,既要掌握用中医四诊,辨中医之证,又要学会运用现代诊疗手段和技术，辨西医之病，要善于取两者之长，为我所用，以扩大中医的研究范围，促进中医学术的发展。

一、临床推崇辨证论治和辨病论治结合

辨病论治和辨证论治是两种不同的认识和治疗疾病的方法，辨证把握病的主要矛盾，辨病把握病的基本矛盾。两者相互联系、相互补充以臻完备。

李长生教授认为病证结合有助于明确诊断。在现代医学迅速普及的今天，人们已不满足那些内涵和外延较为模糊的病名，而是诊断基本明确，有一定病理、生理变化规律可循的现代医学疾病。如咳嗽，中医是以主诉症状为主而命名的，可见于现代医学肺结核、肺炎、肺癌、慢性支气管炎、感冒等多种疾病。如果仅诊断一个咳嗽既不太科学，也难以使患者满意，病证结合可以互补。辨病施治还可以弥补中医无证可辨的局限性。如有的脑梗死、无症状性心肌缺血患者平时无任何症状，但在CT检查发现梗死灶，心电图检查发现心肌缺血，帮助明确诊断。同样中医辨证可以弥补西医识病的不足。如平时表现口苦黏腻、渴不欲饮、恶心、苔黄腻的"湿阻"患者，感觉全身不适的"慢性疲劳综合征""亚健康状态"等，经西医各项检查正常，诊断无病，若结合中医辨证便可辨证明确，并取得意想不到的效果。

李长生教授在多年的临床实践中认识到，病证结合能切实提高临床疗效。结合辨病论治，可为判定中医疗效增加一些客观指标，弥补传统中医视症状和体征消除为治愈的认识，提高中医治疗的水平。如病毒性肝炎，辨证治疗后腹胀、恶心、纳呆等症状虽然可减轻或消失，但肝细胞变性坏死、肝功能异常却可持续存在。若不与辨病结合，只满足于症状的改善，难以获得疾病的真正治愈。

二、主张宏观辨证与微观辨证相结合

中医宏观辨证是认识疾病的基本原则，是中医学的主要特点和精华。微观辨证是以客观存在的实验指标为依据，并运用中医理论进行综合分析，从而明确诊断与证候。

传统的中医辨证缺少现代物理、化学指标等客观依据，而且辨证的过程又掺杂了个人的主观见解，因此对辨证论治的正确性和客观性不可避免的有偏颇的倾向。李长生教授通过多年的临床经验，总结出中医辨证应宏观辨证与微观辨证相互印证。近几

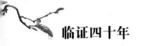

年李教授在寻找辨证规律方面做了大量的工作，取得了一定的成果。如对动脉硬化性脑梗死患者中医证型与TCD、颈动脉超声及CD62p水平的相关性进行了观察，初步总结出动脉硬化性脑梗死各证型与TCD、颈动脉超声各项检测指标及CD62p有一定的相关性，可以作为脑梗死中医辨证参考的客观依据。对冠心病中医证型和冠状动脉造影（CAG）的相关性研究，表明气虚血瘀证是冠心病的主要证型，在经介入治疗后血瘀症状缓解，临床表现为单纯心气虚的症状，对病机的演变规律做了有益的探索，为证的客观化研究和证候要素的研究奠定了基础。

第四节　中医治则的几个层次

中医治则思想早在《内经》就奠定了初步的基础，经过后世历代医家的不断充实发展，现已形成了内容丰富的治疗理论体系。作为中医理论的重要组成部分，更作为一种治疗规律，它一直从不同角度、不同高度上指导着临床的治疗。治则既是中医治病的出发之处，又关系着中医治病的整个过程。中医治则的内容丰富而庞杂，为使其成为一个有序的整体，沟通治则之间的联系，李长生教授以病机为主要依据划分为以下四个层次。

一、治疗的总则（最高层次）——基本病机

1. 治病宜早　《内经》提出了"治未病"的治疗思想，《金匮要略》也提出了根据五脏传变规律而制定的"肝病治脾"的重要治法。未病先防、已病防变的防治原则，直到今天仍有效地指导着临床实践。

2. 主次缓急　病势紧急的先治主要证候，再治次要证候；慢性病急性发作，先治急性症状，缓解后再治慢性病，所谓"急则治其标，缓则治其本"。例如痰饮病发作时，患者表现出咳嗽、气急、痰多、怕冷、食欲呆滞等症状，辨证属于脾肾阳虚，痰饮阻肺。脾肾阳虚是本，痰饮阻肺是标，但两者比较，当前显然标比本急。因此，治疗首先应以温化痰饮为主，待痰饮减轻后，再以温补脾肾为主而治本。否则标本不明，主次不分，势必影响疗效，甚至延误病情而危及患者的生命。但在标本俱急的情况下，必须标本兼治。

3. 脏腑补泻 益其损曰补，去其实曰泻；顺其性为补，逆其性为泻。通过补泻调理脏腑关系，是针对疾病过程中出现的脏腑之间的关系失常而制定的治疗原则。由于"阴阳失调"是对机体脏腑、气血津液等一切病理变化的总概括，所以脏腑补泻必须联系"调整阴阳盛衰"的原则才能够体现。

4. 扶正祛邪 疾病的过程是正邪双方斗争的过程。治疗疾病的根本目的就是要改变邪正双方力量的对比，若正气虚，邪气实，就应扶助正气，祛除邪气，使疾病向痊愈方向转化，以达治疗目的。

5. 异法方宜 是指治疗疾病不能固守一法，对不同的个体、时间、地域等情况应采取不同的治疗方法方为适宜。

（1）因人制宜：中医在重视整体观念的同时，也重视个体性，强调个体体质的差异。医生治病，是以人为对象而不是以病为对象，不应该孤立地看病，而应该看到整个患者。同一疾病，往往因人的体质差异，治法就有所不同。《素问·徵四失论》曰："不适贫富贵贱之居，坐之薄厚，形之寒温，不适饮食之宜，不别人之勇怯，不知此类，足以自乱，不足以自明，此治之三失也。"因此，在治疗中要照顾到患者的年龄、职业、生活的特点及情绪、性格、经历和所处社会环境的差别，给予适当的治疗。

（2）因地制宜：人生活在自然界中，不管是生理方面或病理方面的变化，都与不同的自然环境、生活条件息息相关。《素问·异法方宜论》认为，五方地域的差异决定了自然气候、饮食起居、生活习惯的不同导致人们的体质及发生的疾病都各有其特殊性。《医学源流论》指出"人禀天地之气以生，故其气随地不同。西北之人，气深而厚，凡受风寒，难于透出，宜用疏通重剂。东南之人气浮而薄，凡遇风寒，易于疏泄，宜用疏通轻剂。"因此同一病情，不同的地域，往往采取不同的治法和不同的药物，应根据北方或南方、山区或平原、城市或农村等地理环境和气候的不同情况分别施以不同的治法，而不拘于一方一病的机械治疗，是完全必要的。

（3）因时制宜：中医认为四时气候的变化对人体的生理功能、病理变化均产生一定影响。根据不同的季节气候特点来考虑治疗用药的原则，即为因时制宜。"春夏养阳，秋冬养阴"就是这个道理。人体的生理、病理变化与天时相应，在疾病治疗过程中，可因时定治，择时而治抓住天时对人体影响的特点，选择有利疾病康复的时机进行治疗，达到最佳效果。

三因制宜是中医治则理论的重点内容，来源于长期的临床观察和实践，符合中医治病的整体观念和同病异治的观点，在诊断、治疗、预防和养生等方面，都起到了重要的指导作用，是行之有效的治疗原则。

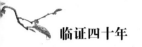

二、病类的治则（第二层次）——病类病机

病类可按病机分为脏腑、六经、气血精津、热病等。

1. 脏腑治则　即针对各脏腑的生理特点、功能和病理现象所制定的治则。任何一脏发生病变，都可以在其脏所具有的生理功能和所属各个方面反映出不同的病理现象。以肺脏为例，肺主气之宣降以敷布津液，通调水道，外合皮毛，卫外为固，上通于喉，开窍于鼻。所以肺有病，常以肺脏、肺系、肺卫、肺窍各个部位反映出气和津液的异常表现。肺病治则主要为宣肺气、开肺窍。

2. 六经治则　《伤寒论》指出，太阳病"当以汗解"，经证宜解表，脏证之蓄水证宜化气利水，蓄血证宜攻逐蓄血。阳明病"当和胃气"，经证宜清解里热，腑证宜攻下实结，总则为清热泻实，发黄宜清热利湿。阳明病为燥热所伤，最易耗伤阴液，还应注意养阴。少阳病宜和解，并顾及兼证。太阴病"当温之"，不外乎温补脾阳散寒的方剂，理中汤是一个主要方剂。少阴病"急温之"，虚寒证宜回阳，虚热证宜滋阴清热，兼表证宜温经发汗。厥阴病为寒热错杂证，应根据具体情况施治，如吐蛔宜温下清上以驱蛔、热痢宜清热止痢、头痛宜降逆温散等。

3. 气血精津治则　气病治气，血病治血，并根据虚实之不同而分别用补气益气、理气行气、补血养血、行血活血的基本治则。精病多不足，故大法宜补。津液输布失常，水液代谢障碍，以致水湿津液停聚而成水湿痰饮证，治本宜健脾，治标宜祛湿化痰逐饮。

4. 热病治则

（1）卫气营血治则："在卫汗之可也，到气才可清气，入营犹可透热转气，……入血就恐耗血动血，直须凉血散血"是叶氏根据卫气营血而制定的四个治疗原则，为温热病的治疗提供了有利条件。

（2）三焦治则：吴鞠通在三焦辨证的基础上提出的"治上焦如羽，非轻不举；治中焦如衡，非平不安；治下焦如权，非重不沉"的治则。

三、具体疾病的治则（第三层次）——病证病机

每一种疾病都有一定的病理特征、独特的临床表现和发生发展规律，因而有相应的治疗原则。张仲景提出的"病痰饮者，当以温药和之""夫短气有微饮，当从小便

去之，苓桂术甘汤主之，肾气丸亦主之"就是具体疾病治疗原则的代表条文，同时也体现了辨病与辨证相结合的治疗原则。

四、症状治则（第四层次）——症状病机

顾名思义，症状治则是针对主要症状而制定的治则，如疼痛则止痛、汗多则敛汗、便秘则通便等等，属于治标范畴，还应同时结合主次缓急进行治疗。此外，针对证候病机制定的治则叫作治法，从属于治则，治则的内涵一般、抽象，治法的内涵特殊、具体，两者是大治则与小治则的关系，其层次、目标、体用和思维方式不同，有各自的学术特点，包括用于临床的实践性和桥梁作用。综上所述，中医治则是一个有序的、具有多层次内在联系的整体，它们相互维系，不可分割，共同构成了完整的治则理论体系。中医治则体系的层次化划分，使得中医治则理论体系脉络清晰，泾渭分明，不仅能更好地指导临床，还可以向系统化、完整化、规范化、标准化迈进，发挥逐层论治的优势。

第五节　重视科研研究

李长生教授认为科研工作是发展中医学，提高其学术水平的重要途径，无论理论文献研究、临床研究，还是动物实验研究，都是使一门学科逐渐成熟起来不可或缺的内容。因此，他十分重视科研研究，以科研促临床发展，取得了显著的成绩。

一、对血管性痴呆的研究

李长生教授依据多年临床经验，并结合中西医学对该病的研究成果，提出肾精亏虚、瘀血阻络是血管性痴呆的基本病机，并确立了补肾填精、化瘀通窍的治法，总结出"首乌益智"方剂，并研制成胶囊制剂。首乌益智胶囊现已获国家发明专利，获山东省食品药品监督管理局医疗制剂注册批件，获国家食品药品管理局药物临床试验批件。在此基础上进行了一系列的临床与实验研究，分别从临床疗效观察及药效学、药物作用靶点及毒理学等方面进行了深入的研究。该项目课题已分别获山东省科学技术

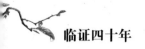

进步三等奖1项，山东省医学科技创新成果二等奖2项，山东省中医药科学技术三等奖2项，国家自然科学基金课题结题2项，于国家核心期刊发表相关论文10余篇。

二、对脑梗死的研究

李长生教授在实践中提出了脑梗死的主要病机为气虚血瘀。据此确立活血益气、化瘀通络为治法，精选药物，合理组方，研制出芪丹化瘀胶囊。该方药已获国家发明专利和山东省食品药品监督管理局医疗制剂注册批件，并获山东省自然科学基金项目1项。临床研究表明芪丹化瘀胶囊对脑梗死急性期、恢复期、后遗症期气虚血瘀证疗效确切；动物试验从该药对自由基、血管内皮功能（ET、NO）、血小板活化（P选择素）、炎症反应（ICAM-1、VCAM-1）HSP、S100β等作用机制的探讨，揭示了该药对脑梗死的多靶点、多环节、多部位联合作用机制。已于国家核心期刊发表论文4篇。目前该课题已按照计划书内容顺利完成结题，并获山东省中医药科学技术奖三等奖1项。

三、对慢性脑供血不足的研究

研制的化瘀通脉颗粒治疗慢性脑供血不足疗效显著，充分体现了李长生教授提出的"血瘀痰阻为该病病机，化瘀通脉、祛痰健脾为其治法"的正确性。该制剂已获国家发明专利、山东省食品药品监督管理局医疗制剂注册批件和山东省中医药科技发展计划项目，临床研究表明化瘀通脉颗粒对慢性脑供血不足的临床疗效显著，实验证明该药对细胞黏附分子、血管内皮功能、血小板活化水平有调节作用。已发表论文2篇。该课题已按照计划书内容顺利完成，待结题。

四、慢性心功能不全的研究

李长生教授认为，慢性心功能不全的病机为本虚标实，气虚阴虚为本，血瘀水泛为标，据此确立益气养阴、活血利水为基本治法，以生脉散为基础，汲取现代最新科研成果，精心选择药物制成生脉养心颗粒，并获国家发明专利和山东省食品药品监督管理局医疗制剂注册批件。完成的山东省保健委员会资助项目"老年充血性心力衰竭中医证型与心脏彩超相关性的研究"，首次将心脏彩超、BNP及六分钟步行试验等客观指标引入到慢性心功能不全的宏观辨证中，验证了宏观辨证与微观指标的内在相关性，为临床中医辨证提供了新思路。临床研究中生脉养心颗粒对慢性心功能不全气阴两虚型患者的临床疗效，再次印证了相关性研究的科学性、准确性。于核心期刊发表论文3篇。该课题已获山东省科学技术进步奖三等奖。

五、证候要素的研究

李长生教授认为证候要素和应证组合理论为病证结合的证候规范化研究奠定了理论基础。证候要素辨证方法既便于临床研究实施，又充分体现中医辨证论治的圆机活法。缺血性脑卒中证候要素辨证应用与综合优化方案是提高疗效的前提，立题山东省中医药科技发展计划项目，已初步明确了缺血性脑卒中恢复期证候要素的应证组合规律，并筛选出治疗缺血性脑卒中的常用中药，为中风病优化治疗方案奠定了基础，显示出广阔的应用前景。

第六节　处方用药特点

李长生教授学识渊博，融汇中西，治学严谨，精勤不倦，经验丰富。其学术思想渊源灵素，秉承仲景，效法金元四家，近取吴叶、锡纯，广益众智。临证诊病，每起沉疴。其处方用药的主要特点是：注重辨证，立法严谨，遣方有道，用药精当。治内伤杂病，喜师法仲景，善用《伤寒》经方，药简量大而效宏；治外感时病，则效法吴叶，多用《温病》时方，法活灵巧以取胜。李长生教授用药，理法方药，丝丝入扣，君臣佐使，布阵有序，药量视病情轻重有别。

一、立法施方，辨证施治

李长生教授一贯倡导弘扬中医学之真谛，于临诊治病强调辨证施治，遣方用药则注重立法施方，即辨证而立法，依法而用方，方随法施。李教授认为，医门如法律，国以法治而天下安宁，医以法治于疗疾除病而不乱。立法不明，处方用药则杂乱无章。李教授在临诊遣方用药时，很注重立法而处方。对患者总是先耐心认真地听取其

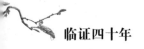

主诉，继而对主要脉症，经过四诊的综合分析和八纲辨证，针对病变之根本所在，确立治疗法则，然后依法施方。反对仅依靠问诊、望诊或切诊即草率处方。李长生教授用药法规严谨，医理明昭，颇有仲景风格。

二、遣方有道，配伍精当

中医临证处方用药，如量体裁衣，要因人制宜，做到有的放矢，李长生教授遣方有道，根据辨证立法，以法统方。临证治病，制方严谨，加减化裁，独具匠心。

李长生教授认为，医之用药，犹将之用兵，不在多而贵在精。夫药多并非效大，药少并非效小。取效之关键在于辨证正确，治法明了，用药针对性强。若药对症用，"四两也能拨千斤"。反之，面面俱到，泛泛而用，药杂量重，只能是"广原搏兔"，网罗多而收获少。处方精当则药力专一，若面面俱到，反而相互牵制。故在临诊中，李长生教授力求辨证确切，组方精炼，药少用精而疗效显然。李教授的处方精炼，法中有法，方中有方，方出有名，制方严谨，疗效显著。

药物用量，主张君臣有序，主次分明，药量随病情而变。主药量重、质重者量重、药性平和者量重，一般常用至30g；而佐使药、毒性药、不良反应大的药用量宜轻，一般只用6g或3g。因药有偏性，既可治病，也可致病，所以用药必须取其利而避其弊，不可过剂。急性病宜大剂猛投，中病即止或改用小量缓攻。

此外，其对一些慢性病的治疗，一经辨证明确，施治得效，就不轻易更方，常一方到底，略事加减。体现了"验不变法，效不更方，随证加减"这一治则。

三、动静结合，通补兼施

李长生教授认为脾胃病证在治法可用通、补两个字概括。其所用药物的特性也可分为"动药"和"静药"。一般来说补肾填精、滋阴养血之药谓之静药，调气活血药谓之动药。在组方中，用静药佐以动药，或用动药佐以静药，动静结合方可使阴阳相生相化。所谓动药，即为辛香走窜之品，药性活跃，功效理气调血，疏郁散滞，但久服易耗气伤阴，损伤正气，如柴胡、木香、枳壳、青皮、川芎、陈皮、砂仁、白蔻仁等，因此组方时多选用佛手、香橼、玫瑰花、白蒺藜等理气而不伤阴之品。静药多具补益滋润作用，久服易阻滞气机，碍脾腻胃，如党参、枸杞、熟地黄、阿胶、龙眼肉、黄精、山萸肉、炙甘草等。在一张处方中，一要动静药结合，二要寒热药相伍，古人用方，补剂必加疏导药，方能使其补而不滞，滋而不腻。如补中益气汤用陈皮，归脾汤用木香等配伍即体现了这一组方特点。切忌在临床上见虚尽用补药，有些确为虚证，但虚不受补，纯用补药，反而出现饮食大减、脘胁痞胀等证，使病情复杂化，欲速而不达。所以，组方用药要动静结合，补通适宜。

四、顾护胃气，攻不伤正

李长生教授推崇李东垣的《脾胃论》，临证时时顾护脾胃之气。脾胃为后天之本。百病皆可以因脾胃虚而生。邪正交争，只要正气不败，就可以运转枢机，扭转病情。胃气败则为绝症。脾胃受损，则百药难以施用，五脏六腑难以荣养，诸病丛生。因此，李长生教授临证用药极为重视"保胃气，存津液""扶正祛邪"，指出"大病体虚，重在培中""大病必顾护脾胃"。李长生教授的处方，经常有炒谷麦芽、焦神曲、焦山楂、砂仁、鸡内金、山药、炒莱菔子、百合、麦冬、西洋参、石斛、大枣、甘草等和中、养阴、益气之品。对于久病虚证及老年人的治疗，更强调顾护胃气即可扶正祛邪。扶正祛邪，勿攻伐无度，应注意顾护正气和胃气，"有胃气则生，无胃气则死"，胃气一败，生命衰竭。

第三章
临证经验

第一节　治疗脑病临证经验

脑梗死

缺血性脑中风又称脑梗死，是由多种原因引起的脑部血液供应障碍，使局部脑组织发生不可逆性损害，导致脑组织缺血、缺氧性坏死。该病属中医学"卒中""中风""类中风""偏枯""半身不遂"等范畴。

一、详阐病因病机

纵观历代医家论著，对中风病的病因病机有深入的认识。通过多年的临床观察，李长生教授发现患者在疾病过程中都会出现不同程度的气虚血瘀的表现，因此认为中风病的主要病机是"气虚血瘀""气虚为本，血瘀为标"。

1. 气虚为本　气虚多因年老体弱，真气耗伤；或饮食不节，损及脾胃，"伤源损气"；或先天不足，真气亏虚；或情志不遂，元气耗损；亦可由寒暑湿火所伤，或伤阳气、或伤津耗气、或阻遏气机等所致。

气为血帅，血之在脉中流行，有赖于气之率领和推动。气盛则血行滑利，气虚则无力推动血液运行，以致血流迟缓；气虚可进一步发展为阳虚而生内寒，血凝滞成瘀血；又有因气虚而气滞，不能帅血运行，运行涩滞，脉络瘀痹，而为瘀血。另外，气虚不足，统摄血行功能减退，血不循经，逸于脑之脉外，而成瘀血。

2. 血瘀为标　瘀血既是病理产物，亦是中风病重要的致病因素，瘀血在中风发病中所起的关键作用。瘀血凝滞脑脉，阻塞神明之窍，神机失用，则发为中风。脑脉之瘀血，尚变化多端：血瘀生痰、血瘀碍气；而痰浊、气滞又进一步加重血瘀；瘀久更虚，必然影响气、血、津、精之化生，造成气血愈虚、血瘀愈重。

3. 因虚致瘀，痹塞脑络为其关键　李长生教授认为单纯的气虚，一般不会导致中风，只有气虚日久，气病及血，因虚致瘀，发展到一定程度，影响了血液的正常运行，造成脑脉痹塞，脑络失养，发为中风。脑为元神之腑，凡五脏精化之血，六腑清阳之气，皆上注于头，脑之脉络为其运行通路，既有传达脑神之用，又具濡养脑神、清窍之功。脑内脉络纵横交错，网络如织，微细致微，一旦脑内脉络痹塞，气血不能上呈以充养脑髓，则其功能迅疾受损，不能发挥其统感官、司运动、主明辨等作用，就会出现中风诸症。

二、中风病"气虚血瘀"病机的理论依据

"气虚血瘀"学说的理论源流早在2000多年前的《黄帝内经》就已经认识到中风的发生与气虚、血瘀有关，如《黄帝内经·灵枢·刺节真邪论》云："虚邪偏客于身半，其入深，内居营卫，营卫稍衰，则真气去，邪气独留，发为偏枯。"说明人体正气虚，邪气乘虚而入是中风的病机。因气有卫护肌表作用，故这里的"真气去"当主要指气虚而言，"邪气"不仅指风邪，也包括痰、瘀等病理产物在内。汉代张仲景本《黄帝内经》之旨，非常重视元气在中风发病中的作用，认为"五脏元真通畅"，则"病邪无由入其腠理"，若"络脉空虚，贼邪不泄"，则发为中风。《诸病源候论》对气虚所致的中风说得更为详细："半身不遂，脾胃气弱，血气偏虚……脾胃既弱，水谷精微润养不周，至血气偏虚，而为风邪所侵，故半身不遂也。"指出气血亏虚是形成半身不遂的内在因素，是病之本，而病邪所乘，为病之标，为后世从气虚论治中风奠定了坚实基础。

金元时期，内因学说兴盛，中风的气虚、血瘀病机进一步引起重视。朱丹溪认为："半身不遂，大率多痰，在左属死血（一作少血），在右属痰有热，并气虚。"（《丹溪心法》）所谓死血，即久病入络之瘀血，所谓少血，即缺血。瘀血与缺血，实际上互为因果，因为瘀血阻于脉络，则新鲜之血不能流行，导致远端脉络空虚。反之，血液亏虚，运行不畅必然导致血瘀。明确了血瘀与中风的密切关系。李东垣在中

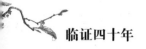

风病机上，以气虚、血瘀立论，认为："中风者，非外来风邪，乃本气自病也，凡人年逾四旬，气衰之际，或因忧喜愤怒伤其气者，多有此疾，壮岁之时无有也。若肥盛则间有之，亦是形盛气衰而如此"，"中风为百病之长，乃气血闭而不行。"李氏据此立法，创制了治疗中风名方清阳汤，为后世从气虚血瘀论治中风开了先河。

明代《症因脉治》提出："半身不遂之因，或气凝血滞，脉痹不行，或胃热生痰，流入经遂"，将血瘀与痰摆在相同的位置上。王伦在《明医杂著》中认为："古人论中风偏枯；麻木诸症；以气虚死血为言，是论其致病之根源。"第一次明确提出气虚血瘀是中风的根本原因。

清代医家王清任推崇李东垣的"正气自虚"论，结合自己的临床经验，认为中风是"元气既虚，必不能达于血管，血管无气，必停留而瘀。……若元气一亏，经络自然亏虚，有空虚之隙，难免其气向一边归并，无气则不能动，不能动，名曰半身不遂"的病理过程（《医林改错》）。张锡纯把中风分为脑充血、脑贫血（脑贫血即相当于现代的缺血性中风），认为："若气上升过少，又可使脑部贫血，无以养其脑髓神经，亦可至昏厥。"（《医学衷中参西录》）从王氏创制的补阳还五汤和张氏创制的加味补血汤看，在立法、处方方面又比李东垣的清阳汤有了进一步发展。至此，缺血性中风的气虚血瘀病机学说已经基本形成。

三、推崇益气活血化瘀之法

李长生教授依据中风病气虚血瘀之病机特点确立益气活血化瘀之法。此乃应"虚则补之、坚而消之，结而散之"之法则，并取"疏其气血，令其条达，而致和平"之意（《素问·至真要大论》）。益气活血化瘀法中的益气以改善本质的气虚状态，一则气行以消脉中之留瘀，二则气旺以资新血之化源，再则活血以畅气血，可化瘀不伤正，络通不留瘀。

1. 以补为通，益气以帅血　气为血帅，血随气行，血在脉中运行不溢于脉外，有赖于气之固摄作用。若气虚不能行血，则易致血滞成瘀，痹阻脑脉。益气的同时，亦能起到活血之用，是谓益气以防血滞留瘀；又气能生血，益气以增强机体气化功能，使血化有源；且气能摄血，益气以防血溢脑脉之外而瘀。

2. 以通助补，活血化瘀以载气　瘀阻脑脉，血不载气，气血无以充养脑髓，祛瘀则血瘀去而新血生，亦可使溢于脉外之瘀血复其道，此即"通其经隧之途，使营气复其故道也。"祛瘀以助血运。益气之品，必赖营血载运，其药力方可循于周身，达于脑髓，以奏其效。活血之品，可通行血脉，须靠正气推动，才能运行周身，充养脑髓而行其功。诚如王清任所云："有专用补气者，气愈补而血愈瘀，血瘀气更不能外达于肌肤，此时用补气破血之剂，通其血道，气直达于皮肤。"正是此理也。

3. 扶正祛邪，相辅相成 益气活血化瘀法是针对中风病主要病机"气虚血瘀"而确立，益气活血化瘀，一为益气治本，一为活血化瘀治标；一主静，一主动，两者在同一方剂中，补泻结合，动静相因，相互制约，协同作用，以达到邪去正复。李长生教授通过多年的临床经验总结，创制了芪丹化瘀方，用来治疗气虚血瘀型缺血性中风，疗效显著。

四、明辨病机随证施治

中风病多发病急骤，病情变化迅速，李长生教授常言"有是证则用是方"，在益气活血化瘀法治疗以外对其他证型也有论治，具体分以下几种。

1. 气虚血瘀证

（1）主症：半身不遂，口舌㖞斜，言语謇涩或不语，感觉减退或消失，面色㿠白，气短乏力，口角流涎，自汗出，心悸便溏，手足肿胀，舌质暗淡，舌苔白腻，有齿痕，脉沉细。

（2）治法：活血益气，化瘀通络。

（3）方药：芪丹化瘀方加减（丹参、黄芪、川芎、水蛭、三七、黄连、骨碎补、地龙）。

（4）方解：方中采用丹参为君药，其味苦，性微寒。归心、心包、肝经。功善活血祛瘀，养血安神。能去瘀生新而不伤正，《日华子本草》曰："破宿血，补新生血"，《本草便读》曰："丹参，功同四物，能祛瘀以生新，善疗风而散结，性平和而走血……专通营分。丹参虽有参名，但补血之力不足，活血之力有余，为调理血分之首药。"《本草正义》曰："丹参专入血分，其功在于活血行血。内之达脏腑而化瘀滞……外之利关节而通脉络。"黄芪甘、微温，归脾、肺经，为补气诸药之最，是以有耆之称。功专补气升阳，为补脾益气之良药。《名医别录》云本药可"逐五脏间恶血"，张元素言其能"活血生血"，《本经逢原》认为"能调血脉，流行经络，可无碍于壅滞也。"《本经疏证》言："黄芪利营卫之气，故凡营卫间阻滞，无不尽通，所谓源清流自洁者也。"《本草汇言》："贼风之疴，偏中血脉，而手足不随者，可以荣筋骨。"清代名医王清任以"元气既虚，必不能达于血管，血管无气，必停留以瘀。"故方中重用黄芪补而不守，补宗气而帅血行，宗气旺，则虚滞者行，血瘀者通，即"大气一转，其结乃散"。与君药丹参相配，增强行气活血之功，补而寓通，祛瘀而不伤正，使气旺血行。正如《本草正义》指出："详核古人主治，无一非宣通运行之效，而其所以能运行者，则必有温和之气，方能鼓荡之、振动之……"水蛭，咸苦平，破血逐瘀通络。《神农本草经》记载水蛭"味咸平，主逐恶血、瘀血"，《本草经百种录》载："水蛭最善食人之血，而性又迟缓善入，迟缓则生血不伤，善入则坚积易破，借其力以攻积久之滞，自有利而无害也"。张锡纯认为："其味咸，故善入血分；为其原为噬血之物，故善破血；为其气腐，其气味与瘀血相感召，不与新血相感召，故破瘀血而不伤新血，专入血分而不伤气分。"且具有使"瘀血默消于无形"之用。因此借其破瘀而不伤气血之功，除新旧瘀血，使瘀除络通。地龙味咸、性寒，入肝、脾、膀胱经，其性走窜，善于通行经络，《本经逢原》曰："蚯蚓体虽卑伏，而性善穴窜……通经络"，《本草求真》曰："蚯蚓本有钻土之能，化血之力，而凡跌仆受伤，血瘀经络，又安有任其停蓄而不为之消化乎。"与水蛭均属虫类血肉之质，有动跃攻冲之性，体阴用阳，能深入隧络，搜络化瘀，攻剔痼结之瘀滞，起到推陈出新的作用，使络脉瘀去血行。正如叶天士谓："籍虫蚁血中搜逐，以攻通邪结。""每取虫蚁迅速……血无凝着，气可宣通。"上三味共为臣药，活血益气、化瘀通络，使瘀血得去，经脉得通，助君药鼓动血脉、通行周身、剔除脑络新旧瘀血。当归味甘性温，入心、肝脾经。《本草正》曰："当归，其味甘而重，故能补血，其气轻而辛，故能行血，补中有动，行中有补，诚血中之气药，亦血中之圣药……大约佐之以补则补，故能养营养血，补气生精……佐之以攻则通，故能祛痛通便，利筋骨，治拘挛、瘫痪、燥、涩等证。"《医学衷中参西录》谓其："为生血、活血之主药，而又能宣通气分，使气血各有所归……其力能升（因其气浓而温）能降（因其味浓而辛），内润脏腑（因其液浓而甘），外达肌表。"当归配黄芪即当归补血汤，能补气生血活血。气为血帅，气旺则血自循经。诚如明代李梴所言："补血以益营，非顺气则血凝；补气以助卫，非活血则气滞。"当归、丹参并用，调气养血活血，使气血各有所归。三七，甘、微苦，温，归肝、胃经，既能扶正止血，又能活血散瘀，有止血而不留瘀、化瘀生新而不伤正的特点，为止血化瘀之良药；《本草求真》曰："三七气味苦温，能于血分化其血瘀"，《医学衷中参西录》说："化瘀血而不伤新血，允为理血妙品。"骨碎补味苦性温，入肝肾经，活血补肾。《开宝本草》谓其"主破血"，《本草新编》曰："破血有功，止血亦效。同补血药用之尤良，其功用真有不可思议之妙。"黄连性寒味苦，气薄味厚，降多升少，苦入心，寒胜热，能泻心火，去心窍恶血。如《本草纲目》载："去心窍恶血"，《本草备要》曰："凡治血，黄连为中部之使，燥湿开郁……除烦，益肝胆，厚肠胃，消心瘀，能去心窍恶血。"中风患者瘀血在内，久而化热成火，少佐黄连，既能"去心窍恶血"，又可泻心火、清血热、除烦开郁，一药而两用。此四味共为佐药，扶正以助化瘀生新，甘温以助补气活血，苦寒以防瘀滞化热。川芎味辛性温，其气芳香走窜，能升能降，善于行散开郁，功擅通行血脉。金代张元素概括其功用特点"上行头目，下行血海"。《本草纲目》卷十四《川芎》称本品为"血中气药"。《本草汇言》曰："芎劳，血中气药……尝为当归所使，非第治血有功，而治气亦神验也……味辛性阳，气善走窜而无阴凝黏质之态，虽入血分，又能去一切风，调一切气。"当归、川芎又名佛手散，两者皆为血分之主药，性温而味甘辛，以温能和血，甘能补血，辛能散血，故合用使瘀去新生，血各有所归。故方中以川芎为使药，畅血中之气。使气顺血活，助诸药发挥作用。此理在《温病条辨·治血论》中明确有言："血滞者，调其气而血自通。"亦即杨士瀛所说："气者血之帅也，气行则血行，气止则血止……故人之一身，调气为上，调血次之。"川芎帅气而行血，虽为使药，其功甚宏。全方通补结合，补中寓通，补不壅滞，诸药配合，共奏活血益气、化瘀通络之功。

（5）加减：血虚明显选加当归、枸杞子；四肢怕冷选加桂枝、淫羊藿；腰膝酸软无力选加牛膝、桑寄生、川断、杜仲；语言不利选加石菖蒲、远志、制南星；口眼歪斜选加白附子、天南星、僵蚕、白芷；肢体麻木选加乌梢蛇、全蝎、天麻。

2. 风火上扰证

（1）主症：半身不遂，口舌㖞斜，言语謇涩或不语，感觉减退或消失，颈项强急，呼吸气粗，便干便秘，尿短赤，舌质红绛，舌苔黄腻而干，脉弦数。

（2）治法：平肝泻火通络。

（3）方药：天麻钩藤饮（天麻、钩藤、石决明、川牛膝、黄芩、栀子、夏枯草、夜交藤、茯神）。

（4）方解：方中天麻、钩藤平肝息风，为君药。石决明咸寒质重，功能平肝潜阳，并能除热明目，与君药合用，加强平肝熄风之力；川牛膝引血下行，并能活血利水，共为臣药。栀子、黄芩清肝降火，以折其亢阳；夜交藤、茯神宁心安神，均为佐药。诸药合用，共成平肝泻火通络之剂。

（5）加减：头晕头痛选加菊花、桑叶、蔓荆子；心烦易怒加牡丹皮、白芍、麦冬；便干便秘加生大黄。

3．风痰阻络证

（1）主症：半身不遂，头晕目眩，口舌㖞斜，言语謇涩或不语，感觉减退或消失，痰多而黏，舌质暗淡，舌苔薄白或白腻，脉弦滑。

（2）治法：化痰息风通络。

（3）方药：导痰汤加减（制半夏、橘红、枳实、茯苓、甘草、制南星）。

（4）方解：方中南星燥湿化痰，祛风散结，枳实下气行痰，共为君药；半夏功专燥湿祛痰，橘红下气消痰，共为臣药，辅助君药加强豁痰顺气之力；茯苓渗湿，甘草和中，为佐使药。全方共奏化痰息风通络之功。

（5）加减：口眼㖞斜选加白附子、僵蚕、全蝎；语言謇涩选加石菖蒲、远志；舌苔黄腻、脉滑数、有热象者选加天竺黄、黄芩、黄连。

4．痰火内闭证

（1）主症：突然昏仆，半身不遂，口舌㖞斜，言语謇涩或不语，感觉减退或消失，面赤身热，躁扰不宁，肢体强痉，痰多而黏，舌红，苔黄腻，脉弦滑数。

（2）治法：息风清火，豁痰开窍。

（3）方药：羚羊钩藤汤加减（羚羊角粉、钩藤、石决明、夏枯草、生地黄、天竺黄、半夏、黄连、石菖蒲、郁金、远志）。

（4）方解：方中以羚羊角、钩藤清热凉肝、息风止痉为主药；风火相煽，最易耗伤阴液，故用生地黄养阴增液以柔肝养筋；邪热亢盛，易灼津为痰，故用石菖蒲、天竺黄、郁金清热化痰；热扰心神，又以远志养心安神，均为佐药；诸药合用，共成息风清火、豁痰开窍之剂。

（5）加减：腑实热结，腹胀便秘，苔黄厚，选加大黄、枳实；痰热伤津，舌干红、苔黄糙，选加沙参、麦冬、石斛、鲜竹沥。

5．痰瘀互阻证

（1）主症：半身不遂，口舌㖞斜，言语謇涩或不语，感觉减退或消失，眩晕头痛，胸脘痞闷，多麻善忘，舌质暗红或有瘀点瘀斑，苔白腻，脉弦滑。

（2）治法：健脾祛痰，化瘀通络。

（3）方药：化瘀通脉方加减（丹参、党参、黄连、川芎、莪术、生山楂、海藻、天麻、薏苡仁、郁金）。

（4）方解：方中丹参、党参为君药，共奏活血养心、化瘀通脉、益气健脾之功。黄连"燥湿开郁……消心瘀，能去心窍恶血"（《本草备要》）。天麻体重降下，味薄通利，调达血脉，化瘀通络，息风平肝、开窍，为治疗眩晕、头痛之要药；薏苡仁益脾气，利痰湿，湿浊得之则祛之有方；莪术为气中血药，破血消瘀通络、推陈出新；川芎，血中气药，活血行气，正合"治痰先治气，气行痰自消"之旨；山楂活血化瘀，散结气；海藻功善消痰软坚，为祛痰要药，尤善化痰浊而软化血管，利水湿而降脂浊；郁金疏郁滞、活血脉、化痰瘀、宣壅开窍。诸药合用，标本兼治，共奏化瘀通脉、祛痰健脾之功效。

（5）加减：眩晕头痛严重者，选加钩藤、菊花、珍珠母；痰热盛者，选加全瓜蒌、竹茹、川贝母、黄芩。

6. 肾虚血瘀证

（1）主症：半身不遂，口舌㖞斜，头痛、头晕，耳鸣健忘，伴腰膝酸软，夜尿频多、口唇紫暗，舌质紫暗苔薄白，脉细涩。

（2）治法：补肾填精，化瘀通络。

（3）方药：首乌益智方加减（何首乌、黄芪、益智仁、水蛭、天麻、川芎、丹参、石菖蒲、银杏叶、地龙）。

（4）方解：方中制首乌为君药，补养真阴、固精益肾；生黄芪"逐五脏间恶血"。益智仁温补肾阳，收敛固精，配伍制首乌则鼓舞肾气以生精，助阳以化阴，共为臣药；银杏叶、水蛭、天麻、丹参、地龙共为佐药，化瘀通络、推陈致新、开窍聪智。川芎为使药，走而不守，为血中之气药，又可引诸药上行入脑。诸药相合，共奏补肾填精，化瘀通窍之功。

（5）加减：若腰酸腿软甚，选加杜仲、牛膝、桑寄生、骨碎补；若肾阳虚，选加巴戟天、淫羊藿、苁蓉、附子、肉桂；若肾阴虚，选加枸杞子、山萸肉、熟地黄。

五、用药经验

1. 重用活血化瘀法 基于以上对其病机的认识，李长生教授认为在缺血性中风中气虚为血瘀的病因，瘀血既为气虚的病理结果，又为进一步气虚的病因，故瘀血在此过程中，与气虚相比较起了标症的作用，其标不除，其本难固，因此活血化瘀就显得更加重要。临证时善用化瘀疗法，又不忘其本，多用益气化瘀法和补肾化瘀法随证加减。化瘀克塞方（药用生黄芪、川芎、丹参、水蛭、鸡血藤、三七、黄连、骨碎补、地龙等），与补阳还五汤之意略有不同，重活血化瘀药物，又因瘀血愈补血愈瘀，然又不可不补，纯用行气、活血之品，恐更耗伤气血，气失固摄而见出血，故少用益气之黄芪。鸡血藤，苦、温，养血活血而舒筋活络；三七止血、散瘀、消肿、定痛也，

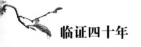

《本草求真》言："世人仅知三七能止血止痛，殊不知……能于血分化其瘀。"骨碎补苦、温，补肾、活血、止血。上述药活血兼补血、止血行气兼补气，化瘀而不伤正；寒温并用不致辛温耗伤气阴，也不致寒凉遏血。黄连苦、寒，清利血热、燥湿祛浊而厚肠胃，又可清心安神止瘀热。地龙能通络，消除经络阻滞、血脉不畅，其性走窜，通达全身，领诸药直达病所，川芎同为使药。同时地龙清热化痰，顺应肺的宣发肃降之性，促进宗气生成，加强益气化瘀的作用。诸药合用共奏益气化瘀、活血通络之功。因此，益气以改善本质的气虚状态，一则气行以消脉中之留瘀，二则气旺以资新血之化源；活血以畅通气血，剔除瘀滞，益气与化瘀相结合，化瘀不伤正，使正复、脑清、神明。如见腰酸背痛、呆傻愚笨、夜尿增多、口角流涎等症，舌质发紫，是为肾虚血瘀，加用制首乌30g、益智仁6g、银杏叶10g，何首乌苦甘涩微温，阴不甚滞，阳不甚燥，得天地中和之气，专入肝肾，补益肝肾、益精生髓。《本草纲目》曰："此物气温味苦涩，苦补肾，温补肝，涩能收敛精气，所以能养血益肝、固精益肾、健筋骨、乌须发为滋补良药。"益智仁辛温醒脾益胃，使脾气升胃气降。运化功能重建，使血脉充精髓生。正如南宋杨士瀛《仁斋直指方》曰："此为温煦以助阳和而斡旋大气，则能进食。"助首乌补肾益精填髓。银杏叶甘、苦、涩、平，据《食疗本草》记载银杏叶可用于心悸怔忡、肺虚咳喘等病症。近代研究认为有活血化瘀、增强记忆等作用，用于痴呆有一定功效。

2. 重调脾胃　李长生教授认为，活血化瘀药往往耗伤胃气，导致食欲减退、胃胀、出血等症。脾胃为后天之本，气血生化之源。谷入于口而聚于胃，胃为水谷之海，喜谷而恶药，药之所入邪，不若谷气之先达，故治病之法必先以谷气为先。通常选用女贞子、鸡内金、炒谷麦芽，痰热者黄连配半夏，寒证者善于用砂仁，气滞者偏于木香、薄荷。

3. 善疏肝理气　李长生教授认为，中风后患者多因境遇变迁，而情绪不畅，肝失疏泄，使气滞血瘀，甚至肝郁乘脾，更致气血亏虚，影响中风康复，甚至加重病情，因此对其治疗应疏肝理气、解郁活血，使气机通畅，气血调和。李长生教授临证善于观察患者的言谈，凡是言行过于谨慎，性格比较内向、闷闷不乐者，均给以疏肝理气的药物，善用薄荷、郁金、佛手、香橼、玫瑰花等质轻药物，取"轻可去其实"之意，收效显著。

六、重视综合治疗

李长生教授在使用内服药物的同时，重视外治法的运用，临床应用疗效可靠，无明显不良反应，深受广大患者欢迎。《理瀹骈文》说："外治之理，即内治之理；外治之药，即内治之药，所异者法耳。"外洗药物通过皮肤吸收，循经感传，发挥治疗疾病的作用，人体是有机整体，并非仅有外科疾病可用外治之法，诸多内科疾病合理应用亦有良好疗效。

外洗方药用：伸筋草30g，透骨草30g，补骨脂30g，防风15g，土鳖虫15g，红花15g，桃仁15g，川芎10g，威灵仙15g，川椒10g。临证之时可适当加减，水煎取汁，擦洗患肢，2次/日，每次15~30分钟。伸筋草苦、辛，性温，祛风除湿，舒筋活络，对风寒湿痹及中风后手足拘挛均有良效；透骨草味辛性温，祛风除湿，散寒止痛，活血通络；补骨脂味辛、苦，性温，温补脾肾，助阳活血；防风味辛、甘，性温，祛风发表，胜湿止痛，止痉；土鳖虫味咸性寒，破血逐瘀，续筋接骨；红花味辛、微苦，性温，活血通经，祛瘀止痛；桃仁味苦、甘，性平，活血化瘀，润肠通便；川芎味辛性温，活血行气，祛风止痛；威灵仙味辛、咸、微苦，性温，祛风利湿，通络止痛；川椒味辛性热，散寒止痛。诸药相合，共奏活血祛瘀、疏通经络、祛风强筋、除痹解痉之功。对患肢麻木胀痛、痉挛拘急等症状极为适宜，可促进肌力恢复，降低异常增高之肌张力，有双向调节作用，恢复期肩手综合征用之亦颇收良效。重视针灸治疗，强调只要患者配合即可给予针灸治疗。中枢性面瘫者取风池、太阳、四白、下关、颊车、地仓、翳风、牵正、水沟、合谷，周围性面瘫加阳白、鱼腰、丝竹空，症状较重者采用透穴，阳白透鱼腰，四白透地仓，地仓透颊车，牵正透翳风，合谷透劳宫。上肢瘫痪取肩髃、肩髎、肩贞、臂臑、举臂、曲池、手三里、外关、合谷，下肢瘫取环跳、伏兔、足三里、阳陵泉、绝骨、昆仑、解溪、太冲，病情较重者可采用透穴，外关透内关，合谷透劳宫，阳陵泉透阴陵泉，绝骨透三阴交。兼有痰浊见证加中脘、丰隆以健脾化痰，兼见肝阳亢盛者加太冲、行间以平肝潜阳。一般可取毫针平补平泻，留针30分钟，每日1次，7~10天为1个疗程。针灸治疗对恢复期神经肌肉功能的恢复效果颇佳，无禁忌证者当尽早进行。通过上述综合治疗，可很大程度上加快患者的康复速度，使脑梗死患者的预后有极大改观。

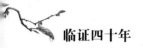

慢性脑供血不足

慢性脑供血不足是中老年人常见病，由脑动脉硬化引起，以头晕、头痛、耳鸣、失眠、记忆力减退、四肢麻木等为主要表现。本病可归属于中医学的"眩晕""头痛""健忘""不寐"等范畴，与"中风""痴呆"有因果关系。李长生教授对本病的阐述与治疗思路是其对痰瘀同病及气血理论学术思想的体现。

一、古代对本病的认识

古典医籍中没有"动脉粥样硬化"之名，但与本病相关的认识却源远流长，《灵枢·卫气失常论》即已指出人体内有"脂"、有"膏"、有"肉"。传统中医还有"津血同源"的理论，明代名医张景岳提出："津液和合为膏，以填补于骨空之中，则为脑为髓，为精为血"。清代名医张志聪认为："中焦之气，蒸津液化，其精微……溢于外则皮肉膏肥，余于内则膏脂丰满。"说明膏脂源于水谷，经胃的受纳、脾的运化，变成精微物质，精微物质经肺的敷布，转输血脉变成营血，部分变成膏脂。正常膏脂随血的运行营养五脏六腑、四肢百骸及脑髓。若禀赋不足、饮食不节、脾胃失调、情志内伤、肝胆失利、年老体弱、肾虚不足等原因而致摄食过多或转输、利用、排泄异常，皆可使血中膏脂堆积，过多的膏脂浊化而成为湿浊、痰浊，浸淫脉道，使气血运行障碍，脏腑功能失调，而出现"痰证""瘀证""脉痹"等证。按其临床表现分析，动脉粥样硬化可在中医学"胸痹心痛""眩晕""头痛"等疾病的有关文献中寻求启示，《素问·通评虚实论》曰："凡治消瘅、仆击、偏枯、痿厥、气满发逆、甘肥贵人，则膏粱之疾也。"至于《金匮要略》关于胸痹、心痛、短气等描述与冠心病临床表现更相一致。本病属于中医"痰浊""血瘀"的范畴，"痰凝""血瘀"是其主要病理改变。

二、从痰、瘀立论，阐述病因病机

慢性脑供血不足的发生与机体年老体衰、久病损伤、饮食不节、情志不遂等因素密切相关，其病位在脑，并涉及心、肝、脾、肾诸脏。李长生教授认为慢性脑供血不足病机乃正虚为本，邪实为标，正虚者为心、脾、肾亏虚，然以脾气亏虚为主，邪实为气滞、痰浊、血瘀，然其根本在于血瘀痰阻，由于脾虚失运，痰瘀互结，脑脉不通，髓海失养，而出现头晕、头痛、健忘等症状。

脾为后天之本，气血生化之源。若饮食不节，嗜食肥甘，脾失健运，水湿内停，凝聚为痰；或肝失疏泄，肝木乘土，则脾失健运，痰浊内生；或肾气虚衰，其气失于温煦作用，脾气亦虚，运化失司，加之肾主司一身水液，蒸化功能失司，则水液内停，化为痰湿。痰伏于血脉之中，窒塞脉道，影响气机的运行，导致血行迟滞，留而为瘀。因痰瘀相关，两者之间有着共同的生理病理基础，故瘀血反过来又可促进痰的产生。痰浊和瘀血既是病理产物，又是重要的致病因素，两者相互影响，痰凝则血瘀，血瘀则挟痰滞，痰瘀互结，形成恶性循环，胶结难开，脑脉不通，从而导致本病的发生。

因此，李长生教授提出脾虚失运，痰瘀互结是本病的主要病机。

三、结合临床，辨证施治

李长生教授根据慢性脑供血不足痰瘀互结的主要病机，立方选药，兼顾祛痰与活血，确立了调理脾胃、痰瘀同治的理论原则。他提出，祛痰以助活血，活血以利化痰，才能切中病机。故治痰当健脾，脾运正常，则痰自化，则气自通，则瘀自去。在此基础之上，李长生教授根据其主要病机，并结合临床经验，创制了具有健脾祛痰、化瘀通络作用的化瘀通脉方，治疗痰瘀互阻型慢性脑供血不足，每获良效。

化瘀通脉颗粒是根据经典中医理论，结合现代医学研究成果，经过多年的临床观察组方而成。其药物组成丹参、党参、黄连、天麻、薏苡仁、莪术、川芎、生山楂、海藻、郁金。方中丹参味苦，性微寒，功擅活血祛瘀，为治瘀血阻滞之要药。《神农本草经》谓其能"破癥除瘕……益气"，《名医别录》称其能"养血"，《本草备要》曰："补心，生血，去瘀。"《神农本草经百种录》曰："能逐心腹之邪……寒热积聚，破癥除瘕，赤走血，凡血病凝结者无不治之……此以色为治也，赤走心，心主血，故丹参能走心，以治血分之病。又辛散而润泽，故能通利而涤邪也。"丹参之活血祛瘀作用，性较为平和，祛瘀而不伤正，生化之机未损，则新血自生。党参甘平，益气生津养血，能气阴双补。《本草正义》曰："力能补脾养胃，润肺生津，健运中气，本与人参不甚相远。其尤可贵者：则健脾而不燥；滋胃阴而不湿；润肺而不犯寒凉；养血而不偏滋腻；鼓舞清阳，振动中气而无刚燥之弊。"《医宗必读》中说："脾为生痰之源，治痰不理脾胃，非其治也。"强调治痰当健脾，脾复健运之常，而痰自化矣。张介宾曾说："善治痰者，唯能使之不生，方是补天之手。"党参健脾益气，脾气健旺，生痰无源；气足而邪无所居，气旺自能行血，产生益气活血之效。丹参活血化瘀，党参益气健脾，共为君药，两者又称二参丹，共奏活血养心、化瘀通脉、益气健脾之功。

黄连味苦、性寒，《神农本草经》曰："主治热气……久服令人不忘。"《本草纲目》曰："去心窍恶血"，《本草备要》曰："燥湿开郁……除烦，益肝胆，厚肠胃，消心瘀，能去心窍恶血。"与君药相配，既可去恶血、生新血，既防党参甘温壅滞、生热，又可阻断痰瘀互结脉中日久化热之弊端。天麻甘平，《日华子本草》曰："通血脉，开窍。"《本草备要》曰："通血脉……疏痰气。治诸风眩掉，头旋眼黑，语言不遂"，天麻体重降下，味薄通利，调达血脉，化瘀通络、熄风平肝、开窍，本品为治疗眩晕、头痛的要药，不论虚证实证，随不同配伍皆可应用，配伍川芎称大川芎丸，见于刘完素《宣明论》，用于治疗"首风，旋晕眩急，外合阳气，风寒相搏，胃膈痰饮，偏正头痛，身拘倦"。天麻配伍海藻、山楂等有祛风消痰作用，以防止风痰上扰，闭阻脉络。薏苡仁味甘淡，性凉，《开宝本草》曰："除筋骨邪气不仁，利肠胃，消水肿，令人能食。"《药性解》曰："利肠胃，消水肿，祛风湿，……健脾胃。"《神农本草经百种录》曰："专除阳明之湿热……久服轻身益气。"《本草新编》曰："消肿胀，利小便，开胃气……薏仁最善利水，又不损耗真阴之气。"故用其益脾气，利痰湿，湿浊得之则祛之有方，天麻、薏苡仁合用，共奏化痰泄浊、平肝通脉之功。上三味共为臣药，化瘀血、通血脉、开窍、祛风消痰，健脾除湿。与君药共奏化瘀通脉、祛痰健脾之功效。

莪术味辛、苦，性温，破血通瘀、推陈出新、消瘀通络；《景岳全书》曰："善破气中之血。……消瘀血"，《医学衷中参西录》曰："为化瘀血之要药……其行气之力，又能治一切血凝气滞之证。"川芎辛温，活血行气；《本草汇言》曰："芎劳，血中气药……味辛性阳，气善走窜而无阴凝黏滞之态。"山楂活血化瘀，散结气，《本草备要》曰："泻滞气，消积，散瘀，化痰。"海藻咸寒，归肝肾经，功能消痰软坚，利水消肿，为祛痰要药，《神农本草经》曰："破散结气，癥瘕……下十二水肿。"《本经逢原》曰："海藻咸能润下，寒能泄热利水……除浮肿脚气，留饮痰气之湿热"，配伍丹参、莪术、川芎可行气活血消痰浊，配伍山楂可祛痰削坚；上四味药行气活血、化瘀通脉、祛痰散结，共为佐药，助君药以增强化瘀通脉、祛痰健脾之功。

郁金味苦、辛，性寒，疏郁滞、活血脉、化痰瘀、宣壅开窍，《本草汇言》曰："郁金，清气化痰，散瘀血之药也。其性轻扬，能散郁滞，顺逆气，上达高巅，善行下焦，心肺肝胃气血火痰郁遏不行者最验……此药能降气，气降则火降，而痰与血，亦各循其所安之处而归原矣。"《本草经疏》曰："其性轻扬，能开郁滞，故为调逆气，行瘀血之要药。"郁金为入血分之气药，既可助它药之力，又可携诸药入血透络、通达气血，故为使药之用。诸药合用，标本兼治，共奏化瘀通脉、祛痰健脾之功效。正切中了慢性脑供血不足之痰瘀互结脉中、脾气亏虚的病机。

慢性脑供血不足发病除与脾关系甚密之外，还与心、肝、肾等有关，临床常见证有偏重，互相兼挟。李长生教授在临床实践中，在治疗痰瘀病证的基础上，常进行辨证施治，随症灵活加减。

（1）伴有肾精亏虚，临床常见头晕头痛、腰膝酸软、耳鸣耳聋、发脱齿摇等明显的肾虚表现，舌质淡，苔白润，脉沉细。化瘀通脉方加何首乌以养阴，益智仁以助阳，两者共筑补肾益精之功。

（2）脾虚而痰湿中阻严重，有头晕头重，目眩，精神倦怠，神疲气短，并伴有痰浊阻滞的表现，如脘腹满闷、纳呆、恶心呕吐等，患者舌苔腻，脉滑。化瘀通脉方加用半夏、白术、茯苓等以助化痰健脾燥湿。

（3）伴有心气亏虚，患者可表现为头晕、失眠健忘、心悸、气短等表现，舌苔薄白，脉虚无力。化瘀通脉方重用党参，或加黄芪、远志、大枣等补益心气。

（4）伴有肝失疏泄，可表现有头晕目眩、口燥咽干等肝血虚的表现，舌红，脉弦细，本方加当归、酸枣仁等，补血养肝；肝阳上亢者，可有烦躁、咽干、头痛等表现，化瘀通脉方加天麻、钩藤、羚羊角粉等，平抑肝阳。

血管性痴呆

血管性痴呆是与脑血管因素有关的痴呆，是指因缺血性卒中、出血性卒中及脑内低灌注造成的认知障碍综合征。中医学对痴呆的记载散见于"呆病""文痴""愚痴""痴症""善忘""神呆""郁证"等病。李长生教授在40年的临床实践中，对血管性痴呆的治疗积累了丰富的经验。在临证诊疗中颇有独到之处。

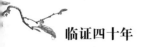

一、中医古籍对本病的认识

中医学对痴呆的认识较早，早在汉代华佗已提出"痴呆"之称。但血管性痴呆专门概念的引入，则源于近年。中医学对血管性痴呆证因脉治的认识，散在于"痴呆""健忘""郁证""文痴""呆证"等病证文献中。

《黄帝内经》中有"善忘"的记载。对其病因病机的认识主要有：气血逆乱、瘀血、七情、脾胃虚、心阳虚。如《素问·玉机真脏论》曰："春脉太过，则令人善忘，忽忽眩冒而巅疾。"《素问·调经论》曰："血并于下，气并于上，乱而善忘。"又如《灵枢·天年》曰："六十岁，心气始衰，苦忧悲，血气懈惰，故好卧；七十岁，脾气虚，皮肤枯；八十岁，肺气衰，魄离，故言善误。"张仲景《伤寒论》发展了《内经》瘀血致病的理论，认为阳明瘀血可致健忘。

隋唐时期发展了前人的理论，认为肾精亏虚是健忘产生的主要原因，心气不足，心血亏虚亦可致忘，老年患者以肾阳虚衰为主，提出了脾虚致忘说。两宋时期强调了脾虚和七情过度。金元时期开创痰浊致忘新说。

明清时期对痴呆的认识有了深入发展。《景岳全书·杂证谟·癫狂痴呆》云："痴呆证，凡平素无痰而或以郁结，或以不遂，或以思虑，或以疑惑，或以惊恐而渐致痴呆，言辞颠倒，举动不经，或多汗，或善愁，其证则千奇百怪，无所不至""此其逆在心，或肝胆之经气有不清而然。"清代陈士铎《辨证录·呆病门》认为本病"大约起始也，起于肝气之郁也；其终也，由于胃气之衰。肝郁则木克土，而痰不能化，胃衰则土不制水，而痰不能消，于是痰积于胸中，盘踞于心外，使神明不清，而成呆病矣。"王清任《医林改错》认为"灵机记性不在心在脑……"，将本病明确归结于脑。"……小儿无记性者，脑髓未满，高年无记性者，脑髓渐空"，发展形成了脑髓学说。

现代医家发展了中医对血管性痴呆病因病机的认识，多数学者认为年高肾精衰枯、七情、劳倦、饮食所伤，心肝脾肾功能失调，气血不足，痰浊、瘀血内停，神明被扰，机窍被蒙为痴呆发生的主要病因病理。其中一些学者强调肝脾肾虚、痰瘀阻窍，或认为气滞血瘀、气虚血瘀及痰瘀内阻为血管性痴呆发病中的关键因素。还有一些学者则主张气虚精亏、风火痰瘀为血管性痴呆主要病理因素。王永炎等以血管内皮损伤为病理基础，提出了"毒损脑络"学说，深化了中医对血管性痴呆病机的认识。

二、明辨病机

在长期的临床实践中，李长生教授认为血管性痴呆继发于脑病之后，与脑病密切相关。根据其临床表现，认为血管性痴呆的发生不外乎虚、痰、瘀三端。

1. 肾髓亏虚为血管性痴呆之本　李长生教授主张脑主神明，认为脑为精明之府，具有精神意识思维感觉功能。脑神有赖于气血之濡养才能维持正常思维活动，而气血之充盛赖于五脏调达。肾为水火之宅，内寓元阴元阳，是人体一身阴阳之根本，它是人体正常精神意识的基础，也是五脏赖以濡养的源泉。肾精充盛，则阴平阳秘，五脏调和，其所生之气血上荣于脑，则耳聪目明，思维敏捷；若肾精亏虚导致五脏虚损，不能化生运行气血，气血不能上荣，脑髓失养，神明失用，可发为痴呆。可谓脑为神之主，肾为神之根。《灵枢·海论》云："脑为髓之海"，而肾为先天之本，藏精生髓上输于脑。因此，髓海的充盈有赖于肾精充盛。若肾精亏虚不能生髓，髓海不足，神机失用可致痴呆，正如清代王清任在《医林改错·脑髓说》中云："年高无记性者，脑髓渐空；年高肾虚，髓海空虚，发为呆病。"《医学心悟》亦曰："肾主智，肾虚则智不足。"《医方集解·补养之剂》进一步解释说："人之精与志皆藏于肾，肾精不足则志气衰，不能上通于心，故迷惑善忘也。"因此，只有肾精充足，脑髓充盈，脑的生理功能才能得以正常发挥。由此可见，肾髓亏虚为血管性痴呆之根本。

2. 瘀血阻络为血管性痴呆之标　血运行周身，以通为用。《景岳全书》中说："血者，精之属也……盖其源源而来，生化于脾，总统于心，藏受于肝，宣布于肺，施泄于肾。"人至老年，肾精渐亏，五脏渐衰，则脾虚生化乏源，血虚而瘀；心推动乏力，脉中之血凝而留滞；肝主藏血，是谓血海，肝血不足，木失调达，气机郁遏，血脉不畅；肺气虚衰，不能朝百脉，主治节，血失敷布调和，气虚帅血无力，血行瘀滞而生瘀血。瘀血阻于脑络，脑失所养，神明失用，灵机呆钝而发为痴呆。故王清任有"凡有瘀血也令人善忘"之说。瘀血既成，不但可以蒙蔽脑窍，而且能够阻滞气机，则血瘀更甚，加重气血循行不利，使气血不能上达，脑气不能与脏气相接，日久则精髓渐枯，故病情呈进行性加重。由此可见，瘀血既是病理产物，又是主要致病因素，贯穿本病始终。

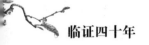

三、基本治法

补肾活血是血管性痴呆的基本治法 肾髓亏虚贯穿于血管性痴呆的整个病理过程，是其基本病机。根据"治病求本""虚则补之""精不足者，补之以味"（《素问·阴阳应象大论》）、"损其肾者益其精"（《难经·十四难》）等治疗原则，当以补肾为治疗本病之基本治法。肾精充足，脑髓充盈则神得其养，脑主神明功能正常，故智慧生生不息，痴呆症状得以改善。瘀血阻络为其标，则活血通络治之。《素问·阴阳应象大论》谓："审其阴阳，以别柔刚，定其气血，各守其乡，血实宜决之。"瘀血祛，脑脉通，则脑得血养，神明得用，故本病症状得以改善。"精者，血之精微所成"（《读医随笔·气血精神论》）。血液流于肾中，与肾精化合而成为肾所藏之精。由于血能生精，血旺则精充，血亏则精衰。故旧血不去，则新血断然不生，而新血不生，则肾精亦难补。补肾精、益脑髓和活血通络在本病的治疗中均有重要的意义。又据"气行则血行，气滞则血瘀"，故在活血同时注重补气理气药的应用，以求气血畅达。张景岳说："善补阴者，必于阳中求阴，则阴得阳生而泉源不竭"。因此，填精之中佐以温阳，补命门之火，启发脑元之气，温火生精以补其髓，以壮其根，故本法阴生阳长，相互滋生。此外，"血得寒则凝，得温则行"，故补阳药的应用还可以促进血的流通。

四、辨证施治

根据血管性痴呆的病因病机，李长生教授确立了补肾填精益髓、活血化瘀通窍为其治法，并研制了首乌益智胶囊，治疗肾虚血瘀证，对临床所见的其他证型，则随证施治。

1. 肾虚血瘀证

（1）主症：智能低下，记忆减退，呆滞愚笨，耳鸣重听，眩晕健忘，怠惰嗜卧，腰膝酸软，舌质暗，舌苔薄白，舌下静脉瘀紫，脉沉细涩。

（2）治法：补肾填精，化瘀通窍。

（3）方药：首乌益智方（制首乌、生黄芪、益智仁、银杏叶、远志、水蛭、天麻、丹参、地龙、川芎）。

（4）方解：方中采用苦甘涩微温，阴不甚滞，阳不甚燥，得天地中和之气，专入肝肾的何首乌，补益肝肾、益精生髓为君药。《本草纲目》曰："此物气温味苦涩，苦补肾，温补肝，涩能收敛精气所以能养血益肝、固精益肾、健筋骨、乌须发，为滋补良药。"益智仁辛温醒脾益胃，使脾气升，胃气降。运化功能重建，使血脉充，精髓生。正如南宋杨士瀛《仁斋直指方》"此为温煦以助阳和而斡旋大气，则能进食"。本方辅以益智仁补肾阳，温肾经，收敛固精，助君药补肾益精填髓。黄芪功专补气升阳，为补脾益气之良药，对脾气虚弱、运化失健、气虚血亏、血行不畅等均为首选药。天麻甘平入脾肾肝胆经。《本经》"……久服益气力、长阴肥健、轻身增年。"《日华子本草》"助阳气，补五劳七伤，通血脉开窍。"助何首乌补益肝肾，生精填髓。三药合用，脾肾同治，精血双补为臣药，而且益智，辛温助阳。《本草纲目》曰："益智行阳退阴之药也，三焦、命门气弱者宜之。"黄芪补气升阳，《药品化义》曰："黄芪，性温能升阳。"二药与滋补、养血、益精药首乌、天麻配伍含"阳中求阴""阴中求阳"之意。丹参味苦，性微寒，活血祛瘀，养血安神。《本草正义》丹参专入血分，其功在于活血行血。内之达脏腑而化瘀滞……外之利关节而通脉络，与臣药益智仁、黄芪相配加强行气活血功能，正如《本草正义》指出："详核古人主治，无一非宣通运行之效，而其所以能运行者，则必有温和之气，方能鼓荡之、振动之……水蛭，咸苦平，破血逐瘀通络。"《本草汇言》曰："水蛭逐恶血、瘀血之药也"。《本草经百种录》曰："水蛭最善食人之血，而性又迟缓善入，迟缓则生血不伤，善入则坚积易破，借其力以攻积久之滞，自有利而无害也。"所以水蛭特点是专入血分而药力迟缓，其入血分则长于逐瘀，性迟缓而不伤正气。因此借其破瘀而不伤气血之功，剔除脑络新旧瘀血，使瘀除络通，祛杂致纯，脑窍复开。地龙味咸、性寒，入肝、脾、膀胱经，既有息风止痉、通络止痛，又能治气虚血滞、经络不利，与水蛭合用疏通血脉、驱逐脏腑经络之瘀血，祛瘀生新，上三味共为佐药，助君药养血益精，配温肾升阳之臣药生血载气、活血化瘀，以促化源助生精填髓。石菖蒲、银杏叶亦为佐药，石菖蒲芳香气胜，辛温行散之力较强，为行气通窍之佳品，既能芳香化湿、醒脾健胃，又能理气活血、化浊祛痰、启闭开窍。借黄芪益智补气升阳、温补肾阳之力，温肾暖脾之力大增，使脾能健运，胃能和降，后天化源充足，先天得以充养，共助君药益心智、聪耳目。银杏叶甘、苦、涩、平，据《食疗本草》记载银杏叶可用于心悸怔忡、肺虚咳喘等病症。近代用于痴呆有一定功效。川芎味辛性温，其气芳香走窜，能升能降，善于行散开郁，功擅通行血脉。金代张元素概括其功用特点"上行头目，下行血海"。《本草纲目·卷十四·川芎》称本品为"血中气药"。川芎在方中为使药，畅血中之元气。使气顺血活，助诸药发挥作用。

全方通补结合，补而不滞，诸药配合，滋补温养精血，通行血脉，共奏补肾填精、化瘀通窍之功能。

（5）加减：肝肾阴虚者加熟地黄、山萸肉等；脾肾阳虚者加淫羊藿、巴戟天、茯苓、山药等；痰浊阻窍者加半夏、茯苓、南星、陈皮等；气虚血瘀者加党参、白术等。

2. 瘀血阻窍

（1）主症：表情迟钝，言语不利，善忘易惊，行为古怪，伴肌肤甲错，口干不欲饮，多寐善忘，舌质暗红或有瘀点瘀斑，脉细涩。

（2）治法：活血化瘀，开窍醒脑。

（3）方药：通窍活血汤加减（川芎3g，赤芍3g，桃仁9g，红花9g，麝香0.15g等。煎时加鲜姜9g，老葱3段，红枣7枚）。

（4）方解：方中麝香辛香走窜，上行至头巅，活血化瘀，行血中之瘀滞，开经络之壅遏，以通经散结止痛，作为君药；桃仁、红花、赤芍、川芎，活血化瘀止痛，作为臣药；老葱、鲜姜辛温走散而上行，为佐药；红枣益气养血、黄酒活血上行，为使药。共行通窍活血之功。

（5）加减：久病气血不足，加熟地黄、当归、党参、黄芪补血益气；瘀血日久，血虚明显者，选加熟地黄、当归、鸡血藤、阿胶、鳖甲、蒸首乌、紫河车以滋阴养血；久病血瘀化热，致肝胃火逆，症见头痛、呕恶等，加钩藤、菊花、夏枯草、竹茹等清肝和胃之品。

3. 痰浊蒙窍

（1）主症：表情呆钝，智力衰退，或哭笑无常，喃喃自语，或终日无语，呆若木鸡，伴不思饮食、头昏重，痰多而黏，舌质暗淡，舌苔薄白或白腻，脉弦滑。

（2）治法：健脾化浊，豁痰开窍。

（3）方药：洗心汤（党参，甘草，陈皮，半夏，附子，茯神，炒酸枣仁，神曲）。

（4）方解：方中党参、甘草补中益气，半夏、陈皮健脾化痰，附子协君药党参、甘草以助阳气，使脾气健旺，痰浊可除，茯神、酸枣仁宁心安神，神曲和胃。

（5）加减：本方中健脾与豁痰并重，并加用养心安神之品。脾虚明显者重用党参，选加黄芪、山药、茯苓、白术、麦芽、砂仁等健脾益气药物。头昏重者加石菖蒲、益智仁，并可配胆南星、白豆蔻等豁痰理气药物。

第二节　治疗心血管疾病临证经验

冠心病

冠状动脉粥样硬化性心脏病指冠状动脉发生粥样硬化，使血管腔狭窄或闭塞，导致心肌缺血缺氧或坏死而引起的心脏病，简称冠心病。冠心病是中老年人的常见病、多发病，部分患者可无临床症状，有症状者主要表现为胸闷、胸痛、心悸、呼吸困难等。冠心病患者应长期服药治疗。冠心病是动脉粥样硬化导致器官病变的最常见类型，近年来发病呈年轻化趋势，已成为威胁人类健康的主要疾病之一。冠心病属于中医"胸痹""胸痹心痛""真心痛"的范畴。李长生教授从医40余载，擅长治疗心脑血管疾病。李长生教授认为冠心病病机以气虚阴虚为本，痰浊、血瘀为标，久病入络是冠心病的最终病变，治以益气养阴、化痰活血、宣痹通阳、通络止痛加减治疗，活血化瘀贯穿始终，临床疗效显著。

一、历代医家对冠心病的认识

首先提出胸痹病名者，当推《黄帝内经》一书。《灵枢·本脏》曰："肺大则多饮，善病胸痹喉痹逆气"；《素问·标本病传论》有"心病先心痛"之谓；张仲景在《金匮要略·胸痹心痛短气病脉证治第九》中明确提出了胸痹病名，较系统地阐述了胸痹的病因病机与证候。

《内经》认为风寒湿燥热诸淫所胜，皆能病心痛，并提出本病与寒邪、热邪内犯心脉有很大关系。如《素问·至真要大论》云："太阳之胜，寒厥入胃，则内生心痛"；《素问·刺热》云："心热病者，先不乐，数日乃热，热争则卒心痛。"病机方面，《内经》认为经脉闭阻，血行不畅，寒凝、气滞、血瘀、痰饮阻痹胸中，是胸痹病机之关键。《素问·举痛论》云："经脉流行不止，环周不休。寒气入经而稽迟，泣而不行。客于脉外则血少，客于脉中则气不通。故卒然而痛。"《金匮要略》将本病的病因病机归纳为阳微阴弦，即上焦阳气不足，下焦阴寒气盛，乃本虚标实之

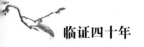

证，如书中云："责其极虚也，今阳虚知在上焦，所以胸痹心痛，以其阴弦故也。"《症因脉治》曰："胸痹之因，饮食不节，饥饱损伤，痰凝血滞，中焦混浊，则闭食闷痛之症作矣。"《杂病源流犀烛·心病源流》曰："总之七情之由作心痛，七情失调可致气血耗逆，心脉失畅，痹阻不通而发心痛"；《景岳全书》曰："然必以积劳积损及忧思不遂者，乃有此病。"

通过研究历代胸痹文献发现，胸痹发病多由外感风寒暑火，内伤情志、饮食、劳逸等因素，形成寒凝、气滞、痰饮或瘀血，导致气滞血瘀，痰浊闭阻，阴寒内结，痰瘀互结，终致胸阳失运、心脉痹阻而发生。总以气虚血瘀、本虚标实为临床重要特征。标实常见有阴寒内结，痰浊闭阻，痰热蕴结，血瘀气滞，痰瘀交阻；本虚常见有心气不足，气阴两虚，心肾阴虚，心阳亏虚，气虚阳脱等。

二、李长生教授对冠心病病因病机的认识

李长生教授认为胸痹之病机总属本虚标实，心脉痹阻、不通则痛为其总的病机。缓解期多以本虚为主，气血阴阳俱虚是胸痹的发病根本，临床上气阴两虚更为多见；发作期以标实为主，气滞、血瘀、寒凝、痰浊、水饮等，临床以血瘀、痰浊为突出，其发病机制以气虚阴虚为本，痰浊、血瘀痹阻胸中为标，久病入络是其最终病变。

1. 气阴两虚　李教授认为胸痹患者临床多见气阴两虚证型。首先，冠心病患者多于40岁以上发病，《内经》曰："年四十而阴气自半"，年高肝肾亏虚，气阴两虚。其次，冠心病患者多合并高血压、糖尿病等老年慢性疾病，病程较长，耗伤气阴。加之现代社会节奏快、压力高，精神高度紧张，多忧虑，易伤心血、肝血、脾精，暗耗阴津气血，气阴亏虚发病起源。

2. 痰瘀互结　气为血之帅，气虚则无力推动血行，血液运行不畅而为血瘀；气虚不能助脾运化水液，而变生痰饮；阴虚则如无水舟停，血行不畅，心脉痹阻；阴虚而致火旺，炼津为痰；痰瘀互结，痹阻心脉，不通则痛，故而发为胸痹。痰浊和瘀血既是病理产物，又是重要的致病因素，两者相互影响，痰凝则血瘀，血瘀则挟痰滞，痰瘀互结胸中，心脉不通，故而引起本病。

3. 阳微阴弦　《金匮要略·胸痹心痛短气病脉证治第九》系统阐述了胸痹的病因病机和证候，"阳微阴弦，即胸痹而痛……"由此可见，胸痹心痛是因为胸中阳虚，下焦痰浊寒饮等阴邪上乘阳位，互结于胸中，阻塞气机，不通则痛所导致。

4. 络脉不畅　叶天士《临证指南医案》谓："初为气结在经，久则血伤入

络""痛久入血络，胸痹而痛"。李教授认为，络脉是运行气血的通路，络以通为用，邪客心络日久，由气及血、由经入络，伤及血络，导致心络瘀阻而发胸痹心痛。

三、李长生教授辨证治疗经验

1. 益气养阴贯彻始终　该法适用于气阴两虚型胸痹心痛病，临床多表现为心胸隐痛，时作时休，气短乏力，心悸，遇劳加重，口咽干，五心烦热，易出汗，舌淡红苔薄白，脉细或数。李长生教授临证用药，遵从治病求本，多以益气养阴为本，扶正祛邪，以绝邪生之源。方药以生脉散加减。方中以人参为君药，大补元气以复脉固脱，补肺气，肺气足则百脉不息。健脾气，脾气足则能统血液，补心气，心气足则血液才能环形无端。麦冬为臣药，善补心气，并能润肺滋阴、益胃生津。人参得麦冬则益气养阴之功益彰；五味子为臣药，味酸，性温，归肺心肾经，敛肺、滋肾、养心，和人参、麦冬组成名方生脉散，益气养阴为主，治疗气阴两虚型胸痹患者效果很好。三者配伍，一补一清一敛，共奏益气生津、敛阴之效，使气复津生，脉得气复。

2. 化痰活血　李长生教授认为胸痹发作期多以痰瘀阻络为主，临床多表现为胸闷痛或刺痛，痰多气短，肢体沉重，纳呆便溏，舌质淡暗，舌下静脉迂曲，苔厚腻，脉细涩，根据这一主要病机，立方选药，兼顾祛痰与活血，祛痰利于血行，活血助于祛痰，直中病机。故确立了健脾祛痰、化瘀通络的治疗原则。临床针对此类证型擅用化瘀通脉方＋冠心2号方加减治疗，取得了较好的临床疗效。

（1）化瘀通脉方：由李教授创制，已获国家发明专利及院内制剂批号。方药组成：党参、丹参、黄连、川芎、山楂、天麻、薏苡仁、郁金、莪术、天麻、海藻。方中丹参味苦，性微寒，功擅活血祛瘀，为治瘀血阻滞之要药，其活血祛瘀作用，性较为平和，祛瘀而不伤正，生化之机未损，则新血自生。党参甘平，健脾益气，生津养血，脾气健旺，则生痰无源。丹参活血化瘀，党参益气健脾，共为君药，两者又称二参丹，共奏活血养心、化瘀通脉、益气健脾之功。黄连苦寒，清热燥湿、泻火解毒，与君药相配，既可防党参甘温壅滞、生热，又可阻断痰瘀互结脉中日久化热之弊端；莪术破血通瘀、推陈出新、消瘀通络；川芎、山楂活血行气、散瘀，上四味共为臣药，鼓舞气血、剔除湿毒、活血行气散瘀，助君药以清热活血化瘀。海藻咸寒，归肝肾经，功能消痰软坚、利水消肿，为祛痰要药；天麻甘平，归肝经，功效息风止痉，平抑肝阳，祛风通络，其配伍海藻、山楂等有祛风消痰作用，以防止风痰上扰，闭阻脉络；薏苡仁利湿浊、益脾气、除脉痹，湿浊得之则祛之有方，上三味共为佐药，祛

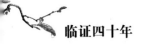

风消痰，健脾除湿、宣壅开闭、通窍除痹，与君药、臣药共奏活血化瘀、宣壅开闭、气足血通、血活气旺、疏通脉络作用。郁金疏郁滞、化痰瘀、宣壅开窍，《本草经疏》谓之入血分之气药，既可助它药之力，又可携诸药入血透络、通达气血，故为使药之用。诸药合用，标本兼治，正切中了胸痹心痛痰瘀互结的病机。

（2）冠心2号方：是治疗冠心病的有效方剂。该方是由已故著名中医临床家郭士魁先生所创制，1972年由阜外医院院长吴英恺为组长的北京地区防治冠心病协作组建立，10多家医院协作，数以千计的患者运用此方治疗，成效卓著，有效率达80%以上，是一首治疗冠心病的有效良方。冠心2号方由丹参、川芎、赤芍、红花、降香组成，以活血化瘀。

化瘀通脉颗粒配合冠心2号方治疗痰瘀互阻型冠心病，临床疗效显著。

3. 宣痹通阳　张仲景在《金匮要略》中提到"夫脉当取太过不及，阳微阴弦，即胸痹心痛，所以然者，责其极虚也，今阳虚知在上焦，所以胸痹、心痛者，以其阴弦故也"。李教授对于此类病证，临证善于运用瓜蒌薤白类方以宣痹通阳法，并以此作为治疗胸痹的基本法则，随证加减，临床疗效显著。根据胸痹病情之轻重缓急，临证多选用瓜蒌薤白半夏汤、瓜蒌薤白白酒汤、枳实薤白桂枝汤来加减应用，上述三个方子被后世医家称为"瓜蒌薤白剂"，各有侧重，同中有异，异中有同，总以宣痹通阳为治则，用于胸中阳气虚而不振，导致阴邪痹阻心脉者，治疗以宣通行阳、开痹降浊之法，不必用补，而使胸中阳气振奋、阴寒消、痹阻开，起到较好的临床疗效。

4. 通络止痛　关于通络的方法叶氏提到的有辛温通络、辛香通络、辛润通络及辛咸通络。李教授善用虫类药物通络，"取虫蚁迅速飞走诸灵，俾飞者升，走者降，血无凝著，气可宣通，与攻积除坚，徒入脏腑者有间"，临床擅用水蛭、地龙、全蝎、蜈蚣等。水蛭，咸苦平，破血逐瘀通络。《本草汇言》言："水蛭逐恶血、瘀血之药也。"《本草经百种录》言："水蛭最善食人之血，而性又迟缓善入，迟缓则生血不伤，善入则坚积易破，借其力以攻积久之滞，自有利而无害也。"所以水蛭特点是专入血分而药力迟缓，其入血分则长于逐瘀，性迟缓而不伤正气。因此借其破瘀而不伤气血之功，剔除脑络新旧瘀血，使瘀除络通，祛杂致纯，脑窍复开。地龙味咸、性寒，入肝、脾、膀胱经，既有息风止痉、通络止痛，又能治气虚血滞、经络不利，与水蛭合用疏通血脉、驱逐脏腑经络之瘀血，祛瘀生新。

5. 血瘀贯穿始终，活血化瘀尤其重要　李长生教授治疗冠心病非常重视活血化瘀法的应用，认为瘀血既是致病因素，又是一种病理产物，由于瘀血内阻引起的病变即为瘀血证。活血化瘀法属于中医治法中的消法，其立法依据是"坚而消之，结而散之"。狭义来讲，活血为促进血流速度，化瘀为化解瘀血，活血化瘀是使血脉畅通，瘀滞消散。广义来讲，活血化瘀为调和气血，扶正祛邪。结合临床表现，将瘀血证分为气虚血瘀证、血虚血瘀证、阳虚血瘀证、阴虚血瘀证、热郁血瘀证、气滞血瘀证、痰湿血瘀证、腑实血瘀证等八型。将活血化瘀药物分为和血、活血、破血三类。和血类药物有养血、调和血脉作用，如当归、丹参、丹皮、生地、赤芍、鸡血藤等；活血类药物有活血、行血通瘀作用，如川芎、蒲黄、红花、刘寄奴、五灵脂、三七、穿山甲、苏木、海风藤、牛膝、马鞭草、鬼箭羽、紫薇、王不留行等；破血类药物为破血消瘀作用峻猛的药物，如大黄、水蛭、蛴螬、三棱、莪术等。活血化瘀药物的现代药理作用主要包括以下几方面：改善毛细血管的通透性、调节血流分布、改善血液理化性质、降低血液的黏滞性、抑制结缔组织的代谢、调整内脏平滑肌、改善机体代谢失调、增强吞噬细胞的吞噬能力、对免疫功能有双向调节能力、具有一定的抗感染作用。强调应用活血化瘀药物必须注意以下诸项：必须有血瘀证的表现或微观证据，否则不可滥用；充分掌握药物性能以适应病机；掌握疾病的病理变化规律，把握正确时机；重在辨证论治并注意兼证，辨证配伍其他药物；用量不宜过大，久服有损耗气血、伤及脾胃之弊；气血两虚、体质羸弱、失血、脾胃虚弱者慎用。

李教授在临床中发现，冠心病患者的上述五个病机及证候因素都不是单一出现的，多相互交叉合并出现，虚实夹杂，临证时需根据望闻问切四诊合参，辨证论治，通补兼施，方能凸显疗效。

四、小结

李长生教授认为冠心病病机以气虚阴虚为本，痰浊、血瘀为标，久病入络是冠心病的最终病变，治以益气养阴、化痰活血、宣痹通阳、通络止痛加减治疗。当然，冠心病患者的上述四个病机及证候因素都不是单一出现的，多相互交叉合并出现，虚实夹杂，临证时需根据望闻问切四诊合参，辨证论治，通补兼施，方能凸显疗效。

心律失常

心律失常是指心脏冲动的频率、节律、起源部位、传导速度或激动次序的异常，

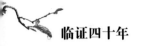

是临床上最常见的一类心血管疾病，既可单独出现，也可伴随其他疾病出现。

中医药在治疗心律失常方面有着丰富的经验。传统医学并无心律失常病名，根据其临床表现，属于中医"心悸"等病证范畴。心悸是指患者自觉心中跳动，惊惕不安，甚则不能自主的一种病证。临床一般呈发作性，每因情绪波动或劳累过度而发作，且常伴胸闷、气短、失眠、健忘、眩晕、耳鸣等症。《内经》对心悸的病因病机有基本的认识，如《素问·平人气象论》云："乳之下其动应衣，宗气泄也。"指出宗气外泄是其致病原因。《素问·三部九候论》曰："形气相得者生，参伍不调者病，三部九候皆相失者死。"《素问·平人气象论》载："脉绝不至曰死，乍疏乍数曰死。"描述的脉象相当于现代医学的心律失常，并且认识到心悸发作时脉律异常的程度与疾病的预后相关。汉代《伤寒杂病论》始有"心下悸""心中悸""惊悸"等病名，依据条文记载及以方测证，其病因有虚劳、外邪、水饮、惊恐等致病因素，并记载了有关脉律不齐之结、代、促脉的区别，并用桂枝加桂汤、炙甘草汤等治疗。《丹溪心法》云："惊悸者血虚，惊悸有时""怔忡者血虚，怔忡无时，血少者多，有思虑便动属虚；时作时止者，痰因火动"。指出心悸责之于血虚与痰浊。《景岳全书》曰："怔忡之病……此证惟阴虚劳损之人乃有之，盖阴虚于下，则宗气无根，而气不归源，所以在上则浮撼于胸臆，在下则振动于脐旁，虚微者动亦微，虚甚者动亦甚。"认为怔忡病因是由于阴虚所致。《医林改错》论述了瘀血内阻导致心悸怔忡，用血府逐瘀汤治疗心悸每多奏效。

山东省千佛山医院李长生教授是全国第五批、第六批、第七批老中医药专家学术经验继承指导老师，从医50载，经验丰富，在长期临床实践中，总结出心律失常常见证型及治疗原则，基于上述思想，李教授认为心律失常病机主要以心气、心阳、心阴、心血虚为本，气滞、血、痰热为标，致心神失养，心主不安，和（或）阻滞心脉，扰乱心神。

一、病因病机分析

1. 气血阴阳是根本　心主血脉，藏神，气血阴阳是人体进行生理活动的物质基础。目前人们多思虑过度，作息不规律，阴津暗耗，长期积累，导致心阴、心阳受损，或年老久病之人气血阴阳亏虚，每遇七情、六淫、饮食、劳倦等病因侵袭则气血运行失度，心中悸动不能自主。正如《长沙方歌括》言："无阳以宣其气，更无阴以养其心，此脉结代、心动悸所由来也。"心阴、心阳亏虚，心血耗损，则心主血脉的生理功能不能正常进行，心神失养。

2. 痰饮、血瘀是邪实，虚实夹杂　心律失常日久或反复发作，气血阴阳失衡，易受病邪侵袭，邪气胶结于心脉，虚实夹杂。虚证可因虚致实，气血阴阳亏虚导致痰饮、血瘀由内而生，心气不足则血行不畅，久致血瘀，引发心律失常；阴虚可化火生痰；气虚、阳虚则水液运化失常，内生痰饮，扰动心神；嗜食肥甘厚味，蕴生痰热，上扰心神；外感风寒湿热，内侵于心，耗伤气阴。实证日久，邪气伤正，可见气血阴阳虚损。临床上以气阴两虚，兼有痰饮、血瘀、郁证较为多见。病机为内有气血阴阳失衡，外有邪气侵袭，每遇饮食、劳倦、七情等因素干扰，心神动摇。

二、辨证论治

1. 气阴两虚证　以心悸心慌、疲乏无力、咽干口燥、五心烦热、舌红、少苔、脉细为辨证要点，方选生脉散加减，基本方：党参30g，麦冬15g，五味子6g。生脉散是治疗气阴两虚证代表方剂，《医方集解》注曰："人参甘温，大补肺气为君；麦冬止汗，润肺滋水，清心泻热为臣；五味酸温，敛肺生津，收耗散之气为佐。盖心主脉，肺朝百脉，补肺清心，则元气充而脉复，故曰生脉也。"

临床加减治疗：若舌质裂纹明显、少津时，去党参，加太子参30g、黄精20g以益气养阴；口干、咽干、大便干燥者，加生白术30g、当归20g、白芍20g、女贞子20g以增液润燥、润肠通便；疲乏明显者，加黄芪30g补益心气；若失眠严重，加首乌藤30g；盗汗重者，加浮小麦40g、牡蛎30g敛阴止汗；心烦、手足心热、两目干涩者，加知母10g、川芎10g、甘草5g，蕴酸枣仁汤养血安神、清热除烦。心脾两虚时，合归脾汤加减；阴虚火旺时，合天王补心丹加减。

2. 阴阳两虚证　以心悸心慌、胸闷气短、怕冷、五心烦热、脉结代为辨证要点，方选炙甘草汤加减，基本方：生地黄24g，阿胶10g，麦冬15g，火麻仁10g，党参30g，桂枝12g，炙甘草12g。炙甘草汤源自《伤寒论》治"心动悸，脉结代"代表方，具有益气养阴、通阳复脉之功，是一首治疗心律失常的经典方剂。《医寄伏阴论》谓："本方亦名复脉汤，为滋阴之祖方也。其功固在地黄、麦冬、人参、甘草等一派甘寒纯静之品，而其妙全在姜、桂、白酒耳……使诸药不得姜、桂、白酒动荡其间，不能通行内外，补营阴而益卫阳，则津液无以复生，枯槁无以复润，所谓阳以相阴，阴以含阳，阳生于阴，柔生于刚，刚柔相济，则营卫和谐。"

炙甘草汤应用关键点：①本方剂量要到位：本方剂量之大，是临床不多见的，

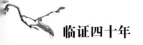

尤其生地、甘草、桂枝更应大剂量。李教授认为生地用到24g以上，炙甘草也要12g以上，桂枝12g以上。②阴性药物与阳性药物的比例：原方中阴性药物用量重，如生地黄（一斤）、麦冬（半升）、阿胶（二两）、麻仁（半升）、大枣（30枚）；而阳性药物用量轻，如人参（二两）、生姜（三两）、桂枝（三两）、炙甘草（四两）、清酒。阴性药物与阳性药物用量之比为7：3，七分阴性药物，三分阳性药物，阴性药物为体，阳性药物为用。但大剂量的生地黄会引起腹泻，临床需注意。

临床加减治疗：若下肢水肿、少尿，则心阳不振，水饮凌心，则加苓桂术甘汤振奋心阳、化气利水；若四肢冰凉、心悸、动则尤甚者，加桂枝甘草龙骨牡蛎汤温补心阳、安神定悸；胸闷胸痛者，加瓜蒌15g、薤白15g通阳散结、宽胸行气；疲乏无力、舌暗、舌下脉络迂曲、脉细涩者，加黄芪30g、当归15g、川芎10g。

3. 痰热内扰证　主要以心悸心慌、心烦、失眠多梦、怕热、苔黄腻、脉滑数为辨证要点，方选黄连温胆汤加减，基本方：黄连9g，半夏9g，陈皮10g，茯苓20g，枳实12g，竹茹10g。黄连温胆汤乃温胆汤去生姜、加黄连组成，具有清热燥湿、理气化痰、和胃利胆功效。《医学入门·万病衡要·健忘怔忡悸怔》有"若惊悸有痰迷心窍者，有痰因火动，时作时止者治之当用温胆汤、二陈汤加黄连……"方中半夏燥湿化痰，竹茹清热化痰、除烦，气行则痰化，佐以枳实、陈皮理气化痰，与半夏相配，则气顺痰消，气滞得畅，胆胃得和；脾能化湿，茯苓益气健脾渗湿，杜绝生痰之源，且有宁心安神之效。全方共奏理气化痰、清胆和胃之效。

加减治疗：若大便稀，改枳实为枳壳12g；苔厚黄腻，加酒大黄3～6g清热利湿；口苦明显者，加黄芩10g，蕴芩连温胆汤清热利胆；舌边尖红、心烦明显者，加莲子心20g清心安神；心烦、易紧张、身体困重、小便不利者，合柴胡加龙骨牡蛎汤加减以解少阳、利三焦、调肝胆、镇肝魂、安心神。

4. 气滞血瘀证　以心悸心慌、胸胀闷、胸痛、舌暗、舌下脉络迂曲、脉弦涩为辨证要点，方选血府逐瘀汤合冠心2号方加减。血府逐瘀汤基本方：桃仁10g，红花6g，赤芍10g，川芎12g，当归10g，生地黄15g，柴胡10g，牛膝15g，枳壳20g，桔梗10g，甘草5g。血府逐瘀汤源自《医林改错》，方以桃红四物汤为主，养血活血、破结散瘀，加柴胡、桔梗升达清阳，枳壳降引浊阴，一升一降，调理气机，使气行则血行，通则不痛，更用甘草调和诸药。全方活血化瘀、理气止痛。李教授在应用此方时，一般去桃仁、红花，加地龙10g，因地龙属虫类药，性善走窜，长于通行经络。冠心2号方：该方是由已故著名临床中医学家郭士魁先生所创制，由丹参、川芎、赤芍、红花、降香组成，以活血化瘀，是一首治疗瘀血内阻型心脏疾患的有效良方。

加减治疗：若疼痛较重，加延胡索15g，《本草便读》谓"延胡索……肝家血分药也，能行血活血，而又能理血中气滞，故一切气血阻滞作痛者，皆可用之"；便秘者，改当归为20g，枳壳易枳实12g以通便；腰腿痛者，改牛膝为30g，加杜仲15g、菟丝子15g补肾活血；腹部、两胁胀痛者，加木香10g，郁金15g、金钱草30g疏理肝胆之气；神疲、气短、脉细者，加黄芪30g、党参30g以益气活血。

三、注重安神

神对形起主导作用，可以影响气血的运行，对神的调治是治疗疾病的要点。《灵枢·九针十二原》篇中曰："粗守形，上守神"，想要获得有效的治疗，往往需要关注患者心神与气的运行状态。能够把握患者的心神，使患者心神清明则可望向愈，反之，则患者性命堪忧，《素问·移精变气论》及《素问·本病论》就讲道："得神者昌，失神者亡。"

李长生教授在治疗心律失常所致的心悸时特别注意对患者的精神心理进行调治，既不吝关怀的话语对患者进行疏导，还会运用具有安神效果的中草药调理患者的身心状态。常用的药物主要有五类，重镇潜阳安神类：常用琥珀、磁石、珍珠母、珍珠粉、生龙骨和生牡蛎等。养血宁心安神类：常用夜交藤、酸枣仁和柏子仁等。敛阴固涩安神类：常用五味子、莲子肉等。祛痰益智安神类：常用远志等。疏肝解郁安神类：常用合欢皮等。现代药理研究证实，这些药物具有抗惊厥、抗焦虑、抗抑郁和促进睡眠等作用，部分药物还具有抗心律失常的作用。

四、现代药理研究加减用药

李长生教授多年的临床经验发现很多单味中药具有较好的抗心律失常作用，且经现代药理学证实具有抗心律失常作用，目前研究较多的有苦参、黄连、甘松、炙甘草、青蒿、常山、黄芪、人参、麻黄等。如苦参，味苦性寒，有清热燥湿、杀虫利尿之功，苦参汤内服可抗心律失常，现代药理研究证实苦参具有奎尼丁样功能，对各型快速性心律失常均有较好的疗效。李教授临证在辨证基础上，擅加甘松、苦参、黄连、桑寄生等现代药理研究证实具有抗心律失常作用的药物，临床效果明显。

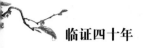

五、缓慢性心律失常

缓慢性心律失常是一种发病机制尚未完全明确且缺乏有效药物治疗的临床常见心血管疾病，其特征为心率减慢、有效心搏数低于60次/分。通常包括窦性心动过缓、病态窦房结综合征、房室传导阻滞等，临床上以胸闷气短、头晕头痛、肢体困乏等为主要临床表现。该病缠绵日久，反复发作，严重者出现晕厥、休克，甚至心搏骤停而危及生命。如未给予积极治疗，可并发心肌炎、心力衰竭、呼吸衰竭及急性心肌梗死等并发症。

查阅中医古典医籍，尚未记载缓慢性心律失常这一病名，医家们根据患者胸闷气短、头晕头痛、肢体困乏等临床症状及迟脉、缓脉、代脉等脉象特征将其归属于"心悸""怔忡""迟脉证"等范畴。"心悸"作为中医学术语出于《金匮要略》，医圣张仲景于《金匮要略》有"心动悸""心中悸""心下悸""惊悸"等记载，认为惊扰、水饮、虚劳为主要病因，并且阐述了心悸时所表现出来的脉象特征。宋代《太平圣惠方》将"惊悸""怔忡"并论。《丹溪心法·心悸怔忡》曰："惊悸者血虚，惊悸有时""怔忡者血虚，怔忡无时，血少者多，有思虑变动属虚，时作时止者，痰因火动"。认为其发病责于虚与痰。清代医家王清任在《医林改错》一书中，阐述了瘀血的病因病机、诊断及治疗，认为瘀血阻络导致心悸怔忡，运用血府逐瘀汤治疗该病每多获效。

李长生教授根据多年临床经验积累及实践摸索，认为心肾脾三阳俱虚为缓慢性心律失常的发病之根本，痰瘀交织、浊毒互结为致病之标；该病发作期病机多以邪实为主，缓解期多以本虚标实为主；本虚标实，脏虚络滞损伤留伏心经络脉为主要发病特点。

发作期以标实为主。表现为痰瘀交织，浊毒互结。该病患者临床多表现为心悸不安，胸闷不舒，心痛时作，头晕头痛等。外邪内侵或浊毒伤正导致脏腑功能失调，脾胃虚弱，气血乏源，宗气不行，血脉凝留，故患者出现心悸不安；饮食不节致脾失健运，痰浊内生，痰浊与瘀血皆为阴邪，痰借血体，血借痰凝，相互影响，易阻滞心脉，致使心络痹阻不通，加之情志失调，肝失疏泄导致气机失调，心脉失畅，心失所养，故胸闷不舒，心痛时作；痰瘀交织，脉道易滞易瘀，气血无以上荣脑窍，故头晕头痛。

缓解期以本虚为主。缓解期多为阳虚瘀阻，以心脾肾三阳虚为本，兼有瘀血阻络。患者临床表现多为胸闷气短，腰膝冷痛，畏寒肢冷，或神疲乏力，头晕黑蒙，肢体水肿等。李教授指出肾阳虚多为主因，心阳受肾阳之真火温煦，方能体现心主血脉、运血行的生理特性。肾居下焦，为阳气之根，肾阳不足，阴寒盛于下，机体失于温煦，故畏寒肢冷；腰为肾之府，无以温养，故腰膝冷痛；心阳根于肾阳，肾阳不足则心阳不振，心阳虚衰，心神无以温养，故心中悸动不安；心为火脏，火不暖脾，致脾阳衰微，脾失健运，生化之源不足，气血阴阳亏虚，故见神疲乏力；津液输布失常，水液停聚而生痰成饮，则见头晕黑蒙；水湿溢于肌肤，则肢体水肿。所以，心肾脾阳气的盛衰将会影响心率的快慢、脉象的虚实及气血的充盈。此外，本病缠绵难愈，耗气伤血，久病入络，导致瘀血阻络。

临证遵崇辨证求因、审因论治的原则组方，故以温阳补肾、化痰活血通脉之法治疗本病，方用麻黄附子细辛汤合化瘀通脉汤加减治疗，取得良效。

六、小结

临床上，心律失常症状以心悸心慌、胸闷、气短、失眠为主，李教授将其病机总结为虚、痰、热、气滞、血瘀，据此分气阴两虚、阴阳两虚、痰热内扰、气滞血瘀4个证型加以论治，法以补虚为主，兼宁心安神、清热化痰、活血化瘀、疏理气机，其方分别选生脉散、炙甘草汤、黄连温胆汤、血府逐瘀汤加减，临床获得满意疗效。

高血压

高血压是一种以体循环收缩期和（或）舒张期血压持续升高为主要特点，伴或者不伴有相关靶器官（心、脑、肾等）损害的一种全身性疾病。目前，高血压的发病率逐年上升且趋于年轻化，已成为我国心脑血管疾病的主要危险因素。根据患者临床症状，本病属于中医学"眩晕""头痛"范畴。高血压发病机制目前尚未完全明确，西医治疗以控制血压、保护靶器官为主要原则，但西药降压常伴有较多不良反应，而中医治疗高血压具有独特优势，通过中医辨证理论实施个体化治疗，能达到更好的临床效果。

李长生教授基于多年临床实践，结合对高血压的客观认识，临证注重辨证与辨

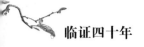

病相结合、中医传统理论与现代医学理论相结合，在中医药降压方面积累了大量宝贵经验。李教授认为高血压病机属本虚标实，大多因肝肾亏虚、水不涵木、肝阳上亢所致，其中兼有痰湿内阻、气滞血瘀、气血亏虚清阳不升者亦不少，瘀血贯穿高血压病始终。在治疗上，李教授在西药治疗的基础上，以滋补肝肾、平肝潜阳为法，重视健脾化湿祛痰浊、理气活血、气血双补升达清阳，并灵活运用虫类药在改善患者头晕、头痛等症状方面疗效显著。现将李教授治疗高血压病的理论及临床经验归纳总结如下。

一、勤求古训、追本溯源

中医学中无"高血压"病名的记载，高血压属中医"眩晕"范畴。《素问·至真要大论》曰："诸风掉眩，皆属于肝。"《灵枢·卫气》提出"上虚则眩。"金元四大家对本病见解独到，其中刘河间认为眩晕多由风、火二因所致；李东垣认为眩晕病机为脾胃虚弱，清阳不升；元代朱震亨指出："头眩，……无痰不作眩。"张子和应用瓜蒂散破痰实，辨证论治胸中有痰实之眩。《景岳全书·眩晕》中说："头眩虽属上虚，然不能无涉于下。盖上虚者，阳中之阳虚也；下虚者，阴中之阳虚也。"《仁斋直指方》云："瘀滞不行，皆能眩晕。"汪机《医读》曰："瘀血停蓄，上冲作逆，亦作眩晕。"虞抟认为"血瘀致眩"。近代张山雷、张锡纯等医家在总结前人基础上，开创眩晕症分肝阳上亢、肝肾阴虚、气血上冲等多个证型，并据此提出理法方药。由此可见，高血压病机分为虚实两端，虚者以气血阴阳亏虚为本；实者以风、火、痰、瘀等为标。病位在肝肾，涉及心、脾等脏器。

二、对高血压病因病机的认识

李长生教授认为高血压病机属本虚标实，大多因肝肾亏虚、水不涵木、肝阳上亢所致，其中兼有痰湿内阻、气滞血瘀、气血亏虚清阳不升者亦不少，瘀血贯穿高血压病始终。本病病位在于肝，与心、脾、肾的关系比较密切，病症反应在脑，属本虚标实之证。

1. 肝肾阴虚、肝阳上亢　《素问·阴阳应象大论》云："年四十，而阴气自半也，起居衰矣。"《素问·上古天真论》云："……八八，天癸竭，精少，肾脏衰，形体皆极……"年老者大多肾精不足，乙癸同源，水不涵木，致肝肾阴虚。《临证指南医案·肝风》云："肝为风木之脏，因有相火内寄，体阴用阳，其性刚，主动主升，全赖肾水以涵之，血液以濡之……中宫敦阜之土气以培之，则刚劲之质得为柔和之体，遂其条达畅茂之性，何病之有？"肾水不足，不能涵养肝木，肝木失和，风自肝起，脏腑之气化皆上升太过，而血之上注于脑，而致该病发生、进展，甚至出现变证、坏证。若肝肾阴亏虚，水不涵木，肝木失养，以致肝阴不足、肝阳上亢、虚风内动发为眩晕。

2．痰湿内阻　脾主运化水湿，又为生痰之源，若饮食不节，损伤脾胃，脾胃受损，水液不运，聚湿生痰，痰湿中阻，浊阴不降，导致血压升高，是为"无痰不作眩"。痰饮亦是高血压的重要病理因素。《万病回春》载："大凡头眩者，痰也。"脾胃乃气血生化之源，是为后天之本，脾主升清，主运化水谷精微，临床上遇患者在肝阳上亢的基础上，脾胃虚弱，清气不升，运化无力，聚湿生痰，痰湿积聚，阻滞中焦，清阳不升，致眩晕加重。临床部分高血压患者病程较长，因长久服药损伤脾胃。故脾气不足、痰湿内蕴是高血压的重要病机之一。

3．气滞血瘀　李教授认为情绪异常，如紧张、焦虑、愤怒等，可致气机不畅，气机郁滞，日久导致血液运行不畅，瘀血阻滞，耗伤肝阴，阴津不能上荣头目，或气机逆乱，肝阳上亢，肝风上扰清窍，主张从情志入手调肝治疗高血压。邓铁涛教授也认为，情志不畅、精神紧张等情绪障碍是导致血压升高和波动的重要因素。《中国高血压防治指南（2018年修订版）》中亦提到，高血压发病的危险因素包括长期精神过度紧张，从事精神紧张工作的人群中高血压患病率增加。

4．气血亏虚、清阳不升　老年人基础病多，病程长，或因长期服西药，或因久病失养，或因年老体虚，易伤脾胃，气血亏虚，清阳不升，肝阳夹痰湿上扰清窍而致眩晕或头痛等。《证治汇补》云："凡吐衄崩漏，……此眩晕生于血虚也。"《医灯续焰》云："气不足则不能上达，以至头目空虚，而眩晕时作矣。"脾胃为仓廪之本，运化气血津液，脾虚则生化乏源，不荣于脑导致眩晕。心为君主之官，主神明，脑为元神之府，心主血脉，上供于脑，则心脑相系，脑心同治。

三、临床诊治思路

1．滋补肝肾，平肝潜阳

（1）适应证：主要适用肝肾阴虚、肝阳上亢型，该型在高血压里是比较多见的。临床多表现为眩晕、耳鸣、头目胀痛、急躁易怒、口苦、失眠多梦、手足心热、遇烦

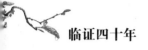

劳郁怒而加重，甚则仆倒，颜面潮红，肢麻震颤，舌红苔薄黄，脉细弦或数。另外老年高血压具有血压波动大即晨起血压增高、夜间低血压、脉压大、易受外界因素影响，病情不稳定，难以控制等特点，与肝肾阴虚、水不涵木，阴不敛阳有关。

（2）治则：调和阴阳，滋补肝肾，平肝潜阳。

（3）方药：李教授常予以天麻钩藤饮加减治疗。天麻钩藤饮方剂来源于胡光慈编著的《杂病证治新义》，具体药物由天麻、杜仲、川牛膝、桑寄生、栀子、钩藤、黄芩、石决明、益母草、茯神木、夜交藤组成，本方主要针对肝肾不足、肝阳偏亢、肝阳化风、风阳上扰所导致的本虚标实"眩晕""头痛"症，天麻、钩藤两药为君药，具有清热、平肝、息风的功效；石决明咸寒、质重，具有平肝潜阳、清肝明目的功效，与君药合用，增强平肝息风的效果；川牛膝具有引血（火）下行，与石决明合用，共为臣药；杜仲、桑寄生具有补益肝肾的功效；山栀、黄芩具有清肝泻火的功效；牛膝具有活血通经、补益肝肾的功效，益母草具有活血、利尿的功效，两药合用可以平潜肝阳；夜交藤与茯神木共为佐药，两药合用可以宁心安神，诸药合用，具有平抑肝阳、补益肝肾、清热活血的功效。通过大量的资料发现天麻钩藤饮临床治疗高血压（肝阳上亢证型）具有远期疗效满意、可以预防并发症的优势。

（4）应用要点及加减治疗：李教授多选杜仲、桑寄生以补益肝肾，可改善耳鸣、腰膝酸软、乏力等症，主要用于治疗肝肾亏虚所致的高血压。现代药理研究表明，杜仲、桑寄生对高血压所致的心脑肾等靶器官的损害有积极防治作用。李教授最常用的平抑肝阳类药物为天麻，天麻为治眩晕、头痛之要药，其息风止痉、平抑肝阳之功效以治肝风内动之证，不论寒热虚实皆可配伍应用。在此基础上以沙苑子配白蒺藜为药对，沙苑子益肾精、养肝阴，白蒺藜平肝解郁、行气活血、疏肝明目，两药常合用，既可补肾，又可平肝，共行补肝养肾之效。枸杞子及菊花为药对，枸杞子以补肝肾，菊花以平抑肝阳、清肝明目，两药合用可改善眩晕、头痛、耳鸣、目涩等症状。对于肝火明显者常用夏枯草、黄芩、菊花、龙胆草等清肝火。

2. 健脾化湿祛痰浊

（1）适应证：主要适用于风痰上扰证，此类高血压患者临床常表现为眩晕，头痛如裹，头痛，胸闷腹胀，四肢困重，肢倦乏力，纳食差，或有呕吐、呃逆的症状，舌淡胖苔白腻，脉滑。

（2）治则：健脾和胃，息风化痰。

（3）处方：常用半夏白术天麻汤、六君子汤加减。清半夏9～12g，天麻6～8g，茯苓6～8g，橘红6～8g，白术18～24g，甘草3～4g，生姜6～10g，大枣10～15g，水煎服。《医学心悟·卷四》曰："眩晕，湿痰壅遏者。"再先德认为："肝风内动，痰浊上扰，故眩晕头痛；痰阻气滞，故胸膈痞闷。痰厥头痛，非半夏不能疗；眼黑头晕，风虚内作，非天麻不能除。"此类患者因风痰上扰清窍，故眩晕、头痛，痰湿阻滞中焦则胸闷喜呕。半夏白术天麻汤中半夏燥湿化痰，降逆止呕；天麻入厥阴经，可平肝息风。李东垣在《脾胃论》里提到"足太阴痰厥头痛，非半夏不能疗；眼黑头眩，虚风内作，非天麻不能除。"可见半夏与天麻，一者治痰，一者治风，配合使用为治风痰头痛眩晕的重要药对。白术健脾燥湿；茯苓健脾渗湿；橘红理气化痰；甘草调和诸药，与生姜、大枣共调脾胃，诸药共奏熄风燥湿化痰之功用。

（4）加减：若患者小便不利，四肢沉重或水肿，腹痛下利，后背畏寒，苔白，脉沉，可合用真武汤；若患者心悸怔忡，盗汗虚热，体倦食少，失眠健忘，面色萎黄，舌淡，可合用归脾汤。高血压病患者并发症多与水瘀互结有关，益母草既能利水消肿，又可活血化瘀，还可减慢心率，减少心排血量和左心室功能，同时能促进利尿，减少血容量。在临床中，特别对于高血压合并肺系疾病的患者，李教授常在降压的基础上合用泻白散。泻白散既可清肺泄热，又可和中健脾，特别适用于咳喘气急兼高血压患者。若兼有水肿的患者，常用茯苓、薏苡仁、泽泻等药物，健脾之余兼利水消肿，每获良效。此外，受现代医学利尿剂治疗高血压的启示，"通调水道，健脾渗湿化痰"已发展成为中医治疗高血压的有效方法，它可以避免西药利尿剂引起脂类代谢、糖代谢及电解质紊乱等不良反应。临证时常用生黄芪、葛根、白术、泽泻、茯苓、车前草、益母草等。

3. 理气活血

（1）适应证：适用气滞血瘀证。高血压病变过程中表现出头痛部位固定，疼痛性质为刺痛、夜间加重，项背僵硬，肢体麻木，甚至中风偏瘫、舌暗红或紫暗，脉沉弦或涩等症，均为"血瘀"征象。

（2）治则：疏肝理气，活血化瘀。

（3）处方：血府逐瘀汤加减（添加具体药物和剂量）。

（4）应用要点及加减应用：随着人们生活节奏的加快，从事精神紧张度高的职业者发生高血压的可能性较大。长期的精神刺激，工作及生活压力，使得肝失疏泄，久则郁而化火，火伤阴液，阴虚阳亢，致血压升高，出现眩晕、头痛等症。所以，李教授在运用活血化瘀药物的同时不忘调气，特别对于易于肝气郁结、焦虑的女性，在活血化瘀基础上，予香橼配佛手、柴胡配黄芩、合欢皮配合欢花、玫瑰花配玫瑰花等以疏肝理气、调畅气机。

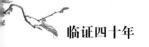

李教授在运用活血化瘀药时，即使瘀血症状不明显，也防患于未然，疏其气血，令其调达，以致和谐。常用的活血化瘀类药物为三七、牡丹皮、赤芍、丹参、红花等。三七可化瘀止血、活血定痛，功善止血，又能祛瘀，有止血不留瘀、化瘀不伤正的特点，现代药理研究证明其具有良好的降压作用。牡丹皮与赤芍常作为药对运用，两者都具有清热凉血、活血化瘀的功效，清肝火而泻血分郁热，现代研究发现丹皮酚结构中的羟基有明显的扩张血管作用。丹参和红花作为药对应用，丹参作为传统的活血化瘀药，不仅可破宿血，且能补新血，以养血的作用来达到活血化瘀的目的。丹参、红花这一对药，用量比多为2∶1，丹参20g、红花10g，两者配伍，可除宿血、生新血。现代药理研究表明丹参、红花可保护血管内皮细胞。常合并冠心病，若伴胸痛胸闷者，李教授常用郁金、枳壳、片姜黄相伍，以活血通脉、理气止痛。若辨证属气虚血瘀者可加党参、黄芪等以益气活血，阳虚血瘀者可加桂枝等温通经脉以活血。

对于高血压而言，不论是气的病变还是血的病变，抑或是气血同病，均可引发头痛、眩晕、中风等类似高血压的病证表现。所以，李教授在临床治疗高血压时，主张活血化瘀兼顾调气，令气血调，则血脉和。

4. 气血双补固本元

（1）适应证：适应气血两虚证型。临床表现为眩晕动则加重，劳累即发，面色白，神疲自汗，倦怠懒言，唇甲不华，发色不泽，心悸少寐，纳少腹胀，舌淡苔薄白，脉细弱。

（2）治则：益气养血。

（3）方药：《黄帝内经》有"心者，君主之官""脾胃者，仓廪之官"的记载。心主血脉，主神明。脾胃为后天之本，气血生化之源。重病日久，虚而不复，或操劳过度，气血衰败，脑失所养，眩晕即生。机体以气血为本，精神为用。血脉总统于心，既生血又行血，脾胃为气血生化之源，输布水谷精微，化生血液。水谷经脾气化，转为气血津液，布散全身以发挥滋润濡养之功效。气为血帅，血为气母，气生血，血化气，两者互为根本，气血平和，脾气健旺，生化有源，气充血盈荣于心神，则心有所主，李教授常用归脾汤、补中益气汤化裁。

（4）应用要点：在临床时需注重补益气血，对于虚证日久的患者，配伍陈皮、木香等理气之品，使诸药补而不滞；对于虚证日久虚而产热的患者，配伍郁金、川楝子之辈清热散行，开郁行气，促进气血流通；补益肝肾当用牛膝、杜仲之属，既补肝肾又促血行，气载血行，血濡气流对于难治性高血压，李教授多用黄芪以补脾、肺、肝、肾之气，且黄芪用量一般在30g，效果显著。有研究表明，难治性高血压以气虚痰瘀为基本病机，而黄芪降压迅速、连续给药无快速耐受现象。

5. 灵活运用虫类药物 李教授使用虫类药物大多见于两种情况：一是患者出现肢体麻木、手抖、头摇等肝风内动之象时，常在滋养阴血、平潜肝阳的基础上，加入虫类药物以息风止痉、活血通络；二是患者头痛程度重或者头痛时间长而不愈时，常加入虫类药物，因为虫类药物的通络、活血、止痛之效尤佳。李教授多选蜈蚣、地龙等药。地龙咸寒，可清热定惊、息风止痉、通络。《医学衷中参西录》中记载蜈蚣："味微辛，性微温，走窜之力最速，内而脏腑外而经络，凡气血凝聚之处皆能开之……其性尤善搜风，内治肝风萌动，癫痫眩晕……外治经络中风……手足麻木。"蜈蚣善息风镇痉、通络止痛，因其辛散走窜耗气伤血，又有毒，故李教授认为需控制用量，中病即止，汤剂多用两条打碎煎汤服用，颗粒剂多用3g。蜈蚣、地龙常和川芎配伍应用，或蜈蚣配川芎，或地龙配川芎。

6. 重起居，身动心静 高血压病的危险因素多与患者的生活方式有关。高血压之所以呈现出越来越年轻化的趋势，多与现在年轻人生活及工作方式有关。他们工作时间长，压力大，作息无规律，熬夜，饮食太油腻，长时间在空调房间里坐着工作，缺乏运动，这些都会导致高血压、高血脂、脂肪肝、痔疮、失眠、颈椎病、肥胖等一系列病症。所以，对于高血压的防治，李教授积极倡导调整饮食起居，养成有规律的运动习惯，保证充足的睡眠最为关键。身动，即锻炼身体。唐代中医养生大家孙思邈就体会到运动能够使"百病除行，补益延年，眼明轻健，不复疲乏"。有文献报道，适宜运动是独立的降压因素，高血压患者经过规律的体育锻炼可降低血压。运动可通过降低交感神经兴奋性来使血压下降，运动还可通过调节自主神经功能来缓解小动脉痉挛，从而降低血压，运动也可改善血管内皮功能和结构，增加胰岛素敏感性。心静，即心态平和。现阶段人们的睡眠时间已明显减少，而越来越多的流行病学数据表明短睡眠时间与人体代谢紊乱有明显相关性，且有可能成为高血压疾病的独立危险因素。睡眠时间减少会增加交感神经活动，导致血压升高、心率增加。相关动态血压研究表明，除去血压升高，尤其是夜间血压升高，心血管疾病的发病率和死亡率也会增加。李教授在临床辨治高血压时，会特别关心患者的睡眠情况。夜寐欠安者，配合重镇安神、养心安神法，常用朱茯苓配朱茯神、柏子仁配酸枣仁等，此为"心乃五脏六腑之大主"之意，保证充足的睡眠，对高血压的调治亦至关重要。

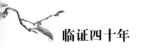

慢性心功能不全

慢性心功能不全指心气不足，虚衰而竭，或心气本衰复为外邪所困而引起的血行不畅、机体血虚或血瘀的病理状态。多是由于心脏疾患的长期迁延、其他脏腑功能的失调或感受外邪等引起，进而导致的以心气不足、心阳不振、心阴亏虚或挟瘀挟痰等为主要病机的一种临床生理病理综合征，临床以心悸怔忡、气短、气喘、咳嗽、不能平卧，小便不利，面肢水肿、发绀等为特征。

该病属中医学的"心悸""怔忡""喘证""水肿""痰饮""心水"等范畴。李长生教授认为，慢性心功能不全的病机为本虚标实，气虚阴虚为本，血瘀水泛为标，据此确立益气养阴、活血利水为基本治法，以生脉散为基础，汲取现代最新科研方法，精心选择药物研制出生脉养心颗粒，获国家发明专利和山东省食品药品监督管理局医疗制剂注册批件。通过10余年的临床观察，证明该处方对慢性心功能不全具有独特的疗效。

一、中医古籍对慢性心功能不全的认识

慢性心功能不全是现代医学名词，中医学在宋代以前没有具体相对应的病名，但是很早就有许多关于心衰证候、病因病机、治法、方药的记载。如《内经》就已有关于心衰的描述："味过于咸……心气抑。味过于甘，心气喘满"（《素问·生气通天论》）、"腹大胫肿，喘咳身重"（《素问·藏气法时论》）、"岁水太过，寒气流行，邪害心火"（《素问·气交变大论》）、"赤脉之至也，喘而坚……名曰心痹，得之外疾，思虑而心虚，故邪从之"（《素问·五脏生成论》）、"水病下为跗肿大腹，上为喘呼，不得卧者，标本俱病"（《素问·水热穴论》）、"夫不得卧，卧则喘者，是水气之客也"（《素问·逆调论》）。详细记载了心脏病患者可有心悸怔忡、烦躁、呼吸困难、水肿等症，并生动形象地说明了喘证与体位变化有关。

此后，历代医家在《内经》的基础上，对心衰的认识和研究不断深入和发展，其有关内容散见于"心悸""怔忡""喘证""水肿""痰饮""心水"等病门下。汉代张仲景在《金匮要略·水气病脉证并治》中首先提出了"心水"病证名称："心

水者，其身重而少气，不得卧，烦而燥，其人阴肿。""水之为病，其脉沉小，属少阴。"其后，诸多医家对"心水"也有论述。《华佗中藏经》云："心有水气，则身肿不得卧，烦躁。"唐代《备急千金要方》曰："凡心下有水者，筑之而悸，短气而恐。"宋代《三因方·水肿》谓："短气，不得卧，为心水。"《伤寒明理论》云："厥而心下悸，宜先治水，与茯苓甘草汤。"

二、李长生教授对慢性心功能不全病因病机的认识

李长生教授认为，心为"君主之官"，是生命之本，具有主宰一身上下、统管五脏六腑的特殊职能。如《灵枢·邪客》曰："心者，五脏六腑之大主也。"而心脏的正常搏动，是以心气为直接动力的，心气是元气所具有的生命力在心的体现，是心功能的原动力。而心气虚多出现在心力衰竭的前期或潜在性心力衰竭阶段，并贯穿于本病发生、发展变化的全过程。心脏与肺脏关系密切，《素问·五脏生成篇》说："诸血者皆属于心，诸气者皆属于肺。"肺体清虚，犹如天空，而心居肺间，似天中之日。肺气司呼吸、朝百脉、主卫表，能促进心气的功能，保证心血的正常运行。各种有害因素作用于心脏，皆能损害心体，影响心气的功能，无力推动血脉。故《灵枢·邪客》中说："心者，……精神之所舍也，其藏坚固，邪弗能容也，容之则心伤。"外邪客肺，则肺气虚弱，宗气生成不足，不能温养心肺，贯心脉而行气血的功能降低，肺虚则治节失职，不能助心运行。

1. 气阴两虚是初期病理变化　充血性心力衰竭发病多为各种原发病直接或间接损伤心阴，如若过用西医利尿药物或温燥、渗利耗液伤阴的药物，则心阴更伤。病理发展开始则多为气阴两虚。《素问·阴阳应象大论》云："心生血"。心脏的气化作用可以促进血液的化生。如气虚则血液生化不足，津血同源，心血亦为心阴之源，心之气伤，其阴必伤，故可出现心之气阴两虚之候。血化不足则脉管中血液亦不能充盈，心中之气无血可帅，进一步影响心主血脉的功能，无力鼓动血液运行，则心力衰竭进一步发展。可以出现心悸，气短，疲乏，自汗或盗汗，头晕心烦，口干，面颧暗红等症状。舌红少苔，脉细数无力或结代。正如周仲瑛等认为本病发病机制初始则多因心气虚弱，继而气不运血、心阴亏耗、阴虚血涩，表现为气阴两虚、心营不畅。

2. 气虚血瘀是病情的进一步进展　血液在脉管中运行不息，其动力直接来自心。《素问·五脏生成篇》中有"诸血者皆属于心"之说。《医林改错》中亦有"元气既虚，必不能达于血管，血管无气，必停留而瘀。"气动于外，血养于内，心之气

血相辅相成。气为血之帅，血的流行贯通，实赖于气之率领和推动，气行则血行，气止则血止，气有一息之不运，则血有一息之不行。心气虚弱，则推动血液运行无力，故血滞脉内。同时，宗气乃后天的根本之气，贯通并温养心脉，资生心气而行血。肺气虚弱，则宗气生成不足，心血运行功能亦会受到影响，血液无法周流全身，运行不畅，阻滞于经络脏腑，形成气虚血瘀之象。而血为气之母，气在生成和运行中始终离不开血液。血液运行能不断地为气的生成和功能活动提供水谷精微。故《不居集》中说道："一身气血，不能相离，气中有血，血中有气，气血相依，循环不已。"血液运行迟缓，则水谷精微不能充养脏腑，心体失养，心气更虚。如此循环往复，形成恶性循环，心力衰竭进一步加重。此时患者即可出现心悸气短，胸胁作痛，颈部青筋暴露，胁下痞块，下肢水肿，面色晦暗，唇甲青紫等严重症状。舌质紫暗或出现瘀点、瘀斑，脉涩或结代。

3. 心肾阳虚是心力衰竭较为严重的阶段 心即属阳，又居阳位，为"阳中之阳"。《素问·金匮真言论》云："背为阳，阳中之阳心也。"《素问·六节藏象论》说："心者……为阳中之太阳，通于夏气。"故古人将心比作天之太阳"离空当照"，万物赖之以温。心阳与心气有着密切的关系，正如气与阳的关系。古代哲学家认为，气是宇宙万物的共同构成本原。由于精气自身的运动，产生了属性相反的阴阳二气。阴阳即为气之两端，阳主动，阴主静。心阳即为心气，心气即为心阳。而临床上一般认为心阳虚证多由心气虚证发展而来，心阳虚是心气虚发展到严重阶段的表现。心之阴阳互根互用，相互依存，相互化生。《淮南子·天文训》曰："阳生于阴，阴生于阳。"又如《素问次注·四气调神大论》曰："阳气根于阴，阴气根于阳。无阴则阳无以生，无阳则阴无以化。"心之气阴虚损日久，阳气亦无源可化。心气虚弱，心血运行无力滞于脉内，水谷精微不得温养脏腑，心阳的化生受到影响，最终形成心之阳气不足的病理变化。

历代医家都非常重视心脏与肾脏的关系，提出了"心肾相交""水火相济"等理论。《内经》云："水火者，阴阳之征兆也。"《中藏经·阴阳大要调神论》曰："火来坎户，水到离扃，阴阳相应，方乃和平。"肾阳为一身之阳的根本，心之阳气有赖于肾阳资助，人身之阳气虽然根于先天，源出于肾，但必上至于心而后旺，肾阳必须经心阳的鼓动方能通达全身，正如明代医家王肯堂所说："心是主火之脏，阳乃火也，气也。故凡五脏六腑表里之阳，皆心脏主之，以行变化。"无论是心阳亏虚，日久及肾，还是各种原因致肾阳亏虚，心失温养，终将导致心肾阳虚之证。心阳虚不能下济肾阳，以共制肾阴，就会导致肾水泛滥，上凌心火，肾阳虚则不能纳气及化气行水，导致水湿内停，泛滥肌肤。

临床上各种致病因素使心体受损，日久则心肾之阳俱虚，无力鼓动血液运行，阳虚必生寒，血亦为之凝著，脉为之不通，导致脏腑血脉瘀阻，水饮内停，如《金匮要略·水气篇》之"血不利则为水"。而肺气虚则通调失职、肾气虚则开合失司，可致气机升降失常，气化失司，水液代谢紊乱。肾脉瘀阻，则肾不纳气，开阖不利，则三焦决渎无权而发生水液潴留，如是则病向纵深发展。因而水气内则凌心射肺，外则泛滥肌肤，形成水肿，若溢于体内而成胸腹水，为心衰之重证。故现一派阳虚火衰而阴寒内盛、水液泛滥的症状。如患者可以出现心悸，短气乏力，动则气喘或不得卧，身寒肢冷，尿少水肿，腹胀便溏，面色灰青，舌淡胖或有齿印，脉沉细或迟等心力衰竭的后期症状。

概言之，本病病位主于心，可涉及五脏，尤其心肾相关。故前人有"欲养心阴，必滋肾阴""欲温心阳，必助肾阳"之说。心力衰竭的病因虽多，但殊途同归，其病机变化，一般都循着：气阴两亏→气虚血瘀→心肾阳虚三个基本阶段渐次发展。这三个证候，代表着心力衰竭病势由轻向重进展的三个不同程度的证候类型，阴阳迥别，轻重不同。如若治疗不及时，病至晚期，五脏衰微，阳气欲脱，或阳虚及阴，阴阳衰竭，可致喘脱、厥脱而阴竭阳亡，生命危矣。而外邪羁留、精髓亏耗、心神失宁则通常为病情加重、难愈的兼夹和诱发因素。

三、治疗原则

李长生教授认为，本病的病机为本虚标实，气虚阴虚为本，血瘀水泛为标，气虚日久，必致血瘀，血液瘀滞，脉络不畅必导致水肿发生。阴虚日久，必损及阳，失于气化，必致水泛，甚至阳气虚脱。病情初期，虽然患者尚未出现明显血瘀痰水症状，但亦需防止瘀血水饮等病理产物的生成。故治疗重在补虚，益气养阴为主；但补虚的同时勿忘祛邪。水饮瘀血等实邪不祛，影响心气的复振，邪不去则正不安，故泻实以活血利水。根据上述情况，依据多年临床实践经验，确立益气养阴、活血利水为基本治法，以生脉散为基础，汲取现代最新科研方法，精心选择药物组成生脉养心方，治疗气阴两虚型慢性心功能不全，效如桴鼓。并在此基础之上，根据病情加减用药。

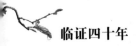

四、经验方——生脉养心方

生脉养心方由人参、淫羊藿、麦冬、虎杖、五味子、当归、葶苈子组成。

本方以《医学启源》中的"生脉散"为底方，略加增删而形成。功能益气养阴、活血化瘀、温阳利水。生脉散为中医著名古方，历代临床应用广泛，沿用不衰。功效以"益气生津，敛阴止汗"为主，主治温热、暑热、耗气伤阴证或久咳肺虚、气阴两亏证。是治疗气阴两亏证的常用方剂。人参味甘，微苦、微温，归脾、肺经，为君药。大补元气，用于气虚欲脱，脉微欲绝证；补脾益肺，用于脾气亏虚证及肺气虚弱证；生津止渴，用于气津两伤之口渴证及消渴证；安神定志，用于气血双亏神志失养诸证。《本经》曰："补五脏、安静神、定魂魄，止惊悸，除邪气，明目，开心益智。"《药性本草》曰："主五脏气不足、五劳七伤、虚损瘦弱，……保中守神。"《本草经疏》曰："能回阳气于垂绝，祛虚邪于俄顷。"《滇南本草》曰："治阴阳不足，肺气虚弱。"麦冬甘寒柔润，润肺滋阴，善补心气，益胃生津。归心肺胃经，为臣药。能养阴清心补心气，用于心气阴两亏诸证；能养阴润燥，用于肺胃之阴不足之证。人参得麦冬则益气养阴之功益彰。《别录》曰："疗虚劳客热，口干燥渴，……保神，定肺气，安五脏。"《本草拾遗》曰："去心热，止烦热。"李东垣《用药心法》言其"补心气不足"，较为明确地提出了麦冬补益心气的功效。《本草新编》亦说其"补心气之劳伤。"淫羊藿辛甘温，归肝肾经，温肾壮阳，强筋骨，补益心气，通心阳，亦为臣药。本品有温肾壮阳之功，能补肝肾，强筋骨。现代常用于肾阳虚的喘咳。《本经》曰："利小便，益气力，强志。"《医学入门·本草》曰："补肾虚，助阳。"《医学纂要·药性》曰："补命门肝肾，能壮阳益精，亦去寒痹。"方中苦寒药物居多，势必伤阳耗气；水、瘀乃阴邪，留久亦必损伤阳气，故甘寒补阴的同时亦需顾护阳气。人参得淫羊藿则气阳双补，阳盛则气充；麦冬得淫羊藿则阴气生化得源，无阳则阴无以化。三味同用则气血阴阳并补，正气得复。当归入肝、心、脾经，药性甘、辛、温，具有补血，为佐药。用于心肝血虚证；活血止痛，用于月经不调、痛经、经闭、胎前产后诸疾、跌打损伤、痛经麻木、痈疽疮疡；润燥滑肠，用于血虚肠燥证。《本草纲目》曰："治头痛，心腹诸痛，润肠胃筋骨皮肤。治痈疽，排脓止痛，和血补血。"《日华子本草》曰："治一切风，一切血，补一切劳，破恶血，养新血及主癥癖。"《景岳全书·本草正》曰："当归，其味甘而重，故专能补血；其气轻而辛，故又能行血。补中有动，行中有补，诚血中气药，亦血中之圣药也。"虎杖苦寒，归肝胆肺经，亦为佐药。功效利胆退黄，用于湿热黄疸、湿热带下、淋浊；清热解毒，用于水火烫伤、疮痈肿毒、毒蛇咬伤；活血祛瘀，用于经闭、风湿痹痛、跌打伤痛；祛痰止咳，用于肺热咳嗽。《名医别录》曰："主通利月水，破留血癥结"，《日华子本草》曰："治产后恶血不下，心腹胀满。排脓，主疮疖痈毒，妇人血晕，扑损瘀血，破风毒结气"，《滇南本草》曰："攻诸肿毒，止咽喉疼痛，利小便，走经络。治误淋白浊，痔漏，疮痈，妇人赤白带下。"葶苈子苦辛大寒，归肺、膀胱经，泻肺平喘，利水消肿，亦为佐药。本品苦降辛散，性寒清热，专泻肺中水饮及痰火而平喘咳。本品泄肺气之壅闭而通调水道，利水消肿。用于痰涎壅盛、喘咳不得平卧、水肿、悬饮、胸腹积水、小便不利等。《本经》曰："主癥瘕积聚结气，饮食寒热，破坚逐邪，通利水道。"《别录》曰："下膀胱水，伏留热气，皮间邪水上出，面目浮肿。"《开宝本草》曰："疗肺壅上气咳嗽，定喘促，除胸中痰饮。"五味子最早见于《神农本草经》，被列为上品，味酸甘性温，归肺心肾经。具有益气强阴、敛肺滋阴、生津敛汗、养五脏、明目、壮筋骨等多种功效，为佐使药。上能敛肺气，下能滋肾阴。用于久咳虚喘。《本经》曰："主益气，咳逆上气，劳伤羸瘦，补不足。"《本草备要》曰："性温，五味俱全，酸咸为多，故专收敛肺气而滋肾水，益气生津，补虚明目，强阴涩精，退热敛汗，止呕住泻，宁嗽定喘，除烦渴。"本品酸甘，能益气生津止渴，用于津伤口渴。能敛肺止汗，用于自汗盗汗。亦能补益心肾，与人参、麦冬同用，一补一清一敛，共奏益气生津，生津止渴，敛阴止汗之效，使气复津生，汗止阴存，脉得气复。

本病的病机为本虚标实，治疗重在补虚，以人参、麦冬、五味子益气生津为主，但补虚的同时勿忘祛邪。水饮瘀血等实邪不祛，影响心气（阳）的复振，邪不去则正不安。气虚日久，必致血瘀；阳虚日久，必致水泛。虽然患者尚未出现明显血瘀水泛症状，亦需防止瘀血水饮等病理产物的生成。故泻实以活血化瘀、逐饮利水为主。当归、虎杖、葶苈子并用，共奏活血化瘀、利水消肿之功。

在此基础上，根据病情加减用药：

（1）兼有肾虚，临床有腰膝酸软、耳鸣耳聋等明显的肾虚表现，舌质淡，苔白，脉沉细无力。生脉养心方加冬虫夏草、益智仁、枸杞子、菟丝子等，补肾益精。

（2）伴有脾气虚弱，表现为疲倦乏力，懒言，并伴有脘腹满闷，纳呆，恶心呕吐等痰湿的表现，舌苔腻，脉滑。本方加半夏、白术、茯苓等，健脾除湿化痰。

（3）兼见肝失疏泄，患者可表现有心悸不安、头晕目眩、咽干口燥等肝血不足的表现，舌红，脉弦细，本方加酸枣仁、远志、茯神等，补血养肝宁心；或肝阳上亢，

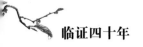

出现烦躁、咽干、头痛等，本方加钩藤、羚羊角粉等，平肝阳。

（4）伴见血瘀水饮，时出现胸闷不能平卧，心悸怔忡，口唇青紫，胸胁作痛，痰多等，舌质紫暗或有瘀斑瘀点，脉涩或结代。本方选加活血、利水药如丹参、川芎、红花、三七粉、益母草、茯苓、泽泻、车前子等，发挥活血行气利水之功。

第三节　治疗脾胃病临证经验

脾胃病包括中医学"胃痛""痞满""噎膈""泄泻""积聚"等病症范畴，临床常见于急慢性胃炎、消化性溃疡、反流性食管炎、功能性消化不良、肠易激综合征、溃疡性结肠炎、胃癌、肠癌等消化道疾病。对于这一类疾病，李长生教授认为需强调整体观，辨证施治，顾护脾胃正气，并注重生活方式的综合调整。

一、善于辨证，洞察病机

《素问·阴阳应象大论》云："善诊者，察色按脉，先别阴阳。"在中医学理论基础与临床实践中辨证始终起着举足轻重的作用，是疾病诊断与治疗的桥梁，决定着疾病的预后与转归。疾病的证候特点来源于临床实践的总结。李教授在临床上充分运用融合八纲辨证、六经辨证、三焦辨证，不受教科书的束缚，大大地拓宽了脾胃病的辨证思维模式。

1. 抓主证　李教授临证主张抓主证，抓核心病机，常言"不可眉毛胡子一把抓、主次不分、一叶障目"，如胃病患者失眠、头痛可由胃病继发，《内经》有"胃不和则卧不安"，治疗则以脾胃为主。《伤寒论》中"但见一证便是，不必悉具"是抓主症的一条重要原则。思维要灵活，而不是强求全部症状出现。抓主症的关键是谨守病机，立法遣方。抓主症的治疗方法实用性强，符合中医治病求本的原则。李教授说，抓主症就要多读经典，多记多背，如果没有很好的基本功，抓主症就是一句空话。

2. 整体辨证，重视舌脉　李教授认为脾胃病多病情迁延，虽多有脾胃虚弱的表现，切不可以偏概全、一叶障目，只有综合考虑患者的先天与后天、症状与体征，四诊合参、辨证与辨病结合，方能抓住诊治疾病的关键。在四诊并重的前提下，李教授在临证过程中重视参考舌脉。

中医认为，舌为脾之外候，苔由胃气所生。舌可以反映脾胃的功能状态，同时通过经络沟通，全身各脏腑均与舌存在关联，脏腑的病变经过经络气血的变化反映于舌。寸口脉为"脉之大会"，全身各脏腑生理功能的盛衰，营卫气血的盈亏，均可从寸口部的脉象上反映出来。舌与脉的表现常常是辨证过程中各个症状强有力的印证与支持。望舌切脉时，李教授尤其重视观察舌脉与患者本身的特质是否一致。以舌象为例，正常舌苔脉象受体内外环境的影响，常因人而异，这种差异往往是生理性的，要客观的分辨这种差异在诊疗中的客观意义。如肥胖的患者舌体应相对应的偏大，瘦人则相反，这种舌脉与症状相一致的情况为顺，反映的是患者体质的实际情况；如果患者体型大而舌体瘦小或体型小而舌质偏大，则应综合考虑患者的症状及体征，整体考量患者的病情，分清患者病位及轻重，而后方能遣方用药、对症施治。同理，不同的脉象在患者个体来讲正常与否也是因人而异。

二、脾升胃降是气机升降之枢纽

李长生教授认为脾升胃降是阴阳升降、气机升降之枢纽，脾与胃同居中焦，两者以膜相连，在五行均属土。脾为脏属阴，胃为腑属阳，故脾气主升，胃气主降。脾胃位在中央，通上彻下，斡旋阴阳，升清降浊。正如《四圣心源》曰："脾为己土，以太阴而主升；胃为戊土，以阳明而主降。升降之权，则在阴阳之交，是谓中气。胃主受盛，脾主消化，中气旺则胃降而善纳，脾升而善磨，水谷腐熟，精气滋生，所以无病。脾升则肾肝亦升，故水木不郁；胃降则心肺亦降，故金火不滞。火降则水不下寒，水升则火不上热。平人下温而上清者，以中气之善运也。"朱丹溪说："脾具坤静之德，而有乾健之运，故能使心肺之阳降，肝肾之阴升，而成天地交泰矣。"气机升降一旦失常，轻则影响脏腑、经络、气血津液的功能活动，使五脏六腑、表里内外、四肢九窍发生多种病变，重则危及生命。胃气以通降为顺，胃失和降则出现脘胀、食少等症。胃气上逆可致嗳气、呃逆、恶心、呕吐。脾气以升清为职，脾气不升则运化无权，出现腹胀、肠鸣、便溏、泄泻。日久则气血生化无源，而出现面色少华、头昏眼花、耳鸣乏力等清阳不升之证。若脾气下陷，升举无力则见脏腑下垂、脱肛等症。

三、调理脾胃升降是治病养生保健之根本

脾胃气机升降失调，可出现气逆、气滞、气陷、气虚等诸多气机紊乱的病证。李长生教授认为调理脾胃升降是治病养生保健之根本，李教授十分推崇金元四大家李东垣《脾胃论》中"脾胃内伤，百病由生"的学术观点，面对错综复杂和上下掣肘的病机，采用"上下俱病当取中焦""上下交损，当治其中"的治法，此可谓是应对多脏同病、证候纷繁的最佳选择。李教授主张上下俱见虚损病证，应重视后天之本，调治中焦脾胃，在"治法"范畴中，可视为具有战略性意义。这与《内经》中讲到的"有胃气则生，无胃气则死"的论点有异曲同工之妙，都十分强调胃气的作用，对临床诊断和治疗有很强的指导意义。

1. 胃病气逆，燮理中焦、通降胃气　中焦脾胃之气受损，致使腐熟运化功能失健，气机升降失和，则痰饮内生，胃虚气逆，从而出现嗳气、心下痞等症。李教授常用旋覆代赭汤化裁，以人参（若遇家境贫寒患者，以党参代之）、大枣、甘草甘温以补脾胃之虚，旋覆花苦辛而咸，下气消痰，配以代赭石重镇降逆，使脾胃之气得降，肝胃气逆得平。降气与补气相合，使脾健胃充，气机通达。脾胃气机升降失调，胃气不降则见纳呆、腹胀、呃逆、呕吐等一系列临床症状。此时以降为顺，常用苦辛通降之剂，以顺其降，李教授常用半夏泻心汤、枳实导滞丸之类化裁，用药如姜半夏、黄连、苍术、陈皮、枳实、厚朴等，亦同时配伍健脾升清之药，如人参、白术、干姜、苏叶等。李教授认为脾病影响到胃之降浊时，升脾可降胃；胃病影响到脾之升清时，降胃可升脾。如此用药，可获相反相成之效。

李长生教授集40年临证经验，认为燮理中焦，通降胃气，乃治胃病之大法。邪气犯胃，胃失和降，导致脾亦不运，一旦气机壅滞，则水反为湿，谷反为滞，形成气滞、血瘀、食积、湿阻、痰结，火郁等相因为患。因此胃脘痛不论寒热虚实，内有郁滞是共同的。在治疗上特别强调一个降字，疏其壅塞，消其郁滞，并承胃腑下降之性推陈出新，导引食浊瘀滞下行。气滞实证，用理气通降法，药用陈皮、苏梗、香附、砂仁、枳壳、大腹皮、香橼皮、白蔻、佛手、薄荷等；瘀血胃痛，用化瘀通络法，用丹参饮加味，药用丹参、檀香、砂仁、川楝子、延胡索、三七粉、九香虫、刺猬皮等；胃腑实热，用通腑泄热法，药用酒军、川连、黄芩、枳实、蒲公英、白花蛇舌草、大腹皮、槟榔等；胆胃不和，症见脘腹胀满疼痛，口苦，呕吐苦水，用通降胃气，疏泄肝胆法，药用柴胡、青皮、半夏、枳实、黄芩、大黄、白芍、陈皮、莱菔子、大腹皮、连翘、荷梗、半枝莲等；阴虚胃痛，用滋阴通降法，药用沙参、麦冬、石斛、生地、白芍、香橼皮、佛手、香附、金铃子等；寒热错杂，用辛开苦降法，药用黄芩、黄连、半夏、党参、干姜、吴茱萸、枳壳、砂仁、陈皮等；肝气上逆，用平肝降逆法，药用旋覆花、代赭石、柴胡、白芍、枳壳、黄连、半夏、生姜、党参、苏梗、甘草等；寒邪犯胃，用散寒通阳法，药用良姜、香附、吴茱萸、肉桂、荜澄茄、陈皮、生姜、砂仁等，如久病于胃，或郁而化热，或渐变生寒，或寒热相混，而呈脘痞、呕吐、吞酸等症，然总以脾胃升降失司为机转。李教授深得洁古、东垣医学大旨，宗中满分消丸之意，加减化裁而治之。《医方集解》注中满分消丸云："此方乃合六君、四苓、二陈、泻心、平胃而成一方者，但分量有多寡，则所治有主客之异矣。"临床化裁依主治而变。凡此种种，虽有温清补泻的不同，都寓有通降的法则。

2. 脾胃气滞，疏达肝气，肝脾同调　脾胃气机升降失调，转输运化不利，气机闭阻不通。李长生教授认为当肝脾同治，运转中焦，疏达肝气，调畅气机。脾升胃降是脾胃气机的主要运动形式。但脾胃气机升降则有赖肝气疏泄条达。厥阴之脉，挟胃属肝，脾胃互为表里，木土之气相通，故《内经》云："土得木而达"，此为生理。若肝失疏泄，木气郁结，则脾气不升，胃气不降而壅滞为病，此为木不疏土；或肝木疏泄太过，横逆而犯，脾胃受戕，或脾胃虚弱，肝木乘之，升降失常。此为木横乘土，故《内经》又云："土恶木也"。或脾失健运，脾胃虚弱，脾病及肝，气机升降失常，此为土壅木郁。此皆为病理。

李长生教授十分注重疏肝气以调脾胃之气机，疏气令调，脾胃自安。但肝气不条有郁结、横逆之分，病情有虚实之辨，因此在临证时，主张审时度势，或疏肝，或平肝，或抑肝，或柔肝，或清肝，审证权宜而应变。肝郁土壅，胸胀胁满者，用疏肝解郁和胃，方以四逆散加减；肝气横逆犯胃，恶心呕吐者，用平肝降逆，方以旋覆代赭汤加减；治疗木郁证候时，尤要详辨土壅木郁与木不疏土，针对土壅木郁，常用苏叶代之于柴胡，取其既能疏肝郁，又能和脾胃，脾胃健运则肝气自畅；而木不疏土，则用柴胡疏肝理气，直接治肝，在临床上屡见效验。肝阴不足，胃中痞满者，用柔肝和胃，方以一贯煎加减；脾虚木乘，大便溏薄者用抑肝扶脾，方以痛泻要方加减；肝火犯胃，胃脘灼痛者，用清肝和胃，方以左金丸、金铃子散加减，总以肝气条达，脾胃升降复常为度。

3. 脾虚气陷，培土补中、益气升阳　先天禀赋不足，或久病体虚之人，中气亏损，脾不得健运，中阳不升反下陷。脾气下陷证包括了上气不足和中气下陷两方面。李东垣《脾胃论·饮食劳倦所伤始为热中论》说："脾胃之气下流，使谷气不得升

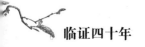

浮"，并根据"补其中而升其阳"的原则，首创补中益气汤，为脾气下陷的辨治奠定了基础。《明医杂著·泄泻》说："脾气下陷而致者，宜用补中益气汤升举之。"李长生教授临床擅用补中益气汤加减治疗脾虚下陷之胃下垂、泻痢、脱肛、慢性尿路感染、白浊、遗精诸证，每收良效。

四、久病多虚，顾护胃气，攻不伤正

李长生教授认为脾胃病的诱因与情志不畅、饮食不节、起居不调等多种因素有关，新病可有气滞、湿阻、血瘀等多种病理表现，但随病程演化，多会有脾胃亏虚的表现，所以在临床遣方用药时必须要考虑对于脾胃正气的保护。一方面，"正气存内，邪不可干"，脾胃病日久多有气血不足的表现，而脾胃为仓廪之官、后天之本，脾胃气血旺盛则更易于驱逐病邪；另一方面，多数脾胃病的病程长，需要长期服药，若脾胃不足则无法良好纳受、吸收药物精华，使药效折损、事倍功半。所以，李教授在脾胃病的整个治疗过程中都十分强调对于脾胃气血的调护，选方也多可见参苓白术散、四君子汤等健脾益气的经方，随证加减，切不可急于一时，加重胃气的损耗，影响病程。

李长生教授推崇李东垣的《脾胃论》，临证时时顾护脾胃之气。胃气以下行为顺，脾气以上升为顺。脾胃为后天之本。百病皆可以因脾胃虚而生。邪正交争，只要正气不败，就可以运转枢机，扭转病情。胃气败则为绝症。脾胃受损，则百药难以施用，五脏六腑难以荣养，诸病丛生。因此，李教授临证用药极为重视"保胃气，存津液""扶正祛邪"，指出"大病体虚，重在培中""大病必顾护脾胃"。李教授的处方经常有炒谷麦芽、焦神曲、焦山楂、砂仁、鸡内金、山药、炒莱菔子、百合、麦冬、西洋参、石斛、大枣、甘草等和中、养阴、益气之品。对于久病虚证及老年人的治疗，更强调顾护胃气即可扶正祛邪。用药需循序渐进，药性平和，用量宜轻，不腻不滞，不温不燥，攻不伤正，久服无弊。通过保胃气，使脾胃健运，精微上升，糟粕下降，达到《素问·平人气象论篇》所言"饮食入胃，游溢精气，上输于脾，脾气散精，上归于肺，通调水道，下输膀胱，水精四布，五经并行"的生理常态。

扶正祛邪，勿攻伐无度，应注意顾护正气和胃气，"有胃气则生，无胃气则死"，胃气一败，生命衰竭。阴阳补法尤当注意：阳虚补阳，辅以补阴，阴中求阳，阳得阴助而生化无穷；阴虚补阴，辅以补阳，阳中求阴，阴得阳升则源泉不竭。阴津亏损忌用温补，以免助火伤阴；阳虚有寒忌用清补，以免助阴损阳。临证要分清扶正与祛邪先后：正虚邪不盛，先扶正；邪实正虚不明显，先祛邪。主次：正虚急重，扶正为主，兼顾祛邪；邪实急重，祛邪为主，兼顾扶正；若正虚邪实，扶正祛邪并举，但应做到"扶正不留邪，祛邪不伤正"。

五、药食同源，因人施治

《金匮要略》记载当归生姜羊肉汤，养血散寒，治疗"寒疝腹中痛，及胁痛里急者"，作为药食同源的经典，常为后世津津乐道。李长生教授认为，目前临床上治疗脾胃疾病常中西医结合，服药的品种、数量均多，但服药多并不一定见效，如若病患无法消受，多服药反而会增加脾胃负担，影响脾胃功能，不仅药不达效，甚至会使病情加重。尤其大量的脾胃病作为慢性疾病，都需要长期调养，多服药常会加重脾胃负担。然而，许多中药也入菜，以食物养胃，不仅可以缓解病患的脾胃负担，也能减轻患者长期服药的心理负担。如山药，性甘、平，《金匮要略》中载有薯蓣丸方，方中用薯蓣专理脾胃，薯蓣即为山药，是常用食材，常服可健脾益气养阴，兼补肺肾。又如芡实，又名鸡头米，是江南地区喜食之物，不仅可入菜煮汤，还可以做芡实糕作为小食，其实芡实亦为中药材，性甘、涩、平，《本草求真》云："功与山药相似，然山药之补，本有过于芡实，而芡实之涩，而有胜于山药"，用于脾虚泄泻，日久不止。针对脾胃虚弱的患者，李教授常推荐其食用莲子山药小米粥，莲子、山药健脾益气补中、小米粥保护胃黏膜，健脾护胃，从而提高药物治疗的效果。此类药食同源的例子很多，无法尽述，可以根据患者的体质及病情选择二三，更替久服，常能改善患者体质，从而在根源上使病情明显缓解，缩减病程。

六、调畅情志，上工治未病

《素问·四气调神大论》曰："是故圣人不治已病治未病，不治已乱治未乱，此之谓也。"近几年，治未病越来越受重视，李长生教授尤其重视从这一角度防治脾胃病。以情志因素在脾胃病防治中的运用为例。现代医学也已证明，情绪在大量消化系统疾病，如胃溃疡、功能性便秘、肠功能紊乱等都扮演着重要的角色。李教授认为在临床中不仅应向患者提供得宜的对症治疗，还应重视根据患者不同的特点给予患者合适的情绪引导，从而使患者在未病或初病之时就能及时调畅情志，从而阻断或延缓疾病的发展，避免患者的病痛。近年来为人所知的体质学说认为，气虚体质的人性格多

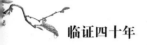

内向，情绪不稳定，容易多思，多思则伤脾，所以这样的人可以多参加社交活动，培养乐观向上的生活态度，对于脾胃病的防治尤其具有积极意义。可减少长期单纯药物治疗对患者及社会产生的负担。

七、用药特色

1. 常用药对与角药　李长生教授临证常用"药对"与"角药"治疗脾胃病，角药具有"三足鼎立""互成犄角"之势，可取长补短，使药物达到协同增效、减毒增效之功。

（1）半夏、黄连、枳实：寒热平调，消痞散结。半夏辛温，有散结除痞、降逆止呕之功效。《名医别录》云："消心腹胸膈痰热满结，咳嗽上气，心下急痛，坚痞，时气呕逆，消痈肿，坠胎。"黄连苦寒泄热开痞。半夏配黄连是出自张仲景《伤寒杂病论》著名方剂半夏泻心汤的核心配伍组药，主治寒热互结之痞证。体现了寒热并用、辛开苦降、消痞散结的组方用药思想。枳实苦辛微寒入气分，能行气化痰消痞。《名医别录》云："除胸胁痰癖，逐停水，破结实，消胀满，心下急痞痛，逆气，胁风痛，安胃气，止溏泄，明目。"枳实具有双向调节胃肠平滑肌功能作用，对胃肠平滑肌呈现出双重功能，既能兴奋胃肠，使蠕动增强，又能降低平滑肌张力和解痉。三者合用则有寒热平调、辛开苦降、开痞散结之用。李东垣《兰室秘藏》枳实消痞丸是由枳术汤、半夏泻心汤、四君子汤三方取其核心药物加减化裁而成，治疗脾胃虚弱，升降失司，寒热互结，气壅湿聚所致痞满。李教授循古代医家用药思想，师其法而不拘其方，结合临床经验，用辛温之枳实行气消痞，苦寒之黄连清热燥湿以泻痞，辛温之半夏和胃散结除痞为核心药物，用于治疗慢性胃炎寒热互结，脾胃气滞之痞满。临床枳实常用12～15g，黄连6～9g，半夏10g。胃脘部疼痛，恶寒喜暖，得温痛减，遇寒加重，加高良姜、香附；不思饮食，倦怠乏力，常配入香砂六君子汤；呃逆、嗳气配伍旋覆花、佛手、代赭石降逆胃气。

（2）吴茱萸、黄连、乌贼骨：清泻肝火，制酸止痛。吴茱萸辛散苦泄，可散肝经寒邪，又解肝气郁滞，为治肝寒气滞诸痛之要药。黄连善清中焦湿火郁结，《药类法象》云："泻心火，除脾胃中湿热，治烦躁恶心……治心下痞满必用药也。"仲景治九种心下痞，五泻心汤皆用之。乌贼骨收涩制酸，黄连配吴茱萸为左金丸药物组成，主治肝经火旺，横逆犯胃，所致胁肋疼痛、嘈杂吞酸、呕吐口苦等症。黄连清泻肝火，肝火得清则不横逆犯胃，少佐辛热疏利之吴茱萸，取其下气之用，可助黄连和胃降逆，且使肝气条达，郁结得开，又能制约黄连之苦寒，使泻火而无凉遏之弊，辛开苦降，肝胃同治，泻火而不至凉遏，降逆而不碍火郁，相反相成使肝火得清，胃气得降。临床李教授多以两者2：1的比例治疗，黄连多用6～9g，吴茱萸多用3～4g，并常配制刺猬皮化瘀止痛，收涩制酸，常用15～20g，对消化性溃疡、慢性胃炎反酸者有较好的临床效果。刺猬皮性味苦甘平，有行瘀止痛、止血、固精之效。可用于胃脘疼痛、便血、遗精等症。《本草撮要》云："入手足太阴、阳明经。治反胃吐食，腹痛疝气，肠风痔漏，遗精。"李教授认为此药化瘀通络止痛，且可制酸，胃痛尤以空腹痛、夜间痛，多是胃酸对胃黏膜的攻击所致。尽管有些患者胃痛并没有反酸，但用刺猬皮、乌贼骨类制酸药每能收到事半功倍的止痛效果。

（3）太子参、麦冬、石斛：清热润降，滋养胃阴。太子参归脾肺经，补气生津，可用于脾气虚弱、胃阴不足的食少倦怠，能益脾气，养胃阴。《本草再新》云："治气虚肺燥，补脾土，消水肿，化痰，止渴。"麦冬微寒，养阴润肺，益胃生津，清心除烦。可用于胃阴虚或热伤胃阴，口渴咽干，大便干结等。《名医别录》云："疗虚劳客热，口干燥渴。"石斛微寒，归胃肾经，可养阴清热，益胃生津。《本草纲目拾遗》云："清胃，除虚热，生津，已劳损。以之代茶，开胃健脾。"现代药理学研究表明，石斛有增强胃液分泌作用，能促进胃泌素的大量分泌，进而刺激胃黏膜壁细胞分泌更多胃酸，在促进胃肠蠕动方面发挥重要的作用。李教授承袭叶天士养胃阴的学术思想，强调"阳明胃腑以润为降"，认为阳明胃腑阳气隆盛，邪滞于胃最易化热伤阴，用药以润为降。所以李教授辨治胃病时处处顾护胃阴。中医有"甘药养胃"之说，对于胃热阴虚，由太子参、麦冬、石斛三药组成，甘凉润通，共济清热滋阴养胃之效，俾"阳明阳土得阴自安"，对胃脘隐痛、灼热、口干、饥不欲食、舌红少津等胃热阴虚证效果较好。李教授临床多用太子参15～30g，麦冬10～20g，石斛12g。

（4）枳实、槟榔、炒莱菔子：理气通腑，降气祛滞。枳实破气除痞，化痰消积，用于食积证、胃肠热结气滞证。《名医别录》云："除胸胁痰癖，逐停水，破结实，消胀满，心下急痞痛逆气。"槟榔味辛，入胃肠，功善行胃肠之气，消积导滞。《本草纲目》云："治泻痢后重，心腹诸痛，大小便气秘，痰气喘急。"莱菔子辛能行散，可消食滞之积，尤善行气消胀。故多用于治食积气滞所致脘腹胀满、嗳腐吞酸，食积泻痢，里急后重。《本草纲目》云："下气定喘，治痰，消食，除胀，利大小便，止气痛，下痢后重，发疮疹。"李教授强调阳明胃腑以通为用，胃不通则滞，食滞在胃失于化纳，腑气不畅，肠道失司，故在治疗食积停滞、腑气不通而致食欲不振、嗳腐、排便后便意不尽或便滞不爽时通降腑气。通常枳实重用至20～30g以上，与

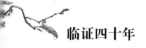

炒莱菔子15~30g、槟榔10~12g相配，三药合用破泻中焦气机之郁滞，通降胃气，改善胃肠运动功能。顺应腑气经通为用，以达纵宣通肠之效。嗳气、纳差可加佛手12g，旋覆花10g，焦三仙各20g配伍治疗。

（5）佛手、旋覆花、苏梗：消胀除满，降逆和胃。佛手辛苦温，具有疏肝解郁、理气和中、燥湿化痰的功效，《本草从新》云："理上焦之气而止呕，进中州之食而健脾。"《福建药物志》云："理气宽胸，化痰消胀。治胸腹胀痛，神经性胃痛，呕吐，喘咳。"佛手有解痉作用，现代研究发现佛手能解除十二指肠痉挛，并具有明显增强小肠运动的作用；旋覆花归肺胃经，具有降气化痰、降逆止呕的功效。《本经逢原》云："旋覆花升而能降，肺与大肠药也。其功在于开结下气，行水消痰，治惊悸，祛痞坚，除寒热，散风湿，开胃气，止呕逆，除噫气。"临床研究证明旋覆花具有镇咳、祛痰、抑菌、抗癌作用。苏梗具有宽胸利膈、顺气安胎的功效。适用于胸腹气滞，痞闷作胀及胎动不安、胸胁胀痛等症。《本草崇原》云："主宽中行气，消饮食，化痰涎。治噎膈反胃，止心腹痛。"现代药理研究表明苏梗具有促进消化液分泌，增进胃肠蠕动的作用。胃属阳，喜润恶燥，其气以降为顺，胃气郁滞，中焦升降失和，临床出现食欲不振、胃脘胀满、恶心、呕吐、呃逆、嗳气频作。李长生教授治胃病通滞重于补虚，认为在胃病有胀、满、痞，通其滞可达到恢复胃纳降、脾升运的效果。故治胃以和降为要，用此三味药物重在宽胸消胀，理气和中，降逆胃气，使胃气和降，从而滞气消散，逆气顺降，胃腑功能得以恢复，李教授临床多用佛手12g、旋覆花10g、苏梗10g。

（6）川楝子、白芷、延胡索：白芷，味辛能散，可解郁结之气，行足阳明胃土，气味芳香，能化湿浊之气，性温气厚，兼具温中散寒止痛之功效。川楝子，功擅疏肝泄热、行气止痛。延胡索功专活血行气止痛。李教授临证时常以三药共用疏肝清热、活血行气、和胃止痛。

（7）海螵蛸、煅瓦楞：两药均有制酸止痛的功效。现代相关药理研究表明：海螵蛸、煅瓦楞两类药物成分中均含有碳酸钙，由于碳酸钙具有中和胃酸的作用，因此其具有良好的制酸效果。

（8）黄连、蒲公英：黄连主要作用于中焦，清热燥湿，泻火解毒。蒲公英清热解毒、消肿散结。两药相须为用，清热解毒之效加强。现代药理研究表明：黄连、蒲公英具有广谱抗菌作用，抗菌谱于青霉素相似，两药联合应用，抗幽门螺杆菌大多有效。

2．用药动静结合，通补兼施　李长生教授认为脾胃病证在治法可用通、补两个字概括。其所用药物的特性也可分为"动药"和"静药"。一般来说补肾填精、滋阴养血之药谓之静药，调气活血药谓之动药。在组方中，用静药佐以动药，或用动药佐以静药，动静结合方可使阴阳相生相化。所谓动药，即为辛香走窜之品，药性活跃，功效理气调血，疏郁散滞，但久服易耗气伤阴，损伤正气，如柴胡、木香、枳壳、青皮、川芎、陈皮、砂仁、白蔻仁等，因此组方时多选用佛手、香橼、玫瑰花、白蒺藜等理气而不伤阴之品。静药多具补益滋润作用，久服易阻滞气机，碍脾腻胃，如党参、枸杞、熟地黄、阿胶、龙眼肉、黄精、山萸肉、炙甘草等。在一张处方中，一要动静药结合，二要寒热药相伍，古人用方，补剂必加疏导药，方能使其补而不滞，滋而不腻。如补中益气汤用陈皮，归脾汤用木香等配伍即体现了这一组方特点。切忌在临床上见虚尽用补药，有些确为虚证，但虚不受补，纯用补药，反而出现饮食大减、脘胁痞胀等症，使病情复杂化，欲速而不达。所以，组方用药要动静结合，补通适宜。

李教授认为，动静结合中动药宜轻，重则耗气，反失其意，且多用平和之品，辛温燥热之品多弃之不用，防其伤气碍胃。阴主静，阳主动，阴在内，阳之守也，阳在外，阴之使也，重用静药，因为阴为阳之基，无阴则阳无以生，轻用动药，由于阳升则阴长，阴得阳则化，补养静药必重用方能濡之守之，而疏调之动药虽轻用可煦之，从而起到调补的作用。通补结合，静中有动，防虚不受补；外邪未尽，补勿过早，防"闭门留寇"。

3. 药证明晰、配伍精当 李长生教授认为，医之用药，犹将之用兵，不在多而贵在精。夫药多并非效大，药少并非效小。取效之关键在于辨证正确，治法明了，用药针对性强。若药对症用，"四两也能拨千斤"。反之，面面俱到，泛泛而用，药杂量重，只能是"广原搏兔"，网罗多而弋获少。处方精当则药力专一，若面面俱到，反而相互牵制。故在临诊中，李长生教授力求辨证确切，组方精练，药少用精而疗效显然。此外，其对一些慢性病的治疗，一经辨证明确，施治得效，就不轻易更方，常一方到底，略事加减。体现了"验不变法，效不更方，随证加减"这一治则。

病情复杂者，处方用药当抓主要矛盾，兼症多的患者，可尽量选用一药多效之品而统顾之。而功用相近之品，一般不叠用。李教授的处方精炼，法中有法，方中有方，方出有名，制方严谨，疗效显著。

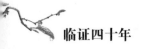
痞满

痞满最早见于《黄帝内经》，是以心下满闷，痞塞不通，按之柔软而不痛，触之无形的病证。此证常伴有脘腹胀满或轻度胃痛。纳少、嗳气、大便溏或不畅等，是临床较常见的胃肠病证。实际上，慢性胃炎、胃的功能性疾患、消化不良等大凡胃、肠、肝、胆、胰等脏器的器质性或功能性疾病所致的心下、脘腹部位痞、满、胀等大致可参照痞满辨治。

一、辨证要点

1. 首辨虚实　李长生教授辨治痞满时应以辨虚实为首要，将痞满分为实痞、虚痞、虚实兼夹之痞。凡外邪伤中，饮食不化；或情志影响气机升降，邪气结于胸（胁）脘；或腑浊不下，浊气上逆，胃失清旷；或湿、痰、浊、饮结于心下，影响气机运行，皆属有邪、有滞，宜按实痞论治。若非上述病因病理所为，而系中气不足，脾阳或胃阴匮乏，运化无力，温煦润降失职，阴阳失调所致痞满，属无邪、无滞，按虚痞论治。在虚痞基础上产生的寒、热、气滞、血瘀、痰、湿、积等为虚实兼夹之痞，当消补兼施。

2. 次辨寒热　李长生教授认为痞满除首要考虑"气"的因素之外，从理论上讲，苔黄腻、黄燥，舌红，其脉关上浮，或滑数、沉弦，恶心，口苦，口渴喜饮，心下灼热满闷者为热。舌苔白腻、白滑或淡黄而滑，舌质淡白或胖，脉濡细或沉迟，口不渴，或渴不欲饮，脘腹畏寒怕冷，受寒而生痞满者为寒。若见脘痞烧心，嘈杂口苦，但胃中怕冷，畏进生冷，舌淡苔白或淡黄腻者，乃寒热错杂之痞。但在临床上，多数情况往往没有那么典型的症状和舌、脉表现，痞满之偏寒偏热，在辨析上往往说易行难，思之不慎，极易搞错，被舌脉等假象所误，因此尤当慎之。

二、辨证论治及方药的运用

1. 胃脘痞满之实证

（1）肝胃气滞证：此型目前很常见，由于胃镜的广泛使用，医生仅凭肉眼所见之胃镜像，在并无病理依据的情况下即诊断为"浅表性胃炎伴糜烂""浅表萎缩性胃炎"或胃、食管反流等。这类情况占胃镜报告单中的大半，而医生对此镜像又未能与患者很好沟通，加之患者缺乏基本医学常识，见到"糜烂""萎缩""胆汁反流"等类描述，望文生义，造成不必要的思想负担，导致睡眠不佳，想入非非，出现胃脘胀满、嗳气、胃胀连胁、消化不良等症。胃肠可谓"第二大脑"，与精神、神经因素密切相关，某种意义上属甚至可称为医源性疾病。

常用方药：柴胡10g，白芍10g，枳壳12g，香附12g，鸡内金20g，百合20g，乌药10g，苏梗10g，白蔻6g，陈皮12g，佛手10g。

加减：烧心者，加黄连6g、吴茱萸3g、蒲公英30g，也可考虑黄连温胆汤加减；胃痛或刺痛者，加郁金15g、徐长卿15g、丹参15g；反酸者，加左金丸、瓦楞子15g、浙贝母15g；肠化生或细胞不典型增生者，加蛇莓10g、蛇六谷10g、白花蛇舌草30g；肝郁伤阴见舌红口干者，加石斛15g、麦冬10g、玉竹15g；寐差梦多者，加炒酸枣仁30g。津液不足者，行气药宜使用性平偏润偏凉之品，如柴胡、佛手、香橼、绿萼梅之类，忌用草豆蔻、砂仁、厚朴之类香燥行气。

（2）脾胃气滞证：此型也较多见，主要表现为胃脘痞满作胀，连及腹部，矢气则舒，饭后为显。常用方：胃苏饮、香砂枳术丸化裁。苏梗10g，陈皮12~20g，香附12g，炒白术10g，枳实12g，砂仁6g，大腹皮10g，香橼10g，佛手10g，生谷麦芽各15g。

此型必须问清加重或诱发加重的因素，随症加减：饭后加重者，可考虑增鸡内金15g、山楂15g、神曲20g等消导助运；进食生冷、水果、海鲜等加重者，加厚朴10g、草豆蔻10g、木香6g、小茴香10g、荜茇10g；气滞痞胀兼疼痛者，常选香附、白芷。大便偏结属实者，加槟榔10g、酒大黄10g、莱菔子15g。

（3）气滞湿困证：此证型临床并不少见，现代临床为何湿邪困中多见，原因在于：①饮食肥腻，海鲜；②肥胖者占比高；③聚会应酬，酒湿伤脾困中。湿阻易碍气机，气滞则湿无从宣化，互为因果。湿热气滞常选三仁汤、连朴饮化裁，常用药物：白豆蔻9g，通草6g，杏仁10g，薏苡仁30g，厚朴10g，陈皮12g，苍术10g，半夏10g，苏

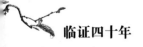

叶10g，神曲15g，佩兰10g，茯苓20g等；寒湿内困之痞可用生姜泻心汤、半夏泻心汤、厚朴温中汤化裁，不宜用黄连、黄芩，常用药物有厚朴10g、砂仁6g、陈皮10g、法半夏10g、茯苓10g、草豆蔻10g、木香6g、藿香10g、六神曲15g、大腹皮10g、炒苍白术各10g。

2. 胃脘痞满之虚证　此类患者常因中虚气弱，清气不升，气失旋运或兼脾阳偏衰，中焦阴霾不散所致。症见胃脘隐隐不适作堵或胃脘沉重或见大便溏，饭后或劳累后症情加重，形体较弱，舌淡，脉细无力。常用方药：补中益气汤合香砂六君子汤化裁。党参15g，黄芪30g，白术10g，木香6g，砂仁（或白豆蔻）6g（苔白腻偏寒用前者，苔偏黄或淡黄用后者），陈皮6g，半夏10g，苏梗10g，茯苓15g，六神曲20g。如清气不升，见大便不爽，加升麻6g、柴胡6g；兼见嗳气，应使用旋覆代赭汤加味；兼见隐痛不适者，可参入小建中汤或归芪建中汤；兼见便溏者，宜参用参苓白术散；中虚偏寒者，加少许肉桂、小茴香，3～6g即可；偏热郁化热者，加黄连3～6g，蒲公英20g。此型患者需权衡正虚与邪实之主次轻重，灵活调整两者用药，包括剂量的比例。正虚明显者，可加用人参；偏寒者可党参换红参，行气药仅选1～3味，小剂量即可，以防行散耗正，愈疏愈壅；消化乏力在选用消导药时仅用1～2味，剂量宜小，以防耗伤正气。亦见部分患者中虚属气阴两虚，常见口干舌燥，大便溏或不畅，苔少，此时用药可删偏燥之白术，加黄精、枸杞、山药之类，切忌使用寒凉滑肠之类如天花粉、麦冬、元参等滋阴药。尤其是天花粉，用之不当，可导致频泻不止。还有少许患者中气虚并见阳虚水泛，水气互结作痞，此时宜用附子泻心汤，适当加用行气温散之品如干姜、丁香、桂枝、吴茱萸等。

3. 寒热错杂、虚实夹杂证　除上述痞满虚证所涉及的最常见的中虚气滞之外，虚证并见的实邪包括了痰、湿、瘀、食积及寒热等。部分已在前文中述及，不再赘及。其中气虚夹瘀，多由气虚不能运血，或阳虚络脉失宣，胃络失于气血温养，或平日嗜饮，中气早伤，久则络脉瘀痹或久病入络。症见脘痞不开，或兼隐隐刺痛，舌多紫暗或瘀斑，屡用扶中理气药乏效。治当在扶中益气的同时，佐当归、丹参、刺猬皮、郁金、降香等辛润通络以开痞，而不用峻逐，以防戕伤正气。

经验所见，临床往往标本互呈或标邪重叠的现象较为常见，辨证时需根据实际情况灵活加减，避免刻板分证用方。比如中阳虚与寒湿、痰湿，胃阴虚与郁热、湿热、虚热，中气虚与气滞、食积、痰湿、血瘀等，每多并见。实邪痰、气、瘀又每互结为患。

（1）寒热错杂证及半夏泻心汤：以下重点阐述寒热错杂证及半夏泻心汤加减化

裁，李长生教授善用经方半夏泻心汤加减治疗慢性胃炎、反流性食管炎、消化性溃疡等各种脾胃疾病。半夏泻心汤出自张仲景《伤寒论》，具有平调寒热、散结除痞之功，集中体现了中医寒热并用、消补兼施、升降相因的调和思想。本方对脾胃失运、气机升降失常、寒热错杂等证具有很好疗效。

半夏泻心汤出自东汉医家张仲景的名方，由半夏半升（洗）、黄芩三两、黄连一两、干姜三两、人参三两、炙甘草三两（炙）、大枣十二枚七味药组成。其在《伤寒论》149条曰："伤寒五六日，呕而发热者，柴胡汤证俱，而以他药下之，柴胡证仍在者，复与柴胡汤。此虽已下之，不为逆，必蒸蒸而振，却发热汗出而解。若心下满而硬痛者，此为结胸也，大陷胸汤主之；但满而不痛者，此为痞，柴胡不中与之，宜半夏泻心汤"。《金匮要略》第10条也有记载："呕而肠鸣，心下痞者，半夏泻心汤主之。"其主治呕利痞证，其病机在于少阳误下伤中，邪热乘虚内陷，以致脾胃升降失职，寒热错杂之邪蕴结中焦出现心下痞塞胀满、呕利、肠鸣。其功用为寒热平调，消痞散结。

李教授认为半夏泻心汤的三大指征为痞、呕、钝痛，或有脘中烦热、肠鸣下利、食纳不振、口苦、舌质红、舌苔白等见症。李教授认为半夏泻心汤的应用当以脾胃病辨证论治思维为指导。脾胃居于中焦，为气机升降之枢纽，脾为阴脏，其气主升，其性喜燥，多虚多寒，气多于血；胃为阳腑，其气主降，其性喜润，多实多热，多气多血。脾胃功能相互协调，升降相因，气血相和，燥湿相济，寒热互调。若受外感风寒暑湿等或七情内伤饮食劳逸侵犯人体，损伤中焦脾胃之气，导致脾胃纳运失司，升降失常，燥湿不济，寒热错杂，虚实夹杂，且南方多湿热，其人喜嗜酒食辛辣，起居生活多无规律，易兼杂湿热。

李教授对半夏泻心汤证的"心下痞"有独到的见解，认为其在脾胃病的辨证中起了重要的指导作用。"心下痞"成因多为胃气素虚，或治疗失误（吐、下），以致无形邪热内陷心下，因其内无痰水、宿食等实邪阻滞，与结胸（如大、小陷胸汤证），水痞（如五苓散、十枣汤证）等有本质的区别。李教授通过临床总结，泻心汤痞证见于心下，当胸之下、脘之上的膈中部位。膈，居脏腑上下之间，阴阳表里之半，为少阳所主。而前人谓，少阳外主腠理，内主膈中，为人体气机出入升降活动的枢纽，如其人本质素弱，病势消极，误下之后，客热下陷，虚邪上逆，导致升降失职，少阳枢机不利则病变内陷、阴阳互结，遂成不交之痞，因作痞也。故病在少阳，邪无出入之路，治以汗不能泄，下不能夺，唯有和解一法，故首选半夏泻心汤寒温补泻并施，以为痞证正治。

（2）半夏泻心汤方解及加减化裁：半夏泻心汤方中半夏苦温，《本经》谓：

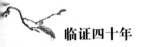

"主心下坚"，下气开结，和胃消痞又善降逆止呕而为君药；干姜"辛走气，辛以散之"，辛开痞结以和阴，黄芩、黄连"苦先入心，以苦泻之"，苦降泄热以和阳，泄热开痞，寒热并用共为臣药；因消痞须藉胃气以为使，故有人参、甘草、大枣，"甘以补之"，益气和中而为佐使药。综合全方，寒热互用以和其阴阳，辛苦并进以调其升降，补泻兼施以顾其虚实，是为本方的配伍特点。李教授认为临床上患者寒热虚实常有侧重，应根据其寒与热，虚与实之轻重及兼夹证加减，以使之方证相合。李教授根据丰富的临床经验及对经典的理解，在半夏泻心汤原方基础上加减化裁，形成了自己的特色常用基础方：半夏10g，黄芩10g，黄连6g，干姜3～6g，党参15～30g，蒲公英15g，白芷10g，砂仁6g，白豆蔻6g，炒麦芽20g，炒谷芽20g，生甘草6g。其方配伍精当，颇有讲究。其蒲公英、白芷为药对，蒲公英清热解毒，消肿排脓，白芷理气止痛，多用于寒热错杂，兼有胃脘疼痛的患者，体现了糜烂性胃炎、胃溃疡等从痈论治特点；情绪不佳，可用甘松代替白芷，脾胃疾病多因气机升降失调导致，故以砂仁、白豆蔻益气健脾；脾胃疾病多为慢性疾病，久病致脾胃虚弱，运化受纳腐食功能下降，故加炒麦芽、炒谷芽消食和中，体现"六腑以通为用"特点，且其性平，多服不伤脾胃；久病损伤脾胃气血，气血多虚多瘀，多加用党参、丹参、三七粉、生黄芪以调和气血；若患者胃酸过多，可加用浙贝母，根据现代药理研究发现，浙贝母有制酸功效；若兼有大便难解，多加用炒莱菔子30g、酒大黄10g；肝气郁滞，多表现为胁肋胀闷，或痛引胁肋，或腹胀，多加用佛手、玫瑰花等疏肝理气之品，或加四逆散、柴胡疏肝散之类方，体现脾胃从肝论治特点；热重则减干姜用量，阴伤明显去党参，易太子参，或加石斛、天花粉等；久病入络，气血瘀滞，胃镜常提示慢性萎缩性胃炎，宜加用刺猬皮、三七粉等。

胃痛

胃痛，是以上腹胃脘部近心窝处疼痛为主证的病症，亦称"胃脘痛"。

一、对胃痛的认识

1. 中医病名　《内经》中就有记载"少阳司天，心痛，胃脘痛"，同时还记载有胃痛与其他脏腑的关系，如"木郁之发，民病胃脘当心而痛"。明清时期，胃痛已经成为一种正式病名，如《医学正传》"古方九种心痛……详其所由，皆在胃脘，而实不在于心也"。

2. 胃痛的病因病机

（1）外感六淫：外感寒、热诸邪，皆可导致胃脘气机阻滞，不通则痛，尤以寒邪为多。

（2）情志失调：思则气结，怒则气逆，肝失疏泄，横逆犯脾，而生胃痛。

（3）饮食失宜：饮食不洁、饥饱无度、喜食过热过凉都会伐伤胃气。

（4）体质因素：若素体先天不足，或长期劳累，或久病体弱，皆可损及脾胃。

3. 现代医学对胃痛病因的认识

（1）环境因素：流行病学调查发现胃痛的发病与气候、季节等环境因素有密切联系。胃痛常发生于冬春季，随着气温的上升，胃痛的发病率也会明显下降。气压、气温、湿度巨变也会增加胃痛的发生率。

（2）情志因素：现代社会，人们面临着巨大的工作，学习压力，研究表明，精神上的压力也是胃痛发生的重要因素。

（3）遗传因素：研究发现有胃痛家族史的人，发生胃痛的概率要高于普通人群，这说明胃痛与遗传因素有一定关系。

（4）生活习惯：饥饱无常，嗜食辛辣生冷之物，长期失眠熬夜等不良的饮食起居习惯，都会提高胃痛的发病率，暴饮暴食、常食生冷、饥饱无度者患慢性胃炎的风险比正常人群更大。

二、辨证论治及方药的运用

胃痛可分为以下几种，即气痛、湿热、阴虚、虚寒等，气痛多为初病，血病多为久病，初病在经，久病入络。中医认为"痛则不通，通则不痛"。不通是气血不流通，因此中医治疗疼痛不外调气、活血。初病在经，从气治；久病入络，从血治。在痛的性质方面，气痛多走窜，血痛固定不移，临证必细辨之，切忌一见疼痛，即进止痛之剂，或气血不分，动辄活血化瘀。李长生教授治疗气痛常用百合乌药汤（陈修园方）。方中乌药辛温行气散寒止痛，入肺、脾、肾、膀胱经；百合甘寒，入肺心经，常用于润肺止咳，还可清心安神。方中，乌药行气止痛，百合入肺，是治气之总司，肺气一通则诸气皆畅所以著效。用量百合20～30g，乌药10～15g，两者为2：1。陈修园说此方治"服热药无效者",但李教授经验体会,临床不分寒、热、虚、实皆可加减用。若以气痛为主,以百合汤加味(百合30g,乌药15g,白芷12g,川楝子10g,延胡索15g,茯苓12g,半夏10g,甘草6g,陈皮10g,佛手12g,丹参20g,檀香3g、砂仁6g)。

对于肺胃阴虚者,症见胃脘隐痛或灼痛,嘈杂似饥,饥不欲食,口干不思饮,咽干唇燥,干咳无痰,大便干结,舌体瘦,质嫩红,少苔或无苔,脉细而数。方选益胃汤和芍药甘草汤加减治疗。方中北沙参、玉竹、石斛益气养阴;麦冬、生地、百合滋养阴精;芍药、甘草酸甘化阴;缓急止痛。若气滞较重者,可加佛手、玫瑰花、香橼、代代花等轻清畅气而不伤阴之品;胃痛较甚时与金铃子散合用,止痛而不化燥;津伤液亏明显者,加用天花粉、乌梅等生津养液;大便干结者,重用生白术30~60g,生津润燥,可加火麻仁、郁李仁、瓜蒌仁等润肠通便。

对于瘀血阻滞者,症见胃脘疼痛,状如针刺或刀割,痛有定处而拒按,面色晦暗无华,唇暗,女子月经延期,色暗,舌暗有瘀斑,脉涩。方选失笑散和丹参饮加减理气活血、化瘀止痛。方中蒲黄、五灵脂活血祛瘀止痛;丹参活血化瘀;檀香、砂仁行气止痛。若血瘀而兼血虚者,宜和四物汤养血活血;若血瘀而兼脾胃虚衰者,可加炙黄芪、党参等健脾益气以助行血。

对于遇冷则胃痛加重,并见小便清长,脉迟缓,舌淡苔白等,为虚寒。常用良附丸合黄芪建中汤加减(高良姜10g,香附10g,黄芪20g,桂枝12g,白芍20g,神曲20g,生姜6g,大枣6枚,甘草6g),药到病除,屡试不爽。

对脾肾阳虚者,症见胃脘痛,不能进食生冷,大便稀溏,形寒肢冷,腹部喜暖,腰膝酸软,舌淡苔白,脉沉细。方选理中汤、良附丸、四神丸加减,温肾健脾,温胃止痛。方中附子、干姜以温肾暖脾,补骨脂温肾助阳;肉桂、高良姜、香附温胃行气止痛;吴茱萸、肉豆蔻温中散寒;五味子涩肠止泻。有时酌加花椒、小茴香。若为五更泻,反见心烦嘈杂,而有寒热错杂之症者,可选乌梅丸寒温并用,温脾止泻。

对于中虚气滞证,药用党参、黄芪、山药、炙甘草、陈皮、白术、茯苓随证加减;对于肝胃不和证,以柴胡、苏梗、白芍、枳壳、陈皮、佛手、炒麦芽、郁金、鸡内金、甘草等;对于湿阻证,常用藿香、佩兰、陈皮;若舌苔白滑,可少量加入蔻仁。肺胃气滞证,伴焦虑抑郁,治以疏肝理气清肺,选用百合乌药汤,药用百合30g、乌药9g。百合甘寒,清肺热,乌药行气止痛。对瘀热内阻者,重用蒲公英,李教授认为此药既能清胃,又可消瘀,尤适用于瘀热胃痛,如能用蒲公英的根,效果更好。一般用量在30g左右。对于胃镜病理有肠上皮化生者,加蛇莓、蛇六谷,解毒抗癌。

反流性食管炎

反流性食管炎是指胃内容物（包括十二指肠液）反流入食管，其中的酸性物质导致食管黏膜破损引起的慢性炎症，属于胃-食管反流病的范畴。此病属于中医"反胃""吐酸""呕吐"等范畴。主要临床表现为烧心、反酸、胸骨后灼痛、嗳气、恶心等，西医治疗常用质子泵抑制剂、促胃肠动力药对症支持治疗。

一、病因病机

目前中医认为反流性食管炎病位在食管，与肝胆脾胃密切相关，脾胃互为表里，木常克土，且肝之经脉"夹胃属肝络胆，上贯膈，布胁肋，循喉咙之后，上入颃颡"。《寿世保元》云："夫酸者肝木之味也，由火盛制金，不能平木，则肝木自甚，故为酸也。"《素问》亦云："诸呕吐酸，皆属于热。"其发病机制多为情志不畅，气机郁滞，郁而化热，横逆犯胃，导致气机升降失常；或饮食不节，损伤脾胃，或嗜食辛辣肥甘，致痰湿内生，郁而化热，灼伤脉络，瘀血内生；或年老体虚，或劳倦久病，脾胃虚弱，运化失常，均可导致气机升降失常，肝胆疏泄失司，胃失和降，胃气上逆而发为本病。

李长生教授认为，此病还与肺密切相关，肝升肺降，脾升胃降，共同调畅全身的气机，且从解剖部位来看，肺与胃仅仅一膜相隔，胃相连之食管也居胸中与肺系相邻，肺主一身之气，天气降，斯云雾清，而诸窍为之通利，上焦不行，则下脘不通，肺之肃降为胃之通降的基础，脾胃为全身气机之枢纽，胃之通降也是肺之肃降的必要条件。《素问·刺禁论》曰："肝生于左，肺藏于右"，肝理气，主升发，调达一身之气机，肺司气，主肃降，维持全身气机调畅，左肝右肺，一升一降，相互制约协调，为气机升降的枢纽，共同作用使气机升降有序，故认为气机升降失常为发病基础，肝胆疏泄失司，胃失和降，胃气上逆是此病的主要病机，后期可导致痰浊、瘀血等病理产物结聚食管。本病初期以实证居多，中后期多为本虚标实，虚实夹杂，本虚为脾胃虚弱，实则为气郁、痰浊、血瘀。

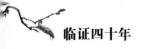

二、辨证论治及方药的运用

1. 从肺肝论治　肺居上焦，主气机的宣发和肃降；胃居中焦，主通降，气机以降为顺；在胃气不降时，可导致肺失肃降发生咳喘，肺失宣降亦可引起胃气上逆，发为呕逆，如叶天士《温热论·三时伏气外感》篇云："大凡吸入之邪，首先犯肺，发热咳喘，口鼻均入之邪，先上继中，咳喘必兼呕逆、腹胀，虽因外邪，亦是表中之里。"薛生白亦云："肺胃不和，最易致呕。"故李教授多以调理全身气机为基础，添加清降肺气的药物，善用入肺胃二经的枇杷叶、旋覆花，既可以清降肺气，又能降逆止呕，配合重镇降逆之代赭石，使上逆之气得降，又喜用浙贝母、苏叶、枳壳、桔梗等开宣肺气，使肺气宣发肃降功能恢复，气机调和，则胃气通降，临床疗效显著。

《临证指南医案·卷一》曰："肝为风木之脏，因有相火内寄，体阴用阳，其性刚，主动，主升，全赖肾水以涵之，血液以濡之，肺金清肃下降之令以平之，中宫敦阜之土气以培之，则刚劲之质，得为柔和之体，遂其条达畅茂之性，何病之有。"故需保持肝气条达，治疗上从其发病机制一是肝疏泄太过，木旺克土，治疗以抑肝气、泻肝火为主，故用柴胡、黄芩、黄连疏肝泻热，加以白芍、百合等重视酸甘之品以敛肝、缓肝的运用；二是肝疏泄不及，木郁土壅，用柴胡、郁金、厚朴等辛散之品疏理肝气，佐以鸡内金、六神曲、焦山楂等健脾消食之药使脾胃壅塞得以运化；三是土虚木乘，脾胃虚弱，肝气得以乘虚而入，导致脾胃运化失常加重，治疗以健脾益气培土，多用党参、白术、茯苓、炙甘草等。使肝胆疏泄正常，全身气机条畅，脾胃纳运相得，津液输布正常，邪不可干。

2. 辨证论治

（1）气郁痰阻——开郁化痰，降逆和胃。《丹溪心法·六郁》云："气血冲和，万病不生，一有怫郁，诸病生焉。故人身诸病，多生于郁。"人体的各种生理活动，以气为动力，能推动脏腑气化，输布津液，宣畅血脉，消化水谷。情志不畅，气机郁结，导致气血津液运化失常，气郁日久，化火煎灼津液，聚而成痰，进一步阻滞气机，发为咽喉不适如有痰梗、胸部闷满，或嗳气或反酸或咳嗽，吞咽困难，声嘶，舌苔白腻，脉弦滑。李教授善用经方半夏厚朴汤治疗此类患者，如《医宗金鉴》云："咽中如有炙脔，谓咽中有痰涎，如同炙肉，咯之辛以散结，苦以降逆；茯苓佐半夏，以利饮行涎；紫苏芳香，以宣通郁气，俾气舒涎去，病自愈矣。此证男子亦有，不独妇人也。"若反酸症状明显，酌情添加浙贝母、乌贼骨制酸止痛，嗳气明显加旋覆花、代赭石、枇杷叶降逆和胃。研究表明半夏厚朴汤可以有效抑制胃酸改善胃肠功能。

（2）湿热——辛开苦降，清热祛湿，和胃降逆。平素饮食不节，或嗜食辛辣肥甘，致湿浊内生，郁而化热，湿热内蕴，发为烧心，反酸，胃脘部或胸骨后灼痛，反胃，口干口苦，易饥饿，心烦失眠，头重如裹，大便黏腻，舌红，苔黄腻，脉弦滑。李教授临床多用辛开苦降之半夏泻心汤加败酱草、吴茱萸，临床多用苦寒之黄芩、黄连清热祛湿，辛温之半夏燥湿、降逆止呕，人参、大枣、炙甘草甘温健脾益气和胃，可酌情添加少量干姜，全方温清并用，补泻兼施，上下调和，升降复常，使邪气有出入。

（3）脾虚——补中益气，健脾和胃。《黄帝内经》云："饮入于胃，游溢精气，上输于脾，脾气散精，上归于肺，通调水道，下输膀胱，水精四布，五经并行，合于四时五脏阴阳，揆度以为常也。"故脾胃运化水谷精微，为人体的各项生理功能提供营养，是为中枢环节。此病发展到后期，脾胃受损，气血生化无源，中气不足，气机反而上逆，则发为反酸或泛吐清水，嗳气，反胃，胃脘部隐痛或胀满，纳差，神疲乏力，舌淡，苔薄，脉细弱。李教授多用健脾益气之四君子汤加减，或补中益气汤，加半夏、旋覆花、代赭石等降逆下气，嗳气频者，加砂仁、豆蔻，若胃脘部隐痛难忍，加延胡索、川楝子行气止痛，此期可酌情添加丹参、五灵脂等活血化瘀之品，符合"久病必瘀"的理论。

3. 生活调护　在临床过程中，李教授善于指导反流性食管炎患者的生活调理，生活干预是疾病治愈的重要保障：①保持心情舒畅是关键；②饮食调护是基础，少食多餐，以软食为主，少进食流质饮食，禁烟酒，忌食咖啡、巧克力、浓茶，避免进食过冷、过热及刺激性食物；③夜间睡眠时应适当抬高枕头至15cm左右，睡前3小时不进食，餐后要处于直立位或者散步半小时促进消化，避免剧烈运动。医者不仅仅需要帮助患者治愈疾病，更重要的是教患者养成正确的生活态度和方式，达到"未病养生，防病于先"的目的。

胃癌及癌前病变

在我国，胃癌发病率居恶性肿瘤第2位，死亡率居恶性肿瘤第3位。其中，上皮内瘤变和肠化生被视为胃癌的癌前病变，是胃癌发生的必经阶段。西医以调控饮食、根

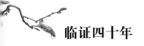

除Hp、应用维A类化合物、维生素A等药物及内镜下干预等治疗胃癌癌前病变，但疗效欠佳。

一、病因病机

中医文献中并无"胃癌"之说，根据其临床表现可归为中医学"噎膈""积聚""反胃""胃脘痛"等病证。其病变部位主要在脾胃，且与肝、胆等脏腑密切相关，病因多为饮食不节、外邪（包括Hp感染）犯胃、情志失调等，导致机体气血阴阳失调、脏腑经络功能失常。李东垣在《脾胃论》中云："脾胃元气即伤，元气亦不能充，而诸病之所由生也。"认为疾病的发生都是源于脾胃虚损，多数医家认为胃癌的病机可以归纳为"虚""痰""瘀""毒"。李长生教授认为胃癌的发生与久感外邪、饮食不节、情志失畅、忧思恼怒、久病失治、误治等导致正气亏虚有关，继而气滞，蕴生痰瘀，与正虚相兼，虚实夹杂，病情日久发为肿瘤。胃癌有本虚标实、虚实夹杂的特点，本虚为脾胃气虚、胃阴虚及脾阳虚，标实为气滞、血瘀、痰凝、湿热等。治疗应虚实兼顾、标本兼治，以健脾扶正之品为君，外合化痰散结、行气祛瘀、清热解毒之品为臣，兼顾补益肝肾、攻补兼施，君臣相济，相得益彰，方得良效。

二、辨证思路

1. 辨证用药，治病求本　《素问·阴阳应象大论》曰："治病必求于本。"李长生教授认为，辨证论治乃中医之根本，治病当审证求因。中医强调个体化治疗方案，不但要根据患者症状特点作为诊疗依据，还要综合分析患者的性别、年龄、饮食习惯、体质、情志等，把握疾病本质及证候主次，对证下药，方能见效。如患者以胃脘胀满为主要症状，应仔细了解发生胀满的性质、时间、部位及程度等，分辨是否喜寒热、喜按压，多出现在餐前还是餐后，胀满部位是否固定、以上腹还是下腹胀满为主，或与情志相关，是否兼夹疼痛、反酸、烧心等症状，并结合患者舌脉、体型、神志等，四诊合参，辨清寒热虚实，多能一矢中的。

胃癌癌前病变多有本虚标实、虚实夹杂的病机特点，临床症状复杂多变，当分清主次，对症治疗，如患者邪实俱盛，当先以祛邪为主；如为正虚邪亦不甚盛，则以扶正为主，辅以祛邪。若偏重于脾胃虚弱，表现为胃脘稍胀或隐痛、得按则舒、纳呆、舌淡苔白、脉细时，治以健脾益胃为主，予香砂六君子汤或四君子汤加减；若偏重于脾胃湿热，表现为胃脘胀满或疼痛、头重如裹、大便黏滞不爽、舌红苔黄腻、脉濡或滑时，治以利湿清热为主，予藿朴夏苓汤或三仁汤加减；若偏重于肝胃不和，表现为胃痛走窜、痛引两胁、情志不遂时加重，喜太息、脉弦时，治以疏肝理气、和胃止痛为主，方选柴胡疏肝散加减；若偏重于胃阴亏虚，表现为胃脘稍胀或隐痛、饥不欲食、舌红少苔、脉细时，治以滋养胃阴为主，方选沙参麦冬汤或益胃汤加减；若偏重于胃络瘀阻，表现为胃脘刺痛、夜间尤甚、舌暗有瘀斑、舌底络脉迂曲，脉涩时，治以活血化瘀、通络止痛为主，方选丹参饮合失笑散加减。如此，在辨证论治基础上，配合行气活血、解毒散结之品，并结合患者自身体质特点，方能药到病除。

2. 调畅气机，升降有序 《脾胃论》曰："清浊之气皆从脾胃出"。《素问·阴阳应象大论》曰："清阳出上窍，浊阴出下窍"。脾主升，胃主降，脾胃健则清浊升降有序。清代医家吴达在其书《医学求是》中曾言到"中气为升降之源，脾胃为升降之枢轴"，而《四圣心源》所言则更为具体"脾升则肾肝亦升，故水木不郁；胃降则心肺亦降，故金火不滞。火降则水不下寒，水升则火不上热。平人下温而上清者，以中气之善运也"，可见胃与脾相表里，同属中焦，共同构成了人体气机升降的枢纽，其相互关系极为密切。胃的发病常导致脾功能失常，而脾的功能受损多可导致本病的发生。故在治疗本病时，调理升降，脾胃同治，颇为重要。正如《临证指南医案·脾胃》中"总之脾胃之病，虚实寒热，宜燥宜润，固当详辨，其于升降二字，尤为紧要"所论；另如现代医家徐珊"脾胃互为表里，为气机升降的枢纽，在辨治脾胃病的时候，必须运用调节脾胃升降的治法"；李教授认为胃癌的治疗应重视气机的调节，气机的升降出入运动保持着气血调和、阴阳平衡。再者，脾的升清运化功能失常，会导致水湿痰瘀蕴积于胃，而枢转气机，利于化痰祛瘀、运化毒邪，故而在临床治疗时尚应加入助脾运化升清之药如升麻、防风等以枢转气机。

胃主受纳，通降为顺，胃作为六腑之一，主受纳腐熟水谷，"以通为用，以降为和"。正如《黄帝内经》中"未有逆而能治之也，夫惟顺而已矣"所强调的，在临床治疗时需要顺从胃自身的生理功能特性去治疗，方能取得较为满意的治疗效果。并且临床上该病亦常见呃逆、呕吐、不消化等胃气不降的症状，故于治疗用药时常可加用麦芽、莱菔子、神曲、山楂等药物帮助胃消化行运，竹茹、代赭石、枳壳等药助胃以通降。

肝主疏泄，调畅气机，中焦气机升降亦有赖于肝气之疏泄。《血证论》曰："木之性主于疏泄，食气入胃，全赖肝木之气以疏泄之，而水谷乃化，设肝之清阳不升，则不能疏泄水谷。"肠化生合并癌前病变患者，多伴肝郁气滞，就诊时多精神紧张、

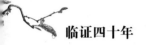

焦虑，平素工作压力大，情绪焦躁易怒，七情与五脏分别有关，是五脏精气活动外在表现，情绪太过易伤脏腑，故《灵枢》有云："喜怒不节则伤脏。"肝主疏泄，调节气血运行，因此在调节情志方面发挥重要作用，是故针对此类患者当治以疏肝行气为法，重视气机的通条畅顺。胃癌前病变病位主要在脾胃，脾胃升降失常可表现为胃脘胀满堵塞，或胃脘痛、嗳气泛酸，甚或恶心呕吐、纳差等，治疗时不仅可选用柴胡疏肝散作为主方疏肝行气，还可用木香、砂仁、紫苏梗、枳壳、厚朴等调畅中焦气机、行气健脾和胃；另一方面，行气药配合其他治法，有利于疾病向愈。如脾胃虚弱型患者，稍加行气药，可使全方补而不滞；脾胃湿热型患者，佐以行气药，则气行湿化，湿去热孤；肝气犯胃型患者，配合行气药，则肝气条达、全身气机通畅。

3. 与时俱进，中西合璧　李教授认为本虚标实为胃肿瘤的基本病机，其中脾胃虚弱存在于胃癌发生、发展及转归的全过程，健脾益气、补气养血之等补虚药贯穿于治疗本病的始终。胃癌患者早期症状并不明显，发现之时多为中晚期，因此正气亏虚，邪毒内蕴之象比较明显，再经手术、化疗放疗等更进一步耗损人体的气血津液的治疗方式，使得患者脾胃之气更加亏虚，因此胃癌患者多为脾胃亏虚之证，脾失健运，胃失受纳，痰浊、瘀血、热毒等病理因素错综复杂。李教授认为胃癌的治疗既要重视扶助正气，又要祛除邪气，扶正补虚，尤其注重保护胃气。祛邪以抗热毒、抗瘀血、抗痰浊。因胃癌患者的病机错综复杂，主要以正虚为本，兼有热毒、痰浊、瘀血等病理因素性质的不同，因此李长生教授对胃癌的治疗所用中药也较广泛，除补虚药以外，清热解毒药、利水渗湿药、消食药、安神药、理气药、活血化瘀药等各类中药均使用。现代医学对于胃癌癌前病变尚缺乏有效手段，中医药对此病可发挥独特优势。李教授将传统中药功效与现代药理作用相结合治疗胃癌癌前病变疗效显著，党参、白术、茯苓等中药具有提高机体免疫功能、抗氧化、抗疲劳、抗肿瘤等作用；蛇莓、蛇六谷、山慈姑、白花蛇舌草、半枝莲、莪术、白英、蒲公英、石见穿、土茯苓、猕猴桃根等清热解毒药具有抗肿瘤作用，对肿瘤的发生发展有明显抑制作用，可诱导细胞凋亡。白及、煅瓦楞子等具有修复、保护胃黏膜的作用。李教授经多年临床观察，将具有抗肿瘤作用的中草药如蛇莓、蛇六谷、山慈姑、白花蛇舌草、半枝莲等随证加减用于治疗胃癌癌前病变，可有效阻遏其进展，在某种程度上甚至可以逆转胃癌癌前病，改善患者的不适症状，提高其生活质量。"脾为生痰之源"，李教授认为肿瘤为秽浊之气，有形之痰，痰浊黏滞，常与热毒、瘀血互结，故痰浊不化，则热毒、瘀血不去，故李教授常用薏苡仁、茯苓等健脾利水渗湿以及当归、丹参、莪术活血化瘀，可使脾胃得以健运，痰浊自消。胃癌患者多见脾胃之气亏虚，运化功能失常，很容易引起食积胃肠，在扶正补虚的同时，配伍适量的稻芽、麦芽、神曲、莱菔子、山楂、鸡内金等消食药消食开胃，健运脾胃，使胃气复来。

4. 扶正为本，健脾为要 《黄帝内经》中说："胃者，五脏六腑之海也，水谷皆入于胃，五脏六腑，皆禀气于胃。"又说："故谷不入，半日则气衰，一日则气少矣。"另《古今医鉴》云："胃乃六腑之本，脾为五脏之源"；《严氏济生方》云："盖胃受水谷，脾主运化，生血生气，以充四体者也。"可知脾胃为后天之本，气血生化之源，一旦功能受损，饮食减少，则气血生化减少，正气便会不足，正虚无力抗邪，此时病情就随之进展。诚如《医宗必读》中所论："积之成者，正气不足，而后邪气踞之。"况且该病患者多有手术、放化疗等损伤正气的西医治疗，临床上见该病纳差乏力者比比皆是，故治疗该病，不论哪种证型，扶正健脾都是第一要务并贯穿治疗过程的始终，这也是当前医家的共识，健脾补气和胃可贯穿于治疗的始终。

三、辨证论治分型

李长生教授根据自己对胃癌的认识及个人临床经验，认为该病主要分为气血虚弱型、肝郁气滞型、脾胃虚寒型、痰湿凝滞及痰瘀互结型。

1. 气血虚弱型 患者多是长期胃病、不规律饮食败伤脾胃，从而导致气血生化无源；或是胃癌术后、多次化疗后，气血耗伤，常表现为纳差、恶心，乏力，自汗盗汗。患者一般都较为消瘦，面色㿠白，舌质淡苔薄少，脉弱。治疗时应该补益气血为主，常用人参、白术、太子参、黄芪、当归、白芍、灵芝等药。

2. 肝郁气滞型 患者则多为平素心情抑郁，情志不舒，肝气横犯于脾胃，典型表现为呃逆，胃胀不适，两胁不舒，纳差，大便干稀不调，舌苔白，脉弦细。治疗上以疏肝理气为主，常用柴胡、郁金、川楝子、青皮等药。

3. 脾胃虚寒型 患者平素精神萎靡不振，面色多见萎黄中稍带青白色，肢冷畏寒，不能饮食生冷，大便常不成形，典型者可为五更泻，大便中可见完谷不化，舌质淡白，苔薄白，脉迟，治疗上主以补火温阳。需注意的是该证型尚有变证，如患者苔厚腻，脉滑缓，不可一味认为是痰湿症，查其苔虽腻，舌质必淡白，脉虽滑，按之必迟而无力，此仍是脾胃虚寒，但兼有痰湿。治疗时仍要以温阳为主，阳温则痰湿自去；另有患者则见有口干，心烦，苔黄，脉数大等一派热象，此是真寒假热，查其口干但不饮水，虽饮水必饮热水且量少，心虽烦反喜裹衣被，苔虽黄，舌质必淡白，脉虽数大，按之必迟涩，治疗时万不可清热泻火，必以大剂量附子、干姜温阳助火方可

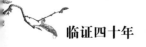
见功。

4．痰湿凝滞型　多见于身体较胖，平素喜食肥甘厚味的患者，主要表现为不思饮食，腹泻，精神昏蒙，舌体大，舌苔厚腻，脉滑且缓。治疗以健脾燥湿化痰为主，常用清半夏、陈皮、苍术、泽泻等药。《丹溪心法》云："善治痰者，不治痰而治气"，故在燥湿化痰的基础上，尚可加入砂仁、枳实、木香等理气之品。另外还可见到痰湿夹火者，脉沉滑且数，可加入清痰火的药物如黄连、黄芩、栀子、桑叶等。《医学研悦》云："治火必先于理血"，故治痰火尚应加入赤芍、牡丹皮、当归一类的理血药。

5．痰瘀互结型　是痰湿的基础上加以瘀血搏结其中，主要辨证要点在于舌色紫暗，舌下脉络粗暗，脉来滞涩，或举之滑，按之反涩，或按之搏指，指下似有豆形，凝涩不开。此证多见于胃癌中后期患者，治疗时应于化痰湿中加入活血破血药如三棱、莪术，并佐以健脾扶正。

四、胃癌的分期论治

1．外科根治者，防止复发转移　对于临床分期相对早，可行手术切除的患者，瘤体负荷已减轻，癥积盘踞，坚硬不移的病理形态已发生改变，但仍不可排除残留的癌细胞及肉眼或现代医学检验所不能发现的微小转移灶。癌毒易复发、易转移的特性使得当人体正气虚损之时，"余毒"可能再次萌发癌肿。李长生教授认为该类患者中医治疗的根本目的在于抗复发转移，因此治疗的侧重点仍是祛邪，而祛邪的关键在于化瘀。胃癌患者血液大部分处于高凝状态，血液成分和运行异常与血瘀证的微观病理变化相符，带有癌毒性质的瘀血形成了新的病理产物癌栓，与肿瘤生长、浸润、转移关系密切。胃癌患者正气亏虚的本质加之手术、化疗伤正，气血不足，无力行血而进一步致血瘀。因此，结合此期病机特点治疗的基本思路为化瘀散结、益气健脾，常用六君子汤化裁，以党参、黄芪共奏益气扶正之效，以三七、莪术共达祛瘀之功。同时强调个体化治疗，随证加减，如中虚气滞者，加木香、香橼、佛手、砂仁等；阴血亏虚者，加当归、芍药、熟地黄、阿胶等；胃阴不足者，加生地黄、麦冬、乌梅等；脾胃虚寒者，加炮姜、桂枝、肉豆蔻等；肝胃郁热者，加吴茱萸、煅瓦楞子、川黄连等；脾虚食滞者，加炒麦芽、焦神曲、焦山楂、鸡内金等。

2．带瘤生存者，延长生存期限　对于无外科手术机会的晚期带瘤生存患者，李教授认为中医治疗的目的在于提高患者的生活质量，延长生存期限。晚期胃癌患者丧失手术机会致使瘤负荷日益增加，临床病情亦复杂多端。除癌肿外，往往合并腹腔积液、梗阻、甚至恶病质等表现，加之病情久矣，导致正气亏虚，无力抗邪，且癌毒深陷，反复侵蚀，正气愈虚。李教授认为此期患者病机以正气亏虚，癌毒蕴结为主，但气血互根互用，气虚则无力行血，气滞亦血行不畅，故在益气同时仍不忘祛瘀，提出益气扶正、健脾消癥的治疗原则。此期李教授善重用补气药扶正培本，喜用黄芪、党参这一药对，同时根据正虚邪盛的程度调整两者用量。虚象明显者参、芪用量可分别达30g和60g，虚象不显者则可相应减半。虽然对于带瘤生存者扶正贯穿始终，但晚期胃癌瘀毒内陷，癥积日久，李教授常在扶正基础上结合虫类药物破血消癥。虫类药走窜性强，既能破血消癥，亦可通络止痛，在治疗晚期、难治性肿瘤时临床效果显著，但须注意虫类药物易耗伤阴血，用量不可过大过猛，短程使用，中病即止。

五、常用药

1. 黄芪　《神农本草经》中列黄芪为上品。黄芪为李教授论治胃癌处方中单味用药最多的中药，该药甘温，归脾肺经，补气升阳、生津养血，是补益中气的要药，既善补脾肺之气，又益胃气、固表止汗。本品功长补益中气，又被称为补气圣药，黄芪善补五脏之虚证，现代药理研究表明，黄芪中富含多糖、皂苷、黄酮类等多种活性成分，是发挥抗肿瘤作用的重要成分。现代研究发现，黄芪中的多糖成分可以通过抑制COX-2mRNA的表达、使Bax的蛋白的表达增强来促进胃癌细胞的凋亡。

2. 白术　首载于《神农本草经》，并列为上品，素有"脾脏补气第一要药"之美誉。白术性温，味甘、苦，归脾、胃经，功效为补脾益气、燥湿利水、固表止汗、安胎，是健脾益胃、消食散痞之佳药。白术在补益脾气的同时，还可以"培土生金"，补益肺气。研究表明，从白术中分离出的挥发油、多糖和内酯类成分等具有诸多药理作用，如抗肿瘤、抗炎、胃肠调节功能等。现代药理研究发现白术可以通过调节肿瘤患者体内的免疫因子及肿瘤标志物，达到提高患者生活质量的目的。

3. 太子参　又叫童参、孩儿参，该药性平，味甘、微苦，主归脾、肺经，既善补脾肺之气，又可养阴生津，其药性十分较平和，为清补之佳品，健脾补气、生津润肺，善治脾虚体倦，气阴不足之证；尤适于脾胃虚弱之人初用。现代药理研究发现，太子参富含苷类和多糖，其为增强机体免疫功能的有效成分。研究证实，太子参多糖提取物可以增加小鼠免疫器官重量，提高机体免疫功能。

4. 茯苓　该药首见于《神农本草经》，并将其列入"轻身益气，不老延年"的

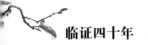

"上品"。其性味甘平，归脾、肾、心经，其功效为健脾渗湿、宁心安神，本药有"十方九苓"之说，也为临床常用药材。茯苓功长利水渗湿、善治痰湿水饮之证。胃肿瘤患者大多脾胃之气亏虚，纳运无力，因甘味入脾，可补后天之脾气以充养先天，适用于脾胃虚弱之证。现代研究表明茯苓多糖能直接抑制肿瘤细胞，增强机体免疫力，主要表现在抑制肿瘤生长、同时增强细胞免疫和体液免疫。

5. 灵芝　味甘性平，入心、肺、肝、肾经，主要功效为补气安神、止咳平喘。现代药理研究证实灵芝主要是通过有效调节机体的免疫功能，促进肿瘤细胞的分化来发挥抗癌作用。灵芝最重要的活性成分为灵芝多糖，肿瘤患者在常规化疗过程可结合服用灵芝多糖，起到抗肿瘤和显著增强机体免疫功能的作用。

6. 当归　味甘、辛，性温，入心、肝、脾经，具有补血活血、调经润肠之效。当归素有"十方九归"的说法，在疾病的防治中起着重要作用。当归历来有"补血要药"之称，其能够有效改善人体的造血和免疫功能。当归的重要化学成分多糖可以通过促进造血细胞的分化和增生，发挥造血功能，通过改善造血微环境，从而促进其释放造血生长因子，最终促进生成造血细胞。

7. 白花蛇舌草　味甘、微苦，其性寒，入胃、大肠、小肠经，主要功效为清热解毒消痈、利湿通淋。现代药理研究结果证实，白花蛇舌草包含萜类、黄酮类、蒽醌类、苯丙素类及其他化学成分，本药具有抗肿瘤、抗菌抗炎、调节免疫功能。在中医临床中，白花蛇舌草一直用于胃肠肿瘤的治疗，或癌症放、化疗后的辅助治疗，抗肿瘤活性为其最重要的药理活性，临床疗效显著。

8. 半枝莲　性辛、味苦寒，入肺、肝、肾经，功效主要为清热解毒、化瘀利尿。现代实验研究表明该药经过配伍可以治疗多种恶性肿瘤，现代免疫细胞化学法，研究发现半枝莲黄酮化合物在体外具有抑制肿瘤细胞Survivin蛋白表达、促进PTEN蛋白表达的作用，使得肿瘤新血管的生成受到抑制，从而达到抑制人胃癌SGC-7901细胞、人低分化胃癌BGC-823细胞的作用。

9. 蛇六谷　为天南星科多年生草本植物魔芋和华东魔芋 *Amorphophallus sinensis Belval* 的干燥块茎，其性味辛、温，具有化痰散结、行瘀消肿等功效。现代实验研究证实，魔芋的主要成分为魔芋葡甘聚糖，并含有生物碱、阿魏酸、桂皮醛等多种成分。《本草纲目》记载：魔芋"辛、温，有毒，久煎方可内服，用于治疗咳嗽、积滞、疟疾、跌打损伤、痈肿风毒等。"《中药大辞典》记载，蛇六谷可广泛用于治疗各种恶性肿瘤，疗效明显，是苏浙沪地区常用抗癌中药之一。动物实验表明，蛇六谷有较好的抑制肿瘤作用，有效成分有葡甘聚糖，有效部位有蛇六谷水提取物、石油醚、乙酸乙酯、正丁醇萃取物等。现代研究对蛇六谷乙酸乙酯萃取物A1组分对人胃癌SGC-7901细胞株的增生抑制作用进行研究，发现A1组分对SGC-7901细胞增生有明显的抑制作用，且有剂量依赖性，并具有明显的细胞形态学改变；RT-PCR结果显示，随着A1组分剂量的增加，具有明显的下调Bcl-2基因及上调Bax基因水平的作用。提示其抑制作用可能与下调Bcl-2基因及上调Bax基因水平作用有关。

10．蛇莓　始载于《别录》，属下品，味甘性苦寒，有小毒，入肝、肺、大肠经；具有清热解毒、散瘀消肿、凉血止血的功效；可用于感冒痢疾、热病惊痫、咽喉肿痛、咳嗽咯血、疔疮痈肿、湿疹黄疸、蛇虫咬伤、烫火伤等病证的治疗；现广泛用于恶性肿瘤的治疗。在体外，蛇莓对肝癌、胃癌、食管癌有显著杀伤作用。研究表明，蛇莓提取物可以抑制H22肿瘤生长，其作用机制可能与促Bax表达，抑制Bcl-2表达有关。

第四节　治疗呼吸系统疾病临证经验

咳嗽

咳嗽为肺系疾病的主要病症之一。因为肺气上通于咽喉，开窍于鼻，外合皮毛，司呼吸。肺为娇脏，外感或内伤的多种原因，均可导致肺气失于宣发肃降，使肺气上逆而引起咳嗽。

李长生教授秉承《内经》对咳嗽的认识。病因方面，《内经》指出了有内、外两个方面。外因主要是指外感邪气，由皮毛而入，合于肺而致病。《素问·咳论》所谓"皮毛者，肺之合也，皮毛先受邪气，邪气以从其合也。"《内经·至真要大论》等篇还详细论述了风、寒、暑、湿、燥、火六气胜复的变化对咳嗽产生的影响，说明十分重视咳嗽与外界气候变化的关系。内因则指出了寒饮入于胃，则冷饮之邪，循胃口上膈，从肺系上于肺而致至于咳。所以在辨证论治之时，首先要区分内外之别。而在《素问·咳论》中，认识到"五脏六腑皆令人咳，非独肺也。"详细论述了五脏咳与六腑咳的证候不同，确立了以脏腑分类的方法。这为我们现代诊治咳嗽病提供了理论基础。

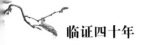

对咳嗽的认识也随着时间的推移逐渐丰富。《伤寒杂病论》中对咳嗽的证治作出了许多具体的论述，按照证方相应设立了许多经典明方。为伤寒表不解、心下有水气、干呕发热而咳所设立的小青龙汤；为表邪夹寒饮，咳喘气逆而设的射干麻黄汤；治疗寒饮内停的苓甘五味姜辛汤；治疗虚火咳逆的麦门冬汤等，均为我们提供了治疗咳嗽的效验经方。

历代医家对咳嗽的认知逐渐丰富细致。隋代巢元方《诸病源候论》，在论述《内经》五脏六腑皆令人咳的基础上又把咳分为"风咳""寒咳""支咳""肝咳""心咳""脾咳""肾咳""胆咳""厥阴咳"等。宋代陈无择《三因极一病证方论》将咳嗽分为内因、外因、不内外因所致的三类。至金代刘完素、张子和更明确地把咳嗽与六气联系起来，提出"风、寒、暑、湿、燥、火皆令人咳"及"嗽分六气，无拘以寒说"，进一步阐明咳嗽与自然界"六淫"的关系，而刘完素及李东垣尤重视湿邪的致病因素。《丹溪心法·咳嗽》则将咳嗽分为风寒、痰饮、火郁、劳嗽、肺胀五种。总之，历代医家对咳嗽的分类、病机、治疗原则、方药等均有了广泛而深入的研究，使有关理论及实践经验不断丰富。

一、辨证经验

李长生教授认为咳嗽病位表现在肺，而与诸脏腑相通，病机关键在外邪侵袭或脏腑气机失调累及于肺，肺失宣降而致咳嗽。治疗咳嗽时强调与脏腑相联系，既要祛除病邪，又要顺乎人的整体生理特点。肺居于上焦，外合肌表，有宣发肃降的功能特点，在治疗咳嗽时要注意肺气的这个特点。肺气不宣多见于外邪闭塞肤表或他脏累及于肺，比如肝气瘀滞，此时需用宣散之法。肺气不能肃降而上逆，则可致气逆咳嗽，比如肝气、胃气不降导致肺气不降之时导致内伤咳嗽，此时宜用降气之法。因咳嗽连及五脏六腑，所以治疗之时需根据临证思辨，灵活应用诸治法。

1. 首辨外感内伤　李中梓《医宗必读·咳嗽》中曰："总其纲领，不过内伤外感而已。"李长生教授认为，辨证当先明病因。外感咳嗽以六淫之邪侵及肺卫肌表而起，又以风寒、风热、风燥为主，多为新病，有感邪病史，起病急，病程短，常伴肺卫表证。内伤咳嗽，多以痰湿、痰热、肝火、气阴亏虚为主，多为久病，常反复发作，病程长，更可伴见它脏兼证。

2. 次辨证候虚实　实咳者，多因邪壅于肺、肺失宣降而上逆所致。如外感六淫从口鼻或皮毛侵入，使肺气被束；或内生痰湿、痰热上壅于肺；或肝火化风，上扰于肺，均可致肺气失之宣降而作咳嗽，邪实而正不虚，故咳声重浊，气盛不虚。虚咳者多因素体不足，或病久体虚等导致正气虚衰，宣降无力而作咳，多为气阴亏虚，主要涉及肺、脾、肾三脏。正如沈金鳌在《杂病源流犀烛·咳嗽哮喘源流》中说："盖肺不伤不咳，脾不伤不久咳，肾不伤火不炽，咳不甚，其大较也。"不仅指出肺脾肾三脏是虚咳的主要病变所在，并指出了咳嗽累及的脏腑是随着病情的加重而由肺及脾，由脾及肾的。肺之气阴亏虚，气机不能正常宣发肃降，则致虚咳无力，咳轻气短，或咽痒干咳；或脾土亏虚，土不生金，或肾虚及肺，金水不能相生，均可致肺虚而咳，且逐渐生变。而临证亦多见虚实夹杂者多，或因实证咳嗽失治，病久而虚；或因素体禀赋不足，卫外不固，或因虚致实，导致邪实与正虚并见，虚实错杂，故辨证时更需辨明。

3. 注重脏腑联系 《素问·咳论》曰："五脏六腑皆令人咳，非独肺也"，指明了咳嗽除与肺有关，亦与其他脏腑有关。李长生教授秉承《内经》理论，认为咳嗽虽属肺系病证，而与五脏六腑相通。临床中，如有肠腑壅滞、腑气不降，或胃肠气逆，或肝气郁结、肝火炽盛、肝胆湿热、肝阴不足，或肾精亏虚、肾阴不足，或脾虚失运而痰湿内蕴、或痰郁化热，或心气心血亏虚、心火亢盛等脏腑病变，均可引起咳嗽之临证表现，辨证论治时当慎思明辨，探根求源，对症下药方能药到病除。

具体到咳嗽的临床治疗，应分清邪正虚实、病位脏腑。外感咳嗽，为邪气壅肺，多为实证，故以祛邪利肺为治疗原则，根据邪气风寒、风热、风燥等不同，应分别采用疏风、散寒、清热、润燥治疗。外感咳嗽当忌敛涩留邪，当因势利导，俟肺气宣畅则咳嗽自止。内伤咳嗽，多属邪实正虚，故以祛邪扶正，标本兼顾为治疗原则，应防宣散伤正。可根据病邪为"痰"与"火"，祛邪分别采用祛痰、清火为治，正虚则养阴或益气为宜，又应分清虚实主次处理。喻嘉言《医门法律》指出"内伤之咳，治各不同，火盛壮水，金虚崇土，郁甚舒肝，气逆理肺，食积和中，房劳补下，用热远热，用寒远寒，内已先伤，药不宜峻"。所以除直接治肺外，还应从整体出发注意治脾、治肝、治肾等，注意调理脏腑，顾护正气。咳嗽是人体祛邪外达的一种病理表现，治疗决不能单纯见咳止咳，必须按照不同的病因病机分别处理。

二、辨证论治

1. 外感咳嗽

（1）风热犯肺

1）症状：咳嗽咳痰不爽，痰黄或稠黏，喉燥咽痛，常伴恶风身热，头痛肢楚，鼻

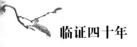

流黄涕，口渴等表热证，舌苔薄黄，脉浮数或浮滑。

2）治法：疏风清热，宣肺止咳。

3）常用方药：桑菊饮加减。

4）方解及加减：应用桑叶、菊花、薄荷疏风清热；桔梗、杏仁、甘草宣降肺气，止咳化痰；连翘、芦根清热生津。咽喉肿痛甚者加蒲公英、山豆根、板蓝根清热消肿止痛，咳嗽甚者，加前胡、枇杷叶、贝母清热化痰止咳；表热甚者，加金银花、荆芥、防风疏风清热；声音嘎哑者，加射干、牛蒡子清热利咽；痰黄稠，肺热甚者，加黄芩、知母、石膏清肺泄热；热伤肺津，咽燥口干，加沙参、玉竹清热生津。

（2）风寒袭肺

1）症状：咳声重浊，气急，喉痒，咳痰稀薄色白，常伴鼻塞，流清涕，头痛，肢体酸楚，恶寒发热，无汗等表证，舌苔薄白，脉浮或浮紧。

2）治法：疏风散寒，宣肺止咳。

3）常用方药：三拗汤合止嗽散加减。

4）方解及加减：应用麻黄辛温散寒宣肺止咳、荆芥疏风散寒，合杏仁宣肺降气；紫菀、白前、百部、陈皮理肺祛痰；桔梗、甘草利咽止咳。咽痒咳甚者，加徐长卿、蝉蜕祛风止痒；鼻塞声重加辛夷、苍耳子宣通鼻窍；若挟痰湿，咳而痰黏色白，苔腻者，加半夏、芥子祛湿化痰；若表证较甚，加防风、苏叶疏风解表；或有身热者加生石膏、黄芩解表清里。

（3）风燥伤肺

1）症状：喉痒干咳，无痰或痰少而粘连成丝，咳痰不爽，或痰中带有血丝，咽喉干痛，唇鼻干燥，口干，常伴鼻塞，头痛，微寒，身热等表证，舌质红干而少津，苔薄白或薄黄，脉浮。

2）治法：疏风清肺，润燥止咳。

3）常用方药：桑杏汤合杏苏散加减。

4）方解及加减：方中桑叶、豆豉、苏叶疏风解表，清宣肺热；杏仁、贝母化痰止咳；沙参、梨皮、山栀清热润燥生津；紫菀、款冬花、百部、甘草温润止咳，加用桔梗利咽止咳。表证重者，加薄荷、荆芥疏风解表；津伤较甚者，加麦冬、玉竹滋养肺阴；肺热重者，酌加生石膏、知母清肺泄热；痰中带血丝者，加生地、白茅根清热凉血止血。

2．内伤咳嗽

（1）痰湿蕴肺

1）症状：咳嗽反复发作，尤以晨起咳甚，咳声重浊，痰多，痰黏腻或稠厚成块，色白或带灰色，胸闷气憋，痰出则咳缓、憋闷减轻。常伴体倦，脘痞，腹胀，大便时溏，舌苔白腻，脉濡滑。

2）治法：燥湿化痰，理气止咳。

3）常用方药：二陈汤合三子养亲汤加减。

4）方解及加减：二陈汤以陈皮、半夏、茯苓行气健脾，燥湿化痰；生姜、甘草理气和中；三子养亲汤以白芥子温肺利气、快膈消痰；苏子降气行痰，使气降则痰不逆；莱菔子消食导滞，使气行则痰行。两方合用，则燥湿化痰，理气止咳。临床应用时，多加桔梗、杏仁、枳壳以宣降肺气；痰多而胸闷脘痞者，可加苍术、厚朴健脾燥湿化痰；若寒痰较重，痰黏白如泡沫，加干姜、细辛以温化痰饮；脾虚证候明显者，加党参、白术以健脾益气；兼有表寒者，加荆芥、防风解表散寒。

（2）痰热郁肺

1）症状：咳嗽气息急促，或喉中有痰声，痰多稠黏或为黄痰，咳吐不爽，或痰有热腥味，或咳吐血痰，胸胁胀满，或咳引胸痛，面赤，或有身热，口干欲饮，舌苔薄黄腻，舌质红，脉滑数。

2）治法：清热肃肺，化痰止咳。

3）常用方药：清金化痰汤。

4）方解及加减：方中用黄芩、知母、山栀、桑白皮清泄肺热；茯苓、贝母、瓜蒌、桔梗、陈皮、甘草化痰止咳；麦冬养阴润肺以宁咳。若痰热郁蒸，痰黄如脓或有热腥味，加鱼腥草、金荞麦根、象贝母、冬瓜仁等清化痰热；胸满咳逆，痰涌，便秘者，加葶苈子、风化硝泻肺通腑化痰；痰热伤津，咳痰不爽，加北沙参、麦冬、天花粉养阴生津。

（3）肝火犯肺

1）症状：上气咳逆阵作，咳时面赤，常感痰滞咽喉，咯之难出，量少质黏，或痰如絮状，咳引胸胁胀痛，咽干口苦。症状可随情绪波动而增减。舌红或舌边尖红，舌苔薄黄少津，脉弦数。

2）治法：清肝泻火，化痰止咳。

3）方药：黛蛤散合黄芩泻白散。

4）方解及加减：方中青黛、海蛤壳清肝化痰；黄芩、桑白皮、地骨皮清泻肺热；粳米、甘草和中养胃，使泻肺而不伤津。二方相合，使气火下降，肺气得以清肃，咳逆自平。火旺者加山栀、牡丹皮清肝泻火；胸闷气逆者加葶苈子、瓜蒌、枳壳利气降逆；咳引胁痛者，加郁金、丝瓜络理气和络；痰黏难咳，加海浮石、贝母、冬瓜仁清

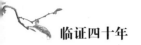
热豁痰；火热伤津，咽燥口干，咳嗽日久不减，酌加北沙参、百合、麦冬、天花粉、诃子养阴生津敛肺。

（4）肺阴亏虚

1）症状：干咳，咳声短促，痰少黏白，或痰中带血丝，或声音逐渐嘶哑，口干咽燥，常伴有午后潮热，手足心热，夜寐盗汗，口干，舌质红少苔，或舌上少津，脉细数。

2）治法：滋阴润肺，化痰止咳。

3）方药：沙参麦冬汤。

4）方解及加减：方中用沙参、麦冬、玉竹、天花粉滋阴润肺以止咳；桑叶轻清宣透，以散燥热；甘草、扁豆补土生金。若久热久咳，可用桑白皮易桑叶，加地骨皮以泻肺清热；咳剧者加川贝母、杏仁、百部润肺止咳；若肺气不敛，咳而气促，加五味子、诃子以敛肺气；咳吐黄痰，加海蛤粉、知母、瓜蒌、竹茹、黄芩清热化痰；若痰中带血，加山栀、丹皮、白茅根、白及、藕节清热凉血止血；低热，潮热骨蒸，酌加功劳叶、银柴胡、青蒿、白薇等以清虚热。

李长生教授在治疗咳嗽中，如遇患者有表邪未解者，或久咳后复感外邪者，则忌用敛气止咳，如五味子等，以免敛涩留邪，造成胸满憋喘急症。

中风后肺炎

李长生教授临床对脑病及相关并发症的诊疗有丰富的临床经验及独到擅长之处。而肺部感染是脑病或颅脑损伤最常见、最严重的并发症之一，占脑病并发症的首位，也是重症脑病患者最主要的死因之一。

脑病相关性肺炎，常以吸入性肺炎或坠积性肺炎方式起病，无典型临床表现，特别对高龄和隐性误吸的患者，常为隐蔽的无反应性肺炎或坠积性肺炎，极易导致误诊误治。脑病患者中的昏迷、气管切开或气管插管、吞咽困难和饮水呛咳或鼻饲、肢体严重瘫痪和长期卧床、老年、体弱及合并糖尿病者极易发生肺炎。因脑病患者机体本身体质下降及耐药菌的产生等原因，故在临床上对脑病相关肺炎，尤其是重症的治疗较棘手，预后较差。目前采用中西医结合方法防治脑病相关肺炎，疗效较好。

1. 李长生教授认为，患者受到各种原因导致脑部脉络损伤，造成脑部组织失血失养；痰浊瘀血阻滞清窍，脑失所养，元神失主，神机失用；瘀血痰浊可郁积而化热，热盛伤津，炼液成痰，致痰热阻肺，肺失宣降；热结肠腑，腑气不通、燥屎内结，而又伴有体虚气血亏弱，卫外无力。初起多以发热、咳嗽、咳黄痰、舌质红、脉滑数为主要表现；而后脾失运化，痰湿内生，上渍于肺，出现咳嗽重着，痰多壅盛，色白而稀，喉间痰声辘辘，舌质淡，苔白腻，脉滑。伤后随着时间延长，久咳伤肺，肺气亏虚，虚损及脾，则多以咳嗽无力，喉中有痰或痰稀白无力咳出，大便溏烂，舌色淡白，舌体胖大、边有齿痕，苔薄白或白腻，脉细无力为主。李教授认为对该病病因病机的认识，应重视脑与肺、脾、大肠等脏腑的相互关系及影响。根据中医辨证施治的理论，可将重症脑病并发肺部感染分为痰热壅肺型、痰浊蕴肺型和肺脾气虚型三型论治。脑病并发肺部感染的病因主要是痰、瘀、热、虚邪；病位涉及脑、肺、脾；病机为元神之府失养，肺、脾功能失调，痰湿停肺，为虚实夹杂之证。初起之时以痰热互结为主，其后多由实转虚，形成诸多以虚证为主的临床表现。

（1）病因病机：李长生教授认为可将脑病相关肺炎归属于中医"咳证""喘证"范畴。从病因学角度分析，脑病相关性肺炎应属于外因为主，内因为基，内外因共同为病。如果患者卒中后没有误吸和坠积，就不会出现肺部炎症。其病机是因误吸和坠积，邪毒直中于肺，肺气壅遏，化热生痰，痰热交阻，气机不畅，肺失清肃，而出现咳喘、咳痰、发热等证。病位虽主要在肺，但波及脾、胃、肝、肾、大肠等脏腑。

（2）治疗原则：脑病相关性肺炎常急性起病，病程初期多为邪气实，邪实主要是指热、痰、湿、滞。病程日久，痰热必然耗气伤津，导致正虚邪留，正气虚主要指气虚与阴虚。因此，急性期以祛邪为主，如清热、化痰、祛湿、降气等；中后期则应祛邪与扶正并举，根据正与邪的孰轻孰重，或以祛邪为主兼以扶正，或以扶正为主兼以祛邪。

2. 脑病并发肺部感染患者由于意识不清、免疫功能降低、长期卧床、反射减弱或消失等多种因素的影响，导致多数患者排痰困难而行气管插管或切开；同时各种侵入性操作导致多种细菌交叉感染或多种细菌交替感染，均会使感染病情加重。李长生教授认为，治疗一定要坚持中西医结合治疗，若单纯使用抗菌药物（即使根据痰细菌培养的药敏结果用药）进行治疗，但由于自身体质亏弱，正不御邪，也往往难以有效地控制肺部感染，况且由于长期反复使用抗菌药物，患者甚至会出现多重耐药菌感染，还极易导致患者菌群失调和双重感染的发生。而中医药在降温、平喘、祛痰，提高血氧饱和度和氧合指数、减少病程天数等方面能发挥较好效果，且中医药治疗不易耐药、可随症加减，具有泄热、促排痰、提高机体免疫功能等作用。因此，李教授在临

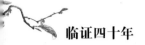

床治疗疾病中积极运用传统中医药参与治疗，并起到重要地位。在辨证论治基本原则指导下，多根据病情分期分别给予不同的处方用药，取得了较好的效果。

（1）急性期：此期关键病机为"痰热"，以痰热壅肺证多见。由于痰热伤阴及抗生素、脱水药的应用，导致阴津亏虚、痰液黏稠不易咳出，肠燥津干、腑气不通，故清热化痰、泻下存阴是此期的重要治则。李教授根据自身多年经验，多以清热泻肺汤加减治疗。基本方：鱼腥草、金银花、白花蛇舌草、半夏、麸炒枳壳、芦根、沙参、薏苡仁、大黄。方中鱼腥草性味辛、微寒，入肺经，善清热解毒、消痈排脓；金银花，味甘性寒，入肺、心、胃经，清热解毒，善清上焦邪热，清宣肺火；两药合用，有清热祛火、化痰宣肺之功，共为君药。臣以半夏燥湿化痰、降逆止咳，白花蛇舌草清热解毒、利湿通淋，芦根清热泻火、生津止渴，北沙参养阴清肺，祛痰止咳，薏苡仁利水健脾、清热排脓，枳壳理气宽中、行滞消胀，佐以大黄清热泻火、逐瘀通便。诸药合用，共奏清热泻火、宣肺化痰、养肺滋阴的功效。随症加减：口干舌燥显著者，可加天花粉、百合、知母生津润肺；喘息者加射干泻肺平喘；痰多者可加浙贝母、胆南星加强祛痰止咳；痰黏黄稠者，可加天竺黄、竹沥清热滑痰利肺；热重者加黄芩、连翘清热泻火；腑气不通，大便秘结加芒硝、枳实通腑泄热，化痰除痞；咳痰带血者加白茅根、侧柏叶凉血止血；舌质暗、唇发绀，瘀血明显者加红花、丹参、当归、川芎、牛膝等活血通经，化瘀通窍。

重型颅脑损伤患者大多卧床、意识不清，常伴呕吐、易反流误吸等情况，可予鼻饲给药或灌肠给药。李教授认为这类鼻饲中药困难者或痰热腑实证候显著者，可采取直肠给药方式，并自拟清热化痰方鼻饲或直肠灌注予以治疗。基本处方：大黄、芒硝、枳实、枳壳、黄芩、鱼腥草、川牛膝。方中大黄泻下攻积、清热泻火、凉血解毒、逐瘀通经为君药，辅以芒硝泻下软坚、清热消肿，枳实破气消积、化痰散痞，鱼腥草清热解毒、消痈排脓，三者为臣药，四者合用，可达泻热通腑之效。佐以黄芩清热燥湿、泻火解毒，枳壳理气宽中、行滞消胀。以川牛膝活血通经、引血下行为使药。诸药相配，共奏清热涤痰、通腑开窍之效。

（2）恢复期：此期病机多为余热未清，因长期使用抗生素及苦寒清热中药，易伤及脾胃，脾升胃降功能失职。脾胃受损，运化失司，痰湿内生，蕴于肺络，症见咳嗽重浊，痰多色白而稀薄，或喉间痰鸣，苔白腻。常见痰浊蕴肺证，呈现虚实夹杂的病机特点，此阶段治疗重点在于"标本兼治"，以燥湿化痰、芳香化浊为治则，方用二陈汤加味治疗。常用处方：陈皮、半夏、厚朴、茯苓、薏苡仁、藿香、杏仁、石菖蒲。方中半夏辛温性燥，善燥湿化痰、和胃降逆为君药。陈皮理气行滞、燥湿化痰，厚朴燥湿消痰、下气除满，两药合用体现"治痰先理气，气顺则痰消"之意，共为臣药。佐以茯苓、薏苡仁健脾渗湿，杏仁止咳平喘、润肠通便，藿香芳化湿浊、和胃止呕，石菖蒲开窍醒神、化湿和胃。全方共奏燥湿化痰、健脾渗湿、化湿和胃的功效。随症加减：痰热未净、痰多者，加胆南星、浙贝母清热祛痰；痰气阻络，咳痰不畅者，可加白豆蔻、瓜蒌行气化痰；泡沫寒痰者加干姜、细辛温肺化痰；唇舌紫暗加桃仁、红花、赤芍活血化瘀。

如病情迁延不愈，咳嗽日久可进一步耗伤正气导致肺脾功能失调，脾失健运，不能运化水湿，而聚成痰，上渍于肺；肺气不足，肺失宣降，而咳痰无力，久咳难愈，为肺脾气虚证，故治疗上应重在补肺健脾，行气化痰。方用香砂六君子加减，处方：木香、砂仁、白术、茯苓、党参、半夏、陈皮、桔梗、薏苡仁、甘草。随症加减：痰多者，加莱菔子、葶苈子泻肺祛痰平喘；多汗者加黄芪、重用白术以益气健脾、补肺固表；面唇发紫者加当归、丹参、赤芍活血化瘀。

第五节　治疗内分泌系统疾病临证经验

消渴病

一、中医对消渴的认识

消渴之名，最早出自《黄帝内经》，即有"风消""消渴""消中""消瘅""肺消""膈消"等称谓。如《素问·奇病论》"此人必数食甘美而多肥也，甘者令人中满，肥者令人内热，故其气上溢，转为消渴"指出了消渴的病因病机，认为脏腑虚弱、饮食厚味、情志不畅为病因，内热为主要病机。对消渴病进行了较为全面的描述。汉代张仲景在《金匮要略》中，从消渴的理法方药进行了进一步深入的阐述，在脉症上，认为消渴的脉症为"寸口脉浮而迟，趺阳脉浮而数"，并列方剂白虎加人参汤、肾气丸治疗消渴，至今仍是治疗消渴病的重要方剂。魏晋时期，晋代皇甫谧在《针灸甲乙经》中言"脾瘅……此肥美之所发"，认为嗜食肥美为消渴的病因。隋代巢元方《诸病源候论》认为消渴病因或为年轻盛壮之时久服丹石，或不节房事，

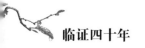

久之石热伤肾，房劳伤肾，肾虚生热，热燥伤津，出现口渴、多饮多尿；关于消渴的变证亦有记载，其中有云："其病变多发痈疽，此坐热气留于经络不引，血气壅涩，故成痈脓。"至隋唐时期逐渐确定"消渴"一词作为此类疾病的统称。唐代王焘在《外台秘要》中引《古今录验》，首次将消渴分为消渴、中消、肾消，并首次记录小便甜，"小便数……甜者皆是消渴病""每发必小便至甜"。宋代《太平圣惠方》有"三消论"一卷，明确提出"三消"一词，其言"夫三消者，一名消渴，二名消中，三名消肾"。上消、中消、下消的病名首见于朱丹溪《丹溪心法》，中曰："上消者肺也……中消者胃也……下消者肾也……"膈消与肺消同见于《素问·气厥论》"心移热于肺，传为膈消""心移寒于肺，肺消，肺消者饮一溲二，死不治"。朱丹溪则首次提出了"上消""中消""下消"的"三消"分类法，为明清所沿用。明清时期，消渴理论趋于成熟，诸家皆认可阴虚燥热的消渴病机，在辨治上进一步丰富，有从肾论治，有从脾论治等。明代张介宾在《景岳全书·杂证谟》曰："此消渴者，古人悉认为火证，然有实火者，以邪热有余也；有虚火者，以真阴不足也。"叶天士《临证指南医案》言："三消之证，不越阴亏阳亢，津涸热淫而已。"

二、李长生教授对消渴病因病机的认识

李长生教授认为2型糖尿病的发生是一个正气不足、邪气渐进的过程。本虚标实是消渴病的特点，气阴两虚为本，随着疾病发展，在本虚基础上兼见燥热偏盛、瘀血阻络、痰湿内蕴等邪盛的实性病变。痰湿、瘀血互搏，阻滞脉络，成为消渴血管并发症的直接因素。若痰瘀阻于目络，则精血不能上乘于目，而见视物模糊；若痰闭清窍、阻于肾络，可见尿浊、水肿、腰痛等症；若痰瘀阻于四肢、肌肉、脉络，则出现肢体麻木、疼痛无力，甚则发为肢端坏疽。

三、李长生教授辨证论治的经验

1. 气阴两虚　气阴两虚是消渴病最重要的病机，先天不足、饮食、劳伤、房劳、六淫、情志诸病因耗伤肺、胃、肾之阴，导致阴虚燥热的病变而出现消渴。津能载气，气能布津，消渴损伤日久，使之正气耗脱而致气阴两亏。李教授认为气阴两虚证是贯穿该病发生发展全过程的基本病理变化，气虚者多为脾气虚，气虚主要是脾气亏虚，阴虚有脾、肝、肾阴虚诸端。治疗上益气养阴为法，此证是贯穿该病发生发展

全过程的基本病理变化，患者主见口干喜饮，少气懒言，神疲乏力，腰膝酸软，大便稀溏，夜尿频多，舌淡苔白脉虚弱，方以生脉散为主方，常用药为人参、麦冬、五味子等。生脉散为宋金时期医家张元素所创，记录于《医学启源》下卷中，主要组成为"人参三钱、麦冬三钱、五味子十五粒"，本方设计之初是为治疗"肺中伏火，脉气欲绝"之证。意在"补肺中元气不足"，后世医家又将其用于"暑伤于气，脉虚弦细芤迟，属元气虚脱"之证，方中人参大补元气，又可固汗止脱而益肺生津，为君药；麦冬滋阴润燥，可与人参相协，补气育阴，为臣药；五味子敛阴止汗，而又益气生津，与人参麦冬为伍，既能固气津之外泄，又能复气阴之耗损，为佐药。李教授认识到消渴病虽有诸多病因，但最终都是导致脏腑功能失常，热邪内蕴，耗气伤阴，而气阴两虚为消渴病最常见证型，故应用生脉散配合其他药物治疗消渴病，并取得了良好的治疗效果。

2. 阴虚燥热 症见多食易饥、急躁易怒、咽干舌燥、五心烦热、尿色黄赤、便秘或干、口渴多饮、喜冷饮、舌红、少苔、脉细数。金元时期，消渴病的阴虚燥热病机理论逐渐成形，朱丹溪强调"阳有余阴不足"在消渴病因病机中起重要作用，刘完素提出的"燥热怫郁"说，张从正提出的"三消当从火断"，李东垣根据《内经》"二阳结谓之消"，提出"血中伏火"致消论。叶天士也在《临证指南医案》中曰："三消一症，虽有上中下之分，其实不越阴亏阳亢，津涸热淫而已。"施今墨认为患消渴病者，盖因火炎于上，阴亏于下，水火不相既济所致。李教授认为治宜滋阴生津、清热降火，方可选用一贯煎加味，常用药物为熟地黄、生地黄、沙参、玄参、枸杞子、山萸肉、女贞子、墨旱莲、黄精等。滋阴法是最常见治疗方法，因阴虚之人多有阳亢，故滋阴降火、滋阴潜阳法也时常用治法，常用药物为菊花、钩藤、赤白芍、天门冬、珍珠母、生龙骨、生牡蛎等。

3. 湿热内蕴 消渴病患者中多有形体肥胖者，叶天士曾云："阴盛之体，脾湿亦不少，湿阻气分，郁而为热。"此中所云阴盛之人正是指肥满之人，可见肥满正是痰湿之表象，肥胖者发生消渴，其病机也与痰湿密不可分。治以除湿为法：适用于消渴病"湿郁脾胃之阳"之患者，可见形体肥胖、身重疲倦、口干、口中枯腻或有甜味，常用方为二陈汤，若有口苦、舌苔黄腻者，则是湿邪郁而化热，可配合左金丸或黄连温胆汤。三焦湿热，三仁汤为主。湿重于热者，治宜化湿醒脾为法，常用平胃散，常用药物如陈皮、半夏、白术、茯苓、厚朴、苍术、黄连、黄芩、苏叶、佩兰、茯苓、黄连、黄芩、薏苡仁、川朴、茵陈等。

4. 血脉瘀滞证 "久病多虚""久病多瘀"。清代唐容川在《血证论》中也论

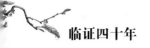

述："瘀血在里则渴，所以然者，血与气本不相离，内有瘀血，故气不得通，不能载水津上升，是以为渴。"可见瘀血对于消渴的发病有直接关系。李教授强调瘀血是消渴病发生、发展的重要病理机制之一。瘀血阻络，气血瘀滞，郁而化热，燥热伤阴，故生消渴；瘀血可影响津液输布与吸收，如瘀血在肺，肺气不通，宣降不利，水液输布受阻，周身不得濡养，故生燥热，而发消渴。同时瘀血又是消渴病发展过程中的病理产物，消渴病日久，热邪伤津耗气，气阴两虚，气虚无力推动血液运行，阴虚血脉不畅，故生血瘀。故而瘀血既可以是消渴病的病因，也是消渴病发展过程中可能出现的病理产物，其一旦形成，在加重原有病情的基础上，还可进一步发展最终独立致病。用于消渴病发展过程中出现的瘀血之证，此类患者临床可见，面色黧黑，肌肤甲错，周身或局部刺痛，半身偏枯，下肢发冷破溃甚至坏疽，舌紫暗有瘀斑，舌下脉络青紫，脉细涩，常方用《医宗金鉴》之桃红四物汤。治疗上以活血化瘀为法，气虚突出者，治宜益气活血为法，重用生黄芪；痰湿阻滞者，治宜化痰活血为法，常加用僵蚕、清半夏、栝楼、胆南星等；痰火阻络者，治宜化痰清火活血为法药用丹参、赤芍、当归、红花、桃仁、川芎、地龙、葛根、水蛭、三七粉等。如出现消渴病的并发症，如中风、坏疽等多与瘀血有关，在患者出现瘀血之象时，应尽早应用活血化瘀法，以防止疾病进一步演变。

5. 阴阳两虚 早在东汉张仲景就在《金匮要略》中说道："男子消渴，小便反多，以饮一斗，便一斗，肾气丸主之"，可见当时肾阳虚致消渴的理论已投入临床应用。唐代《外台秘要》曰："消渴者，原其发动，此责肾虚所致也……腰肾既虚冷，则不能蒸于上，谷气则尽下为小便者也，故味甘不变"。此时期医家逐步对肾阳虚引发消渴的原因进行探讨。明代赵献可在《医贯》中曰："故治消之法，无分上中下，先治肾为急"。可见肾阳虚理论在消渴的治疗中已得到相当程度的重视。治宜滋阴助阳、益气生津为法，常用金匮肾气丸化裁，药用黄芪、人参、生地、熟地、山萸肉、山药、茯苓、黄精、肉桂、炮附子、牛膝、枸杞子、五味子、地骨皮、仙灵脾等。

四、小结

李长生教授在现代临床诊治消渴病的基本理论上有其特色的见解：①主张健脾。李教授认为，消渴之疾，无论新旧，无论上中下消，消渴之疾，其基本病机为气阴两虚。在消渴治疗过程中，应根据病情，酌情加用健脾之品。即使无脾虚，每加补脾之品，可起未病先防之作用。②消渴病机多纷繁复杂，病位常涉及多脏，在辨证上，不仅仅要辨上中下消，还需辨虚实阴阳，辨气分血分；还需辨是否合并痰与瘀。李教授认为痰与瘀既是消渴病变过程中的病理产物，又是新的致病因素，在消渴的治疗中恰当运用祛痰化瘀之法，也是取得较好临床疗效的关键。

甲状腺功能亢进
（下文简称"甲亢"）

一、中西医对甲亢的认识

1. 中医对甲亢的认识　古代对于甲状腺疾病分类已有了一定的了解。如《诸病源候论》，对于本病的病因、病机以及证候分型都做了高度的概括，"瘿者，由忧恚气结所生，亦曰饮沙水，沙随气入于脉，搏颈下而成之""动气增患""瘿病者，是气结所成""忧恚思虑，动于肾气，肾气逆，结宕所生"，认识到瘿病跟情志、饮食、水土失宜有关。治疗上有据可查的有《神农本草经》："海藻，味苦，性寒。主治瘿瘤结气，颈核肿大，可破结散气。"《肘后备急方》记载用"海藻酒"治疗"颈下卒结囊渐大欲成瘿"。《僧深集方》记载"五瘿丸"使用动物靥等治疗。明清以前的药物治疗多以化痰消瘿为主，多属于含碘较高的药物，如海藻、海带、昆布等。代表方剂有海藻玉壶汤、神效开结散、六军丸、十全流气饮、琥珀黑龙丹等。针灸、中药内服外敷及手术等方法都已经出现。

情志不调是本病发生的重要因素，悲哀恼怒，郁伤肝气，肝失条达，郁结于内，易致水液输布失常，加之肝气郁久化火，灼液成痰，结于颈前而发此病。另外，饮食失宜亦是引起瘿病发生的重要因素。脾为后天之本，气血生化之源，主一身水液之运化。饮食不洁，嗜食膏粱厚味、刺激辛辣之品，易致脾气受损，脾失健运，水液停聚，郁结成痰，阻滞气血，痰气瘀交结于颈前，发为本病。

甲亢的基本病机为痰浊、湿热、瘀血等壅结颈前，气阴两虚、肝失条达，心肝脾肾为主要病变脏腑。心阴不足，肝阴亏虚，肾阴虚耗，脏腑、机体失于濡养，复因情志不遂，气机不畅，痰气瘀阻，结于颈前，发为瘿病。总体认为，甲状腺功能亢进症病机多为虚实夹杂，病位多及心肝脾肾，情志不遂、痰气瘀互结等致病因素贯穿于疾病发展始终。辨证分型可分为阴虚火旺、痰气交结、痰瘀互结、气阴两虚等。治疗多

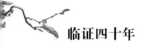

以疏肝理气化痰、益气养阴活血为主，同时标本兼治，注重局部与整体的有机结合。

治疗上，阴虚火旺患者，可以疏肝解郁、养阴、清热为原则，方用柴胡疏肝散或消瘰丸加减；痰气交结患者，可以行气化痰为原则，方用半夏厚朴汤加减；痰瘀互结患者，可以消痰散结、活血通经为原则，方用黄连温胆汤加减；气阴两虚患者，可以益气养阴、祛痰通络为原则，方用生脉散加减。

2. 西医对甲亢的认识　甲亢是甲状腺功能亢进症的简称，因甲状腺激素过多引起甲状腺毒症的一组临床综合征。甲状腺激素是人体不可或缺的激素之一，主要作用是促进机体能量代谢以及生长发育，但过多会引起血脂代谢、糖代谢、骨代谢等紊乱，增加代谢综合征、胰岛素抵抗、糖尿病、骨质疏松的发生。甲亢的患病率受到诸多因素的影响，如性别、年龄、地域、种族等。多数学者认为当甲状腺受到营养因子的过度刺激，或因自身免疫、感染、化学、机械损伤时则引发下丘脑–垂体–甲状腺轴功能紊乱，导致体内甲状腺激素增多。目前一致认为甲亢的发生是免疫、遗传及环境之间相互作用的结果。现如今甲亢的发病率逐年攀升，应引起人们的重视。

西医治疗甲亢主要有碘治疗、抗甲状腺药物治疗和手术治疗三种，其中抗甲状腺药物治疗应用最为广泛，碘治疗主要用于危象或手术治疗前准备。常用的抗甲状腺药物有甲巯咪唑、丙硫氧嘧啶以及卡比马唑等，这些药物的作用机制在于抑制甲状腺内过氧化物酶活力，进而阻碍甲状腺素T_4和三碘甲状腺原氨酸T_3合成。手术治疗目的在于切除甲状腺，控制甲亢症状。

二、李长生教授辨证论治及方药应用

1. 对甲亢病因病机的认识　李长生教授在长期的临床实践中，对甲状腺功能亢进症有着独到的见解。他指出甲状腺功能亢进是临床常见的一种甲状腺疾病，患者多为中青年，其发病原因与环境、遗传等因素有关。甲状腺功能亢进属于"瘿病"范畴，其病因主要在于脏腑亏虚所致五脏气血阴阳不足，故气滞、痰凝、血瘀壅结颈前，主要病机在于患者情志内伤、郁久化火所致气结痰凝，日久伤阴。

2. 辨证经验

（1）肝郁气滞证：瘿病与情志内伤和环境因素的关系，这与现代医学对该病的认识是一致的。甲状腺功能亢进症多因长期恼怒忧思，久郁不解，或突受精神刺激，情志不遂，肝失疏泄，气机郁滞于颈前；或五志过极化火，灼津成痰，痰气壅结于颈前；或因气滞或痰气壅结，深入血分，血液运行不畅，形成瘀血结于颈前而成。治疗以清肝泻火、疏肝解郁、软坚散结为主，可选用柴胡、香附、枳实、银花、连翘、生地、玄参、夏枯草、天花粉、黄连、皂角刺、浙贝母、麦冬、赤芍、生甘草等药物。

（2）阴虚火旺证：随着病情的发展，肝气上扰，痰气郁结日久化火，易致肝火旺盛；气滞或痰气郁结日久均可化火，中期多以火热为盛，日久若火热上炎则致心阴耗伤；若火热下劫则致肝肾阴亏，以火旺阴伤为主。治疗以滋阴降火、活血化瘀、化痰散结为主，临床常用玄参、金银花、连翘、生地、地骨皮、夜交藤、夏枯草、枳实、浙贝母、皂角刺等。

（3）气阴两伤证：患者久病，机体正气亏虚、阳气不足，阳损气耗及阴，可致脾肾两虚、水液不化、气机不行、血液停留，而更见气滞、痰凝、血瘀之象。病程日久火盛阴伤耗气，同时可见虚中所挟之实。如此反复，李长生教授认为本病后期以虚为主，虚中夹实，气阴两虚多见。治疗用益气养阴、补脾益肾之法。

3. 治疗甲亢常用药物　李长生教授临床经验丰富，对甲状腺功能亢进症的治疗有着独到的见解。根据疾病的不同症状进行辨证治疗。其在治疗中应用的常见药物有柴胡、白芍、夏枯草、当归、酸枣仁、黄芩、连翘、生地、玄参、山萸肉、麦冬、太子参、牡丹皮、丹参、甘草等药物。其现代药理研究证实，这些药物对甲状腺疾病有着良好的效果。

（1）柴胡：味辛、苦，性微寒，归肝、胆、肺经，有疏肝解郁、和解表里、升阳举陷、退热截疟之效。药理研究发现，柴胡化学成分主要包括皂苷类（如柴胡皂苷）、多糖类（如柴胡多糖）、挥发油类（如甲基环己烷等）、黄酮类（如槲皮素、山柰酚、芦丁等），具有抗抑郁、抗炎、抗病毒、护肝、解热等药理作用。

（2）白芍：味酸而苦，性凉，归肝、脾经，有平抑肝阳、敛阴止汗、柔肝止痛、养血调经的作用，现代药理研究显示白芍的主要成分为挥发油类、萜类（包括单萜及其糖苷类、三萜类、混源萜类）、黄酮类等化合物，发挥抗炎镇痛、抗抑郁、保肝等作用。

（3）夏枯草：味苦、辛，性寒，归肝、胆经，可清肝散火、明目、散结消肿，现代药理研究表明其具有免疫调节、抗炎、抗氧化、抗菌、清除自由基等多种药理作用。临床研究证实夏枯草制剂如夏枯草口服液、夏枯草胶囊等可有效改善患者的甲状腺自身抗体、甲状腺功能、炎性因子指标等，现代有研究显示夏枯草中槲皮素、山柰酚、草木樨素、β-谷甾醇等有效成分可通过各种炎性通路发挥作用。

（4）当归：味甘、辛，性温，归肝、心、脾经，有补血活血、调经止痛、润肠通便之效。现代药理发现当归主要化学成分为挥发油、有机酸、多糖类、黄酮类等，具

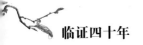
有抗炎、抗氧化、抗抑郁、促进造血等作用。

（5）酸枣仁：性平，味甘、酸，主入肝、胆、心经，具有养心补肝、宁心安神、敛汗生津之功。现代药理研究表明，酸枣仁的主要成分包括皂苷及三萜类、黄酮类、生物碱类、脂肪酸类等化合物，具有抗焦虑抑郁、镇静催眠、抗脂质过氧化、抗炎、增强免疫等药理作用。适用于甲状腺疾病引起失眠、焦虑抑郁、情志不畅。

4. 非药物疗法　甲状腺功能亢进症的治疗，在传统应用中药药物的基础上，李长生教授善于应用中医外治治疗疾病，收到良好的效果。简便有效、效果突出。调节脏腑及局部气血运行，改善局部代谢，促进甲状腺的恢复，以达到疏通经络、活血化瘀、化痰散结的功效。

（1）情志治疗：甲亢患者常出现焦虑、紧张、恐慌等不良情绪，李长生教授通过与患者的沟通交流，取得患者的信任，了解患者的真实想法，针对患者在情志方面存在的问题进行合理开导、引导。患者能够有乐观积极向上的心态治疗。

（2）针灸治疗：孙思邈《备急千金要方》曰："凡病皆由血气瘀滞不得宣通，针以开导之。"甲状腺功能亢进症的治疗也可通过针刺的疗法进行治疗。甲状腺功能亢进症患者可进行针刺治疗，取穴合谷、太冲、关元、神门、足三里、中脘、气海等，每次留针15～20分钟，14天一个疗程。根据辨证分型，可以"疏肝、理气、化瘀、补虚"为原则。

（3）中药外敷治疗：中药外敷疗法是通过外敷药经皮肤渗透到病变部位，对甲状腺局部治疗。可辨证应用药物，如柴胡、白芍、陈皮、川芎、夏枯草等药物外敷甲状腺处，来发挥药物的疗效。

（4）耳穴压豆治疗：耳部腧穴对应人体的每个系统和脏腑，甲状腺疾病患者可以选择口服中药的基础上，配合按压耳部腧穴的方法治疗。李长生教授指出甲状腺功能亢进症患者可选取肝、脾、内分泌、皮质下、神门等处压豆治疗。以有效调节内分泌系统，改善脏腑功能，耳穴压豆疗法的治疗，效果良好，不良反应低，安全性高。

三、小结

李长生教授认为，甲状腺功能亢进症属于中医学"瘿病"范畴，疾病先期以气滞、痰结、血瘀为主，病以邪实为主，治疗以疏肝散结、化痰祛瘀为主。疾病中期以阴虚火旺为主，治疗以养阴清热为主。疾病后期，气阴两伤，治疗虚实夹杂，以虚为主，治疗以益气养阴为主，可加入疏肝、散结、化痰等药物。临床疾病虚实夹杂，对其治疗临证时需根据望闻问切四诊合参，辨证论治，通补兼施，方能凸显疗效。现代药理研究亦证实，我们临床常用疏肝、活血、化痰药物对甲状腺疾病的治疗有一定的作用。在抗甲亢药物及传统中药治疗的基础上，可加用非药物治疗如情志治疗、针灸、中药外敷及耳穴压豆等。

第六节　治疗妇科疾病临证经验

痛经

妇女正值经期或经行前后出现周期性小腹疼痛，或痛引腰骶，甚至剧痛晕厥者，称为"痛经"或"经行腹痛"。痛经为妇科常见病，西医妇产科学将痛经分为原发性痛经和继发性痛经。经过详细妇科临床检查未发现盆腔器官有明显病变者称原发性痛经，也称功能性痛经，占痛经90%以上。继发性痛经指生殖器官有明显病变，血是暗红色，如子宫内膜异位症、子宫腺肌病、盆腔炎、妇科肿瘤等。

有关痛经的发病机制研究，迄今为止尚无明确的统一意见。多数学者认识到痛经的发生发展与前列腺素等内分泌因素、精神因素、性激素等内分泌调节、器质性妇科疾病等有着密切的联系。

西医对于原发性痛经目前有多种治疗方法，采用非甾体抗炎药是最常用的一线治疗药物，口服避孕药对该病的有效率达到90%以上，钙离子通道阻滞剂、解痉镇静剂、受体激动剂、维生素E等均是有效的治疗药物。中医中药对于原发性痛经的治疗具有独特的优势，中医药作为原发性痛经的重要治疗方法已日益受到人们的普遍关注。

一、原发性痛经证治与用药

中医学认为痛经病位在子宫、冲任，以"不通则痛"或"不荣则痛"为主要病机。其常见病因病机有气滞血瘀、寒凝血瘀、湿热瘀阻、气血虚弱、肾气虚损等。临床辨证首当辨识疼痛发生的时间、部位、性质及疼痛的程度。一般而言，痛发于经前或经行之初，多属实；月经将净或经后始作痛者，多属虚。辨痛之部位以察病位在肝

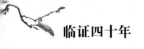

在肾，在气在血，如痛在少腹一侧或双侧多属气滞，病在肝；小腹是子宫所居之地，其痛在小腹正中常与子宫瘀滞有关；若痛及腰脊多属病在肾。详查疼痛的性质、程度是本病辨证的重要内容，隐痛、坠痛、喜揉喜按属虚；掣痛、绞痛、灼痛、刺痛、拒按属实。灼痛得热反剧属热，绞痛、冷痛得热减轻属寒痛甚腹胀，持续作痛属血瘀；胀甚于痛，时痛时止属气滞等。此为辨证之大要。

治疗痛经的基本原则，应根据气血运行不畅，不通则痛和气血衰少，经脉失养的机制，辨明寒热虚实，选用散寒、清热、补虚、泻实、行滞、化瘀等法，消除病因，使气顺血和，经行畅通，达到通自不痛的目的。

根据其临床表现，李长生教授将其辨证分为以下四型。

1. 气滞血瘀型

（1）主症：经前或行经前两天，以小腹胀痛，拒按，乃至小腹剧痛而导致恶心呕吐为主要病症，或伴有胸胀痛、经量少、经色紫暗有块、经行不畅等兼症。舌苔薄白、紫暗有瘀点，脉弦滑。

（2）治法：活血化瘀，行气止痛。

（3）方药：膈下逐瘀汤加减。桃仁15g，当归15g，川芎15g，枳壳15g，五灵脂15g，牡丹皮15g，延胡索15g，香附15g，乌药15g，赤芍15g，红花11g，甘草11g。水煎服，每日1剂。

2. 寒凝血瘀型

（1）主症：经前数日或经前小腹冷痛，得热痛减，按之痛甚，经量少，经色暗黑或有血块，或畏冷身痛。舌淡紫，苔白腻。脉沉紧。

（2）治法：温经散寒，化瘀止痛。

（3）方药：少腹逐瘀汤加减。干姜15g，肉桂3g，川牛膝20g，香附20g，川芎15g，延胡索15g，益母草15g，桂枝15g，当归15g，赤芍15g，蒲黄15g，山药15g，白扁豆15g，茯苓15g，甘草9g。水煎服，每日1剂。

3. 气血两虚型

（1）主症：以经期内小腹隐痛、空坠，喜按，经量少、色淡质薄为主症，以神疲乏力、面色不华、纳少便溏为兼症。舌苔薄白、质淡，脉细弱。

（2）治法：益气养血，调经止痛。

（3）方药：圣愈汤合十全大补汤加减。当归17g，延胡索17g，白芍15g，黄芪15g，熟地黄15g，桂枝15g，川芎15g，吴茱萸15g，香附15g，甘草6g。水煎服，每日1剂。

4. 阳虚内寒型

（1）主症：经期或经后小腹冷痛，喜按，得热则舒，经量少，经色暗淡，或经下瘀块，腰腿酸软，小便清长。舌质淡胖，苔白润。脉沉。

（2）治法：温经扶阳，暖宫止痛。

（3）方药：温经汤。吴茱萸15g，当归15g，赤芍10g，川芎10g，生姜10g，党参20g，半夏5g，桂枝10g，牡丹皮10g，甘草8g。水煎服，每日1剂。

二、李长生教授对痛经中医治疗的几点体会

李长生教授治疗痛经主张顺应女性生理周期，根据月经经期前后的气血阴阳变化，采用分期疗法，痛时急则治其标，故行经期以温经散寒、活血化瘀止痛为主以治标；痛缓后以治本为主，重视非经期的治疗，温补脾肾，化瘀通络以治其本。同时辨证施治，或补肾调冲，或疏肝健脾，或理气止痛。

月经后期

月经周期延后7天以上，甚至3~5个月一行，经期正常者，称为月经后期。一般认为要连续出现2个周期以上。此外，青春期月经初潮后1年内，或围绝经期绝经前，周期时有延后，且无其他证候者，不作此病论。

月经后期如伴经量过少，常可发展为闭经。西医学功能失调性子宫出血，出现月经延后征象者可参照本病治疗。

此病要与早孕相鉴别：育龄期妇女月经过期未来，应首先排除妊娠。早孕者，有早孕反应，妇科检查宫颈着色，子宫体增大、变软，妊娠试验阳性，B超检查可见子宫腔内有孕囊。月经后期者则无以上表现，且以往多有月经失调病史。

一、月经后期证治与用药

中医学认为月经后期的主要发病机制是精血不足或邪气阻滞，血海不能按时满溢，遂致月经后期。本病辨证，应根据月经的量、色、质及全身证候，结合舌脉辨其

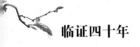

虚、实、寒、热。以月经延后、经期基本正常为辨证要点。一般以后期量少，色暗淡，质清稀，腰酸腿软为肾虚；后期量少，色淡质稀，头晕心悸为血虚；后期量少，色淡质稀，小腹隐痛，喜暖喜按为虚寒；后期量少，色暗或有块，小腹冷痛拒按为实寒；后期量少或正常，色暗红，或有块，小腹胀而痛为气滞。

根据其临床表现，李长生教授将其辨证分为以下四型。

1. 肾虚型

（1）主症：经期延后，量少，色淡暗，质清稀，腰酸腿软，头晕耳鸣，带下清稀，面色晦暗，或面部暗斑，舌淡暗，苔薄白，脉沉细。

（2）治法：补肾益气，养血调经。

（3）方药：大补元煎加减。人参、山药、熟地、杜仲、当归、山茱萸、枸杞子、炙甘草等。

2. 血虚型

（1）主症：经期延后，量少，色淡质稀，小腹空痛，头晕眼花，心悸失眠，皮肤不润，面色苍白或萎黄，舌淡，苔薄，脉细无力。

（2）治法：补血养营，益气调经。

（3）方药：人参养荣汤加减。人参、白术、茯苓、炙甘草、当归、白芍、熟地、肉桂、黄芪、五味子、远志、陈皮、生姜、大枣等。

3. 血寒型

（1）虚寒证

1）主症：经期延后，量少，色淡质稀，小腹隐痛，喜热喜按，腰酸无力，小便清长，面色㿠白，舌淡，苔白，脉沉迟无力。

2）治法：温经扶阳，养血调经。

3）方药：大营煎加减。当归、熟地、枸杞子、炙甘草、杜仲、牛膝、肉桂等。

（2）实寒证

1）主症：经期延后，量少，经色紫暗有块，小腹冷痛拒按，得热痛减，畏寒肢冷，舌暗，苔白，脉沉紧或沉迟。

2）治法：温经散寒，活血调经。

3）方药：温经汤加减。人参、当归、川芎、白芍、肉桂、莪术、丹皮、甘草、牛膝等。

4. 气滞型

（1）主症：经期延后，量少，经色暗红或有血块，小腹胀痛，精神抑郁，胸闷不舒，舌象正常，脉弦。

（2）治法：理气行滞，活血调经。

（3）方药：乌药汤加减。乌药、香附、木香、当归、甘草等。

5．痰湿型

（1）主症：经期延后，量少，色淡，质黏，头晕体胖，心悸气短，脘闷恶心，带下量多，舌淡胖，苔白腻，脉滑。

（2）治法：燥湿化痰，活血调经。

（3）方药：芎归二陈汤加减。陈皮、半夏、茯苓、甘草、生姜、川芎、当归等。

二、李长生教授对月经后期中医治疗的几点体会

李长生教授辨证治疗月经后期以月经延后、经期基本正常为辨证要点，治疗以调整周期为主，按"虚则补之，实则泻之"的原则，分别施治：虚证治以补肾养血或温经养血，实证治以活血行滞。

月经过少

月经周期正常，经量明显少于既往，经期不足2天，甚或点滴即净者，称"月经过少"，亦称"经水涩少，经量过少"。处于育龄的年轻女性，若月经过少且未及时治疗，极有可能发展为闭经，甚至影响其后续生育，严重者造成不孕的发生。

月经过少，在金元以前的医著中归在"月经不调"范畴。《黄帝内经·素问》首提其病机为寒凝，为后世医家所遵循。汉代张仲景《金匮要略》称为"经水不利"；隋代巢元方《诸病源候论》列"月水不利候"；自金代刘完素对于月经过少始有单独论述。经历代医家的不断研讨和论述，对本病的认识渐趋完善。在病位上突出了脾肾、胞脏、冲任，病机中强调了寒凝、热灼、血虚、血瘀、痰湿，治疗上以虚则补之、涩则通之为大法，相应的有补血养血、清热凉血、温经活血、祛痰活血等不同治法。

月经过少的病因病理有虚有实，虚者多因素体虚弱，大病、久病、失血或饮食劳倦伤脾，或房劳伤肾，而使血海亏虚，经量减少；实者多由瘀血内停，或痰湿壅滞，

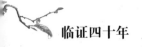

经脉阻滞，血行不畅，经血减少。

本病相当于西医学性腺功能低下、子宫内膜结核、炎症或刮宫过深等引起的月经过少。

一、月经过少证治与用药

中医学认为月经过少的主要病机为精亏血少，冲任气血不足，或寒凝瘀阻，冲任气血不畅，血海满溢不多而致。以经量的明显减少而周期正常为辨证要点，也可伴有经期缩短。治疗须分辨虚实，虚证者重在补肾益精，或补血益气以滋经血之源；实证者重在温经行滞，或祛瘀行血以通调冲任。

根据其临床表现，李长生教授将其辨证分为以下四型。

1. 肾虚型

（1）主症：经来量少，不日即净，或点滴即止，血色淡暗，质稀，腰酸腿软，头晕耳鸣，小便频数，舌淡，苔薄，脉沉细。

（2）证候分析：肾气不足，精血亏虚，冲任气血衰少，血海满溢不多，故经量明显减少，或点滴即净，色淡暗质稀；精血衰少，脑髓不充，故头晕耳鸣；肾虚腰腿失养，故腰酸腿软；肾虚膀胱失于温固，故小便频数。舌淡，苔薄，脉沉细，也为肾虚之征。

（3）治法：补肾益精，养血调经。

（4）方药：当归地黄饮加减。当归、熟地、山茱萸、杜仲、山药、牛膝、紫河车、丹参、甘草。

2. 血虚型

（1）主症：经来量少，不日即净，或点滴即止，经色淡红，质稀，头晕眼花，心悸失眠，皮肤不润，面色萎黄，舌淡，苔薄，脉细无力。

（2）证候分析：营血衰少，冲任气血不足，血海满溢不多，故月经量少，不日即净，或点滴即止，经色淡红，质稀；血虚不能上荣清窍，故头晕眼花；血少内不养心，故心悸失眠；血虚外不荣肌肤，故面色萎黄，皮肤不润。舌淡苔薄，脉细无力，也为血虚之征。

（3）治法：补血益气调经。

（4）方药：滋血汤加减。人参、山药、黄芪、白茯苓、川芎、当归、白芍、熟地等。

3. 血寒型

（1）主症：经行量少，色暗红，小腹冷痛，得热痛减，畏寒肢冷，面色青白，舌暗，苔白，脉沉紧。

（2）证候分析：血为寒凝，冲任阻滞，血行不畅，故经行量少，色暗红；寒客胞脉，则小腹冷痛，得热痛减；寒伤阳气，则畏寒肢冷，面色青白。舌暗苔白，脉沉紧，为寒邪在里之征。

（3）治法：温经散寒，活血调经。

（4）方药：温经汤加减。吴茱萸、麦冬、当归、芍药、川芎、人参、桂枝、阿胶、牡丹皮、生姜、甘草、半夏等。

4. 血瘀型

（1）主症：经行涩少，色紫黑有块，小腹刺痛拒按，血块下后痛减，或胸胁胀痛，舌紫暗，或有瘀斑紫点，脉涩有力。

（2）证候分析：瘀血内停，冲任阻滞，故经行涩少，色紫黑有血块，小腹刺痛拒按；血块下后瘀滞稍通，故使痛减；瘀血阻滞，气机不畅，故胸胁胀痛。舌紫暗，或有瘀斑紫点，脉涩有力，为血瘀之征。

（3）治法：活血化瘀，理气调经。

（4）方药：通瘀煎加减。当归尾、山楂、香附、红花、乌药、青皮、木香、泽泻等。

二、李长生教授对月经过少中医治疗的几点体会

李长生教授认为月经过少的病机虽有虚实之分，虚者多为肾虚，实者多为血瘀，临床观之多为虚中夹实之证。《内经》中云："肾气盛……天癸至，任脉通，太冲脉盛，月事以时下。"若患者先天禀赋不足，或久病伤肾，房劳过度，或多次堕胎，伤精耗气，导致肾气不充，精血不足，冲任亏虚，经血无源，则致月经过少，其本为肾虚。不论经期或产后，若经血未净，又感七情内伤，易气滞血瘀，导致留瘀为患，或外感六淫，邪与血结，瘀滞胞宫，影响气血运行，血海满溢不多，导致月经过少，其标为血瘀。

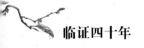

不孕症

女子婚后，夫妇同居2年以上，男方生殖功能正常，如未避孕而不受孕者，称"原发性不孕"，《山海经》称："无子"，《千金要方》称"全不产"；如曾生育或流产后，无避孕而又2年以上不再受孕者，称"继发性不孕"，《千金要方》称"断绪"。

夫妇一方先天或后天解剖生理方面的缺陷，无法纠正而不能妊娠者称绝对不孕；夫妇一方因某种因素阻碍受孕，导致暂时不孕，一旦纠正仍能受孕者称相对不孕。绝对不孕和古人谓之"五不女"的螺、纹、鼓、角、脉五种，大多属于女子先天性解剖生理缺陷，非药物所能取效。

西医学认为引起不孕的原因，从解剖学角度分析，主要与输卵管、卵巢、子宫、宫颈及阴道诸因素有关；从病因学角度分析，主要与炎症、内分泌功能紊乱、子宫内膜异位症及免疫因素有关。中医药对于原发性不孕的治疗具有独特的优势，已日益受到人们的普遍关注。

一、原发性不孕证治与用药

不孕是由肾虚、肝郁、痰湿、血瘀等原因引起肾气不足，冲任气血失调，导致多脏器受累的病症。本病病位在胞宫、胞脉、胞络。治疗重点当调经种子，治法以补肾、疏肝、豁痰、祛瘀等法以调理冲任，辨证施治。

根据其临床表现，李长生教授将其辨证分为以下五型。

1. 肾阳亏虚型

（1）主症：婚久不孕，月经后期，或闭经，量少色淡，头晕耳鸣，腰酸形寒，小腹冷痛，带下量多，清稀如水，性欲淡漠，夜尿多，舌淡苔白，脉沉细。

（2）治法：温肾助阳，化湿固精。

（3）方药：温胞饮加减。巴戟天、补骨脂、菟丝子、肉桂、附子、杜仲、白术、山药、芡实、人参等。

2. 肾阴亏虚型

（1）主症：婚久不孕，月经先期，量少色红，或闭经，烦热口渴，头晕心悸，腰酸膝软，失眠多梦，舌红苔少，脉细数。

（2）治法：滋肾养血，调补冲任。

（3）方药：养精种玉汤加减。熟地、当归、白芍、山萸肉等。

3. 痰湿内阻型

（1）主症：婚久不孕，月经后期，量少色淡，带下量多，色白质黏无臭，形体肥胖，身重体倦，头晕心悸，胸闷口腻，舌淡胖，苔白腻，脉滑。

（2）治法：燥湿化痰，调经种子。

（3）方药：启宫丸加减。川芎、白术、香附、神曲、茯苓、制半夏、橘红等。

4. 肝气郁滞型

（1）主症：婚久不孕，月经先后无定期，经量或多或少，色暗红有块，情志不畅，经前乳胀胁痛，行经少腹胀痛，苔薄，脉弦。

（2）治法：疏肝解郁，理血调经。

（3）方药：开郁种玉汤加减。白芍、香附、当归、白术、丹皮、茯苓、天花粉等。

5. 瘀滞胞宫型

（1）主症：婚久不孕，月经后期，经量多少不一，色紫暗有血块，下腹疼痛，舌紫暗或有瘀斑，苔薄白，脉弦或涩。

（2）治法：活血化瘀，调经通络。

（3）方药：少腹逐瘀汤加减。小茴香、干姜、肉桂、延胡索、没药、当归、川芎、赤芍、蒲黄等。

二、李长生教授对不孕症中医治疗的几点体会

李长生教授辨证治疗不孕症时强调肾为先天之本，决定着天癸的至与竭，治疗时注重先天，以补肾为主；不忘后天，健脾为辅，时刻充养天癸；肝藏血，主疏泄，女子以血为用。因此，治疗时应肝、脾、肾同治，以达到经调种子的目的。

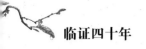

带下病

带下的量明显增多，色、质、气味发生异常，或伴全身、局部症状者，称为"带下病"，又称"下白物""流秽物"。

"带下"之名，首见于《内经》，如《素问·骨空论》说："任脉为病……女子带下瘕聚。"带下一词，有广义、狭义之分，广义带下泛指妇产科疾病而言，由于这些疾病都发生在带脉之下，故称为"带下"。狭义带下又有生理、病理之别。正常女子自青春期开始，肾气充盛，脾气健运，任脉通调，带脉健固，阴道内即有少量白色或无色透明无臭的黏性液体，特别是在经期前后、月经中期及妊娠期量增多，以润泽阴户，防御外邪，此为生理性带下。若带下量明显增多，或色、质、气味异常，即为带下病。临床上以白带、黄带、赤白带为常见。但也有带下过少者，带下与月经都有周期性，带下过少常与月经量少、闭经的某些病症相一致，故这里不予赘述。

带下病以带下增多为主要症状，临床必须辨证与辨病相结合进行诊治。西医妇科疾病如阴道炎、宫颈炎、盆腔炎及肿瘤等均可见带下量多，应明确诊断后按带下病辨证施治，必要时应进行妇科检查及排癌检查，避免贻误病情。

带下病以湿邪为患，故其病缠绵，反复发作，不易速愈，而且常并发月经不调、闭经、不孕、癥瘕等疾病，是妇科领域中仅次于月经病的常见病，应予重视。

一、带下病证治与用药

带下病主要病因是湿邪，如《傅青主女科》说："夫带下俱是湿症。"湿有内外之别。外湿指外感之湿邪，如经期涉水淋雨，感受寒湿，或产后胞脉空虚，摄生不洁，湿毒邪气乘虚内侵胞宫，以致任脉损伤，带脉失约，引起带下病。内湿的产生与脏腑气血功能失调有密切的关系：脾虚运化失职，水湿内停，下注任带；肾阳不足，气化失常，水湿内停，又关门不固，精液下滑；素体阴虚，感受湿热之邪，伤及任带。总之，带下病系湿邪为患，而脾肾功能失常又是发病的内在条件；病位主要在前阴、胞宫；任脉损伤，带脉失约是带下病的核心机制。

带下病辨证主要根据带下量、色、质、气味，其次根据伴随症状及舌脉辨其寒热虚实，如带下量多色白或淡黄，质清稀，多属脾阳虚；色白质清稀如水，有冷感者属肾阳虚；量不甚多，色黄或赤白相兼，质稠或有臭气为阴虚挟湿；带下量多色黄，质黏稠，有臭气，或如泡沫状，或色白如豆渣状，为湿热下注；带下量多，色黄绿如脓，或浑浊如米泔，质稠，恶臭难闻，属湿毒重证。临证时尚需结合全身症状及病史等综合分析，方能作出正确的辨证。

带下病的治疗原则以健脾、升阳、除湿为主，辅以疏肝固肾；但是湿浊可以从阳化热而成湿热，也可以从阴化寒而成寒湿，所以要佐以清热除湿、清热解毒、散寒除湿等法。

根据其临床表现，李长生教授将其辨证分为以下五型：

1. 脾阳虚型

（1）主症：带下量多，色白或淡黄，质稀薄，无臭气，绵绵不断，神疲倦怠，四肢不温，纳少便溏，两足跗肿，面色㿠白，舌质淡，苔白腻，脉缓弱。

（2）证候分析：脾阳虚弱，运化失职，水湿内停，湿浊下注，损伤任带二脉，约固无力，故带下量多，色白或淡黄，质稀薄，无臭气，绵绵不断；脾虚中阳不振，则神疲倦怠，四肢不温；脾虚运化失职，则纳少便溏；湿浊内盛，则两足跗肿；脾虚清阳不升，则面色㿠白。舌淡，苔白腻，脉缓弱，为脾阳不足之征。

（3）治法：健脾益气，升阳除湿。

（4）方药：完带汤加减。白术、山药、人参、白芍、苍术、甘草、陈皮、黑芥穗、柴胡、车前子等。

（5）加减：若脾虚及肾，兼腰痛者，酌加续断、杜仲、菟丝子温补肾阳，固任止带；若寒凝腹痛者，酌加香附、艾叶温经理气止痛；若带下日久，滑脱不止者，酌加芡实、龙骨、牡蛎、乌贼骨、金樱子等固涩止带之品。

若脾虚湿郁化热，带下色黄黏稠，有臭味者，宜健脾除湿，清热止带，方选易黄汤加减。用山药、芡实、车前子、白果、黄柏等。

2. 肾阳虚型

（1）主症：带下量多，色白清冷，稀薄如水，淋漓不断，头晕耳鸣，腰痛如折，畏寒肢冷，小腹冷感，小便频数，夜间尤甚，大便溏薄，面色晦暗，舌淡润，苔薄白，脉沉细而迟。

（2）证候分析：肾阳不足，命门火衰，气化失常，寒湿内盛，致带脉失约，任脉不固，故带下量多，色白清冷，稀薄如水，淋漓不断；肾阳虚胞络失于温煦，故小腹冷感；膀胱失于温煦，气化失常，故小便频数，夜间尤甚；火不温土，则大便溏薄；

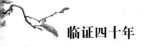
阳虚寒从内生，故畏寒肢冷；肾阳虚外府失荣，故腰痛如折；肾虚髓海不足，故头晕耳鸣，面色晦暗。舌淡润，苔薄白，脉沉细而迟，为肾阳不足，虚寒内盛之征。

（3）治法：温肾助阳，涩精止带。

（4）方药：内补丸加减。鹿茸、菟丝子、沙苑子、黄芪、白蒺藜、紫菀茸、肉桂、桑螵蛸、肉苁蓉、制附子等。

（5）加减：若腹泻便溏者，去肉苁蓉，酌加补骨脂、肉豆蔻。

3. 阴虚挟湿型

（1）主症：带下量不甚多，色黄或赤白相兼，质稠或有臭气，阴部干涩不适，或有灼热感，腰膝酸软，头晕耳鸣，颧赤唇红，五心烦热，失眠多梦，舌红，苔少或黄腻，脉细数。

（2）证候分析：肾阴不足，相火偏旺，损伤血络，复感湿邪，伤及任带二脉，故带下量多，色黄或赤白相兼，质稠，有臭气，阴部有灼热感；阴精亏虚，阴部失荣，故干涩不适；肾阴亏损，体海不足，则腰膝酸软，头晕耳鸣；阴虚内热，热扰心神，则五心烦热，失眠多梦。舌红，苔少或黄腻，脉细数，为阴虚挟湿之征。

（3）治法：滋阴益肾，清热祛湿。

（4）方药：知柏地黄丸加减。知母、黄柏、地黄、山药、山茱萸、茯苓、泽泻、牡丹皮、芡实、金樱子等。

4. 湿热下注型

（1）主症：带下量多，色黄，黏稠，有臭气，或伴阴部瘙痒，胸闷心烦，口苦咽干，纳食较差，小腹或少腹作痛，小便短赤，舌红，苔黄腻，脉濡数。

（2）证候分析：湿热蕴积于下，损伤任带二脉，故带下量多，色黄，黏稠，臭秽；湿热熏蒸，则胸闷心烦，口苦咽干；湿热内阻，则纳食较差；湿热蕴结，瘀阻胞脉，则小腹或少腹作痛；湿热伤津，则小便短赤。舌红，苔黄腻，脉濡数，为湿热之征。

（3）治法：清热利湿止带。

（4）方药：止带方加减。猪苓、茯苓、车前子、泽泻、茵陈、赤芍、牡丹皮、黄柏、栀子、牛膝等。

5. 湿毒蕴结型

（1）主症：带下量多，黄绿如脓，或赤白相兼，或五色杂下，状如米泔，臭秽难闻，小腹疼痛，腰骶酸痛，口苦咽干，小便短赤，舌红，苔黄腻，脉滑数。

（2）证候分析：湿毒内侵，损伤任带二脉，秽浊下流，故带下量多；热毒蕴蒸，损伤脉络，则色黄绿如脓，或赤白相兼，甚或五色杂下，状如米泔，秽臭难闻；湿毒蕴结，瘀阻胞脉，故小腹疼痛，腰骶酸痛；湿浊毒热上蒸，故口苦咽干；湿热伤津，则小便短赤。舌红，苔黄腻，脉滑数，为湿毒蕴结之征。

（3）治法：清热解毒除湿。

（4）方药：五味消毒饮加减。蒲公英、金银花、野菊花、紫花地丁、天葵子、土茯苓、薏苡仁等。

（5）加减：若腰骶酸痛，带下恶臭难闻者，酌加半枝莲、穿心莲、鱼腥草、樗根皮清热解毒除秽；若小便淋痛，兼有白浊者，酌加土牛膝、虎杖、甘草梢。

二、李长生教授对带下病中医治疗的几点体会

李长生教授认为带下病分型寒热有别，但临床以湿热下注多见。脾虚日久，运化水液失司，久停于内则发为湿邪；肾气肾阳的虚衰，则导致肾脏代谢水液的能力远不及从前，不能及时将停滞的水液排出体外，则湿由内生。湿邪重浊黏腻，侵犯人体后留滞于脏腑经络，常阻碍气机的正常运行，导致肝脏疏泄功能失常，肝失疏泄则气机郁滞，无力推动水液输布，故而湿邪为患愈发严重。湿为阴邪，易伤阳气，因其常先困脾，故使脾阳不振，运化失职，加重水液的积聚。湿热下注型带下过多的病因病机为素体脾虚、湿浊内生、郁久化热或情志不畅、肝气犯脾、脾虚湿盛、湿郁化热或感受湿热之邪，湿热流注下焦，损及任带二脉，约固无力。治法原则为疏肝泻热、清热解毒、利湿止带。

第七节　治疗外科疾病临证经验

阑尾炎

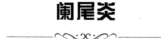

一、概述

急性阑尾炎是引起腹痛的常见病症，位于各种急腹症之首，临床表现为腹痛起始于上腹部或脐周，数小时后转移至右下腹，伴有发热、恶心、呕吐，右下腹持续性疼

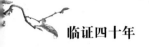

痛并拒按，临床上一般采用手术切除阑尾治疗。

急性阑尾炎属于中医学"肠痈"范畴。肠痈一名首见于《素问·厥论》。汉代张仲景对肠痈的未成脓和已成脓的辨证、鉴别、治法有了较详细的论述。明代《外科正宗》对肠痈进行了全面系统的总结。清代《医宗金鉴·外科心法要诀·大小肠痈》认为肠痈时湿热、气滞瘀血注于肠中，为后世医家应用清热解毒泻火原则治疗肠痈提供了理论依据。本病总由气机不畅、气滞血瘀、瘀久化热、积热成腐而成。或因饮食不节、暴饮暴食、恣食生冷，损伤脾胃，而致脾胃运化失司，清浊不分，糟粕积滞于肠道，湿热内生，气机不畅，而成肠痈；或跌仆损伤、或情志不遂，以致气机不畅，气滞血壅，化热成痈；或因外邪入侵肠中，气机阻滞，邪热内生，热盛肉腐而成肠痈。

二、急性阑尾炎证治与用药

李长生教授认为本病病位在肠腑，肠腑以通为用，通腑泄热为治疗本病的关键，可根据不同证型，运用大黄牡丹汤加减治疗，以通腑破瘀、清热解毒、散结消肿，能有效地改善患者症状，同时可以选择配合局部中药外用以达到促进疾病恢复的作用。

根据其临床表现，李长生教授将其辨证分为以下四型。

1. 气滞血瘀证

（1）主症：右少腹压痛，可见局限性包块，脘腹胀闷或腹中气窜，无发热或轻度发热，恶心纳差，舌质正常或可见瘀斑，苔白腻，脉弦细。

（2）治法：行气活血，通腑泄热。

（3）方药：大黄牡丹汤加减。气滞重者加枳实、厚朴；瘀血重者加丹参、赤芍。

2. 湿热瘀滞证

（1）主症：右下腹痛，反跳痛，腹肌挛急，右下腹可扪及包块，恶寒发热或但热不寒，口干，便秘或泻利不爽，尿黄，舌红，苔黄腻，脉弦滑或滑数。

（2）治法：清利湿热，化瘀通腑。

（3）方药：大黄牡丹汤合红藤煎加减。热盛者加金银花、黄芩、黄连、蒲公英、败酱草；湿盛者加薏苡仁、藿香；包块明显加用皂角刺、莪术。

3. 毒热壅盛证

（1）主症：腹痛加剧，压痛、反跳痛，全腹挛急，高热恶寒，面红赤，口干，恶心便秘，尿赤色，舌绛，苔黄燥，脉洪数。

（2）治法：清热解毒，通腑排脓。

（3）方药：大黄牡丹汤合透脓散加减。热盛者加石膏、知母；口干、便秘重者加生地、玄参；腹痛重者加延胡索、川楝子、木香等。

4. 瘀盛正虚证

（1）主症：右少腹痛，精神萎顿，声低言微，肢冷，舌淡，苔薄白，脉沉细。

（2）治法：温和通滞，化毒排脓。

（3）方药：大黄牡丹汤合阳和汤加减。

压疮

一、概述

压疮又称褥疮、压力性溃疡，是一种因长期卧床、躯体重压或长期摩擦而导致皮肤破损进而形成溃疡。可发生于身体任何部位，尤其是在骨性隆起处，如骶尾、足跟、踝、髂、股骨大转子、肩等部位。由于长时间过度压迫，局部皮肤及皮下组织血液循环障碍，持续缺血、缺氧，而形成皮肤及皮下组织坏死及溃疡，经久不愈。临床表现程度不一，有的仅累及表皮，严重者可致肌肉甚至骨与关节组织破坏，并继发感染，严重者可引起败血症而危及生命。褥疮临床上可以分为Ⅰ～Ⅳ期。Ⅰ期褥疮皮肤完整，伴压之不褪色的局限性红斑；Ⅱ期褥疮表皮和真皮部分缺损，可出现粉红色创面，完整或开放、破裂的充血性水疱，或出现干燥或因充血、水肿而有光泽的表浅溃疡，但无组织脱落或腐肉；Ⅲ期褥疮全层皮肤组织缺损，但深度不明确，可能有皮肤游离和窦道，可有皮下脂肪暴露，但骨头、肌腱、肌肉未外露，有腐肉存在；Ⅳ期褥疮全层皮肤和组织缺损，筋膜、肌肉、肌腱、韧带、软骨外露或有骨溃疡，伤口床可见腐肉或焦痂，常有潜行或隧道。

中医亦称之为褥疮，古籍多称之为"席疮"，首见于《外科启玄》，《疡医大全》对本病的病因病机、临床诊治及预后均有详尽的论述。本病多因久病、大病长期卧床不起，气血耗伤，气虚而血行不畅，复因受压的部位气血不畅加重，不能营养肌肤，引起肌肤失养而坏死肉腐，形成溃疡而成。若再染毒，则会加重病情发展。

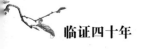

二、褥疮证治与用药

李长生教授考虑本病多发于长期卧床患者，内因多久病气血亏虚、气血运行不畅，加之外因肌肤长期受压，局部气血运行不畅，肌肤失养而成褥疮，病程多迁延难愈。对于长期卧床及其他易致褥疮者，应积极做好预防，首先要解决不利外因，定期改变体位，避免长时间受压，防止褥疮产生；发生褥疮者，宜早发现早治疗，防止变生他症，可予以益气活血中药口服，以益气养血为主，辅以活血祛瘀生新，并局部按摩、物理治疗，以促进疮疡恢复。

1. 内治法

根据其临床表现，李长生教授将其辨证分为以下三型。

（1）气虚血瘀证

1）主症：褥疮早期，局部皮肤完整，可见局限性红斑，继而紫暗红肿或皮肤破损，创面粉红，舌质淡，苔薄白，脉细涩。

2）治法：益气活血，化瘀通络。

3）方药：芪丹化瘀方加减。气滞者加柴胡、枳壳。

（2）气血两虚证

1）主症：疮口腐肉难脱，或腐肉虽脱，但新肉生长缓慢或不生，或疮口新肉色淡不红，愈合迟缓，伴面色㿠白，精神萎靡，神疲乏力，舌淡，苔少，脉沉细弱。

2）治法：大补气血，托毒生肌。

3）方药：十全大补汤加减。腐肉未脱，余毒未清者，可加用金银花、连翘等。

（3）瘀毒内结证

1）主症：疮口溃烂，腐肉恶臭，疮口晦暗，重者疮口深及筋骨，伴有发热或低热，形神萎靡，舌质暗红，脉弦细。

2）治法：活血化瘀，托毒生肌。

3）方药：芪丹化瘀方合托里消毒散加减。阴虚者加麦冬、玄参；腐肉多者加败酱草、金银花。

2. 外治法

（1）初起　红斑未溃者予以去除压迫，外用滑石粉，局部按摩，每日两次。

（2）溃后　予以康复新液外用，外盖油纱；有腐肉者，先予以去除腐肉，再予以康复新液外用，外盖油纱。

尿石症

一、概述

尿石症又称泌尿系结石，是肾结石、输尿管结石、膀胱结石及尿道结石的总称，是泌尿系疾病常见的病种之一。随着我国经济的发展和饮食结构的改变，尿石症的发病率呈上升的趋势，目前我国已成为世界上三大高发地区之一。尿石症临床多表现腰痛、尿频、尿急、尿痛、尿血，或尿中排出砂石为临床表现，现代医学治疗有超声碎石以及手术治疗。

尿石症属于中医"石淋""血淋"范畴。医圣张仲景最早记载了淋病的病因及症状："热在下焦者，则尿血，亦令淋秘不通""淋之为病，小便如粟状，小腹弦急，痛引脐中"，并且提出了"淋家不可发汗，发汗则必便血"的禁忌证。《诸病源候论·淋病诸候》总结石淋病机为"肾虚为本，膀胱湿热为标""诸淋者，由肾虚而膀胱热故也"；并且对石淋、血淋作了进一步论述，"石淋者，淋而石出也，肾主水，水结则化为石，故肾客砂石，肾虚为热所乘""血淋者……其热甚者，血则散失其常经，溢渗入胞，而成血淋也"。《中藏经》中记载："砂淋者，此由得肾气弱……虚伤其气、邪热渐强、结聚成砂……"后世医家对尿石症的认识也不断予以补充，如刘完素提出湿热毒邪为致病因素；陈无择提出抑郁致石的因素。

二、褥疮证治与用药

李长生教授遵古而不泥古，认为本病初发多为实证，久病则损伤正气，以致虚实夹杂，但本病总属本虚标实，其中肾气亏虚为本、膀胱湿热蕴结、砂石瘀阻为标。肾气亏虚，肾与膀胱主气化功能失司，尿液生成与排泄失常，加之外感湿热之邪，或饮食不节，嗜食辛甘肥厚之品，以致湿热内生，蕴结下焦，煎熬尿液，久而成砂石；湿热蕴结、砂石阻滞，均可致气机不利，以致小便不畅或不通，不通则痛，伤及血络可引起血尿。本病病位在肾、膀胱，与肝脾有关。故李教授在补肾益气、清热利湿、通淋排石的基础上，尤为注重疏肝健脾。肝肾同源，肝主疏泄、调畅气机，肝气不疏、

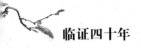

气机郁滞，则加重湿热蕴结及肾、膀胱气化失司；脾为后天之本，肾为先天之本，脾气亏虚，化生乏源，则无以滋养先天久而以致肾气亏虚；且气虚则无力鼓动砂石排出体外以致加重砂石瘀阻。

根据其临床表现，李长生教授将其辨证分为以下三型。

1. 湿热蕴结证

（1）主症：反复腰腹部疼痛，伴有尿频、尿急、尿痛或血尿，兼有口干多饮等证，舌红苔多黄腻，脉弦数。

（2）治法：清热利湿，通淋排石。

（3）方药：三金排石汤合八正散加减。肠腑不通者，对此可加入大黄通腑气。

2. 气滞血瘀证

（1）主症：发病急骤，阵发性腰腹部胀痛或绞痛，向外阴部放射，舌暗红或有瘀斑，脉弦或弦数。

（2）治法：理气活血，排石通淋。

（3）方药：金铃子散合石韦散加减。气滞血瘀重者可加入赤芍、田七、皂角刺、莪术、丹参等破血行气药开通瘀滞。

3. 肾气不足证

（1）主症：为腰部胀痛，时发时止，遇劳加重，病甚可出现尿少、水肿、心悸、畏寒等症，舌淡，脉细。

（2）治法：补肾益气，通淋排石。

（3）方药：济生肾气丸加减。酌加广木香、枳壳、海金沙、金钱草、皂角刺、鸡内金、穿山甲等通淋排石、化瘀行气的药物。

桥本甲状腺炎

一、概述

桥本甲状腺炎，又称慢性淋巴细胞性甲状腺炎，是甲状腺炎中发病率最高的一种类型，近年的发病率呈上升趋势，越来越受到人们的重视。目前其病因和发病机制尚未完全阐明，西医学对本病的治疗无特殊方法，运用甲状腺激素等治疗效果不十分理想并有一定的不良反应，而中医药不仅临床应用广泛，而且从药效实验、中医药治疗本病的作用机制等方面开展了许多相关研究，体现了较大的优势。

中医学并无桥本甲状腺炎这一病名，据其病证特点，可将其归于"瘿病"范畴。瘿病分为气瘿、肉瘿、血瘿、筋瘿、石瘿等不同类型，现代医家多将桥本甲状腺炎归属于"肉瘿"范畴。瘿病是由于情志内伤、饮食及水土失宜，从而使气滞、痰凝、血瘀等病理产物壅结颈部而成。其病变部位在肝脾，肝郁则气滞，气滞则津停，脾虚则酿生痰湿，痰气交阻，血行不畅。以实证居多，久病由实致虚，后期多以心肝阴虚证常见。

二、桥本甲状腺炎证治与用药

李长生教授认为本病病位在肝脾肾，以肝为主，且本病病程迁延，早期多以肝郁气滞为主，随着疾病进展出现血瘀痰凝，后期转化为虚证多见如气阴两虚、脾肾阳虚等证。治疗上注重调理气机，气机条畅、痰瘀化散，本病自除，但疾病不同证型，临床用药也不相同。

根据其临床表现，李长生教授将其辨证分为以下四型。

1. 肝郁气滞证

（1）主症：颈前可见弥漫性肿点，伴见情志抑郁、善太息，或易急躁易怒，舌淡苔薄，脉弦。

（2）治法：疏肝行气解郁。

（3）方药：柴胡疏肝散合四海舒郁丸加减。气滞较重者加青皮、郁金。

2. 血瘀痰凝证

（1）主症：颈前可见或不见肿块，随吞咽动作上下移动，全身症状不明显，舌质暗红，或可见瘀点瘀斑，苔薄黄，脉弦或弦滑。

（2）治法：化痰软坚，破瘀散结。

（3）方药：桃红四物汤合海藻玉壶汤加减。

3. 气阴两虚证

（1）主症：颈前可见肿块，伴四肢困乏、少气懒言、形体消瘦、易汗出、心悸、手部震颤，舌质淡，苔薄白，脉弦。

（2）治法：益气养阴，软坚散结。

（3）方药：生脉散合二至丸加减。

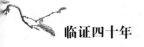

4. 脾肾阳虚证

（1）主症：颈前可见肿块，伴见面色㿠白、手足清冷、精神萎靡、腰膝酸痛，舌质淡或紫暗，苔白，脉沉细。

（2）治法：温补脾肾，化痰散瘀。

（3）方药：桂附八味丸合阳和汤加减。

第八节　治疗皮肤科疾病临证经验

一、皮肤病的病因

李长生教授认为，皮肤病的病因病理和中医学的病因病理一致，皮肤病虽发于外，但其病因绝大多数是由于体内阴阳气血的偏盛与偏衰和脏腑之间功能活动的失调所致。中医学对皮肤病病因的认识，过去一般书籍记载均称三因学说，即内因、外因、不内外因。不内外因可分别归入内、外二因之中，故提倡内外二因。

1. 内因

（1）情志致病：喜、怒、忧、思、悲、恐、惊七种情志变化，是人体对外界环境的一种生理反应，正常情况下不会致病，但如果情感过度兴奋或抑制，超过人体生理活动的调节范围，就会伤及气血脏腑，引起气血脏腑功能失调而导致发病。如郁怒伤肝，肝气郁结，郁久化火；忧思伤脾，脾失健运，痰湿内生，以致气郁、火郁、痰湿阻于经络，气滞血瘀，结聚成块形成瘰疬性皮肤结核。又如斑秃、神经性皮炎、皮肤瘙痒症、湿疹、银屑病、黄褐斑等病的发生或加重因素，常与情志过激、过度抑郁等情志变化有关。

（2）饮食不节：《黄帝内经·五脏生成》中讲道："多食苦则皮槁而毛拔，多食辛则筋急而爪枯，多食甘则骨痛而发落……此五味之所伤也。"临床所见，许多皮肤病的发生与加重常与饮食有关，如过食肥甘辛辣、过饮醇酒，易发生毛囊炎、疖、痤疮、酒渣鼻等，还可引起湿疹、皮炎类皮肤病的复发或加重。饮食中维生素含量不足可引起维生素缺乏症，如蟾皮症、糙皮病、坏血病等。此外，食物不洁可感染肠寄生虫，引起荨麻疹等疾病。

（3）劳倦过度：又指劳伤。过度疲劳，不注意休息或贪图安逸，不热爱劳动，都能使气血壅滞，肌肉、脏腑失其生理常态，而形成发病的因素。如长期站立、走路而致的鸡眼、胼胝。此外，房劳过度同样可以反映到皮肤上来。

（4）体内脏腑功能失调：人体可产生风、寒、湿、燥、火等病理因素。如肾阳虚衰，阳气不足，寒从内生，则可产生寒凝气滞，使皮肤发生青紫斑块，或溃烂久不收口。又如心血不足，血虚风燥亦可引起皮肤瘙痒等。

2. 外因

（1）六淫致病

1）风：风为六淫之首，百病之长，为春季的主气，许多皮肤病的发病与风有关，以风命名的皮肤病也相当多，因此风在皮肤疾患中占有重要地位。风邪侵犯皮肤的致病特点是发病迅速，消退也快，游走不定，泛发全身，疹无定形，多为干性，常以风团、丘疹、斑疹、抓痕、鳞屑、苔藓样变多见，多伴有瘙痒、怕风。如挟他邪，则兼见他邪证候。如风寒证，皮损色白，遇寒易发，苔薄白，脉浮紧；风热证，皮损色红，遇热易发，苔薄黄，脉浮数。在皮肤中一些瘙痒性、脱屑性皮肤病常与风邪有关，如荨麻疹、皮肤瘙痒症、银屑病、白屑风、神经性皮炎等。

2）寒：寒有内寒、外寒。外寒指自然界的寒，为冬之主气，故冬季多寒病。阳气虚弱，寒从内生之寒为内寒。外寒与内寒可互相联系，互相影响，如阳虚内寒者易感外寒，外寒入侵，常损阳气，从而导致内寒。皮肤病以外寒致病者多。寒邪侵犯皮肤的致病特点是恶寒发热，四肢厥冷，屈伸不利，疼痛麻木，皮损有风团、斑疹、丘疹、皲裂、水肿、硬结、溃疡，疹色淡或青紫，舌质淡，脉沉细等。皮肤病当中寒邪致病的有寒冷性荨麻疹、冻疮、脱疽等症。

3）暑：暑是夏天之主气，乃火热之气所化。暑病独见于夏令。暑邪侵犯皮肤的致病特点是身热不解，午后为甚，胸闷恶心，食欲不振，四肢困倦，大便溏，小便黄，脉濡，苔黄腻。皮肤疮疖、湿烂缠绵不愈。暑湿郁于皮肤可生疮、疖、臁疮病等。

4）湿：湿有内湿与外湿。外湿指自然界之湿气，四季中以长夏湿气最盛，故长夏多湿病。感受外湿除与季节有关外，还与工作性质、生活环境有关，如涉水淋雨、久居湿地等都可能成为湿邪侵袭人体的条件。内湿多因过食膏粱厚味、贪食生冷或过度饮酒，以致损伤脾阳，脾失健运，湿浊内生；或情志抑郁，脾失健运，水湿内生。湿邪侵犯皮肤的致病特点是皮损为水疱、糜烂、渗液、肿胀等，常反复发作，缠绵难愈，自觉瘙痒，若与内湿相合，则常伴有胸闷、纳呆、肢体沉重，苔白腻，脉濡缓等。如湿疹、足癣、带状疱疹等。

5）燥：燥是秋季的主气，分内燥与外燥。外燥指自然界的燥。人体感受外界燥邪发病，则属外燥证。因多见于秋令，故又称秋燥。机体津血亏损可致内燥。此外，外邪蕴久可伤阴化燥，血虚亦可化燥。燥邪侵犯皮肤的致病特点是皮肤干燥、粗糙、枯皱、皲裂、肥厚、脱屑、苔藓样变、瘙痒，影响全身者常有头晕目眩、面色苍白、毛发不荣、口鼻干燥、大便干结、小便短少，舌光红、苔燥，脉细涩等。如神经性皮炎、慢性湿疹、老年瘙痒症、银屑病等。

6）热（火）：许多皮肤病的发病与热邪有关，因此热在皮肤疾患中也占有重要地位。火与热同类，常互称，仅程度不同，火为热之甚，热为火之渐，热甚则化火化毒。热有内热（内火）与外热（外火）。人体直接感受的外界温热之邪为外热，外热也可由风、寒、暑、湿、燥化热、化火而成。过食辛辣炙煿、情志过激等均可引起脏腑功能失调而化火，此为内热，如心火、肝火、肺热、肝胆实热、脾胃实热等。所以有"五气皆能化火"与"五志皆能化火"之说。热邪侵犯皮肤的致病特点是患处可见红肿、水疱周围绕红晕、脓疱、溃烂、出血等症状，自觉灼热、瘙痒、疼痛，可伴有身热、口渴、便秘、尿赤，苔黄，脉数等。如疖、丹毒、脓疱疮、紫癜等。

（2）虫毒、疫疠、外物：此类包括寄生虫引起的疥疮，虫咬所致的虫咬皮炎，接触漆毒而发生的漆性皮炎，外伤所致的皮下瘀斑，疠气感染而得的麻风等。

二、皮肤病的辨证

1. 八纲辨证

用八纲辨证方法归纳皮肤病，一般来说，急性皮肤病发病急骤，进展迅速，皮损表现为潮红、肿胀、灼热、丘疹、疱疹、脓疱、糜烂等，伴有渗出浆液或脓液，痒痛较剧，全身症状有发热、烦躁、口干、口渴、大便干结、小便短赤，脉浮、洪、滑、数、有力，舌质或舌尖红，苔多黄、白或黄腻等症，多属阳证、表证、热证、实证。

慢性皮肤病，发病缓慢，病程日久，皮损表现为苔藓样变、色素沉着或色素减退、皲裂、鳞屑等，或有脱发、指（趾）甲变化，自觉症状轻微，全身症状有形寒肢冷，不思饮食，便溏，尿清，脉沉、缓、细、迟，舌质胖淡，舌边有齿印，舌苔白滑、白腻等症，多属阴证、里证、寒证、虚证。

2. 卫气营血辨证

卫气营血辨证是温热病辨证的纲领，一方面用以表明疾病变化进展的深浅及其证候；另一方面用以表明卫、气、营、血四者的病理损害的程度。一些伴有发热等全身症状明显的皮肤病也常采用卫气营血辨证。

（1）卫分病：病邪在表，症见发热、微恶寒、头痛、口微渴、舌苔薄白、脉浮数等，相当于某些感染性皮肤病的初期或伴有表热证的其他皮肤病。例如风疹、水痘、玫瑰糠疹、风热型荨麻疹、药疹等。

（2）气分病：卫分病不解，向里传变进入气分，但也有卫分病不明显，热邪很快伤及气分的。症见连日壮热不退，不恶寒，反恶热，汗出气粗，口渴引饮，大便秘结，小便黄赤，舌苔黄燥或灰黑起刺，脉洪大数。气分病实际就是里热实证。见于一些皮肤病急性发作期，如重症多形性红斑、重症药疹、系统性红斑狼疮毒热炽盛证等。

（3）营分病：气分热邪不解，阴液亏耗，病邪传入营分，但也有由卫分直接传入营分的。症见高热不退，夜间尤甚，心烦不眠，重者神昏谵语，口干反不甚渴，舌质红绛，脉象细数。皮肤可见泛发性潮红肿胀，或见大疱、脓疱，如重症药疹、剥脱性皮炎、疱疹样脓疱病、中毒性红斑、重症多形性红斑、系统性红斑狼疮等。

（4）血分病：营分病热邪不解，或治疗不及时，则进一步传入血分，或热邪直接入血分。因血热炽盛而迫血妄行，其证候除具有营分主证外，常合并出血现象，如衄血、便血、皮肤出血斑、血疱等，舌质深绛，脉象细数。营分所列举的疾病、紫癜类皮肤病均可出现血分病证。

3. 皮损辨证

（1）原发性皮损

1）斑疹：按色泽可分为红斑、紫斑、白斑、褐斑及黑斑等。红斑为血热或热毒，稀疏为热轻，密集为热重；紫斑为血热、血瘀；白斑为气滞、血虚、气血不和；褐斑多为气滞血瘀；黑斑多为肾虚。

2）丘疹：多属风热或血热。

3）结节：红色结节为血热、血瘀，肤色结节多属痰湿凝聚。

4）疱疹：水疱多属湿热或热毒，血疱为血热。

5）脓疱：脓疱多属热毒。

6）风团：色红多为风热，色白多为风寒或血虚受风。

（2）继发性皮损

1）鳞屑：在皮肤病早期出现多为风热；晚期出现多为血虚风燥。油腻性鳞屑多为湿盛；干燥性鳞屑多为血燥。

2）糜烂：糜烂渗液多属湿热，糜烂面有脓液多属热毒。

3）溃疡：急性溃疡红肿热痛为热毒；慢性溃疡平塌不起，疮面肉芽晦暗属气血虚弱；疮面肉芽水肿为湿盛。

4）痂：脓性者称脓痂，为热毒未清；血性者称血痂，为血热所致；由浆液渗出引起的称浆痂，为湿热未尽。

5）抓痕：抓痕多由瘙痒引起，因此导致瘙痒的许多因素，如风盛、血热、湿热、虫毒、血虚风燥等均可引起抓痕。

6）皲裂：燥胜则干，寒胜则裂，因此皲裂多属血虚风燥和寒邪所致。

7）苔藓样变：由于长期搔抓或摩擦而引起，多属血虚风燥。

8）瘢痕：局部气血凝滞所致，也与禀性差异有关。

4．症状辨证

（1）痒

1）风痒：发作急，变化快，走窜四注，游走不定，或遍身作痒，时作时休，多为干性，如荨麻疹。

2）湿痒：多见于人体下部的病变，多呈局限性瘙痒，常有肿胀、水疱、糜烂，渗液黄黏，浸淫成片，缠绵难愈，如湿疹。

3）热痒：皮损煅红灼热，瘙痒剧烈，抓破渗血，甚则红肿、糜烂、渗液或渗脓、结痂，多属瘙痒性皮肤病之急性期或化脓性皮肤病。

4）虫痒：常奇痒难忍，状如虫行皮中，浸淫蔓延或痒处固定，遇热或夜间尤甚，互相传染，如疥疮、癣等。

5）血虚痒：多为阵发性瘙痒，常日轻夜重，皮肤干燥脱屑，日久皮肤粗糙肥厚，多见于慢性瘙痒性皮肤病，如皮肤瘙痒症。

（2）痛："不通则痛，通则不痛"，为气血凝滞不通所致。痛有定处多属血瘀；痛无定处多属气滞；寒痛皮色不变或皮色苍白，得热则缓，遇冷加剧；热痛皮肤煅红灼热，得冷则轻，遇热则重。

（3）麻木：麻为血不运，木为气不通，为气血运行不畅，经络阻塞，以致局部气血不足所致。

三、皮肤病治法治则

皮肤病治疗分内治和外治，虽方法不同，但理、方、药则相同，治疗原则一致，李长生教授汲取众医家经验，归纳为八法。

1. 疏风止痒法 见于湿疹、荨麻疹、接触性皮炎、药疹等，药用苦参、白鲜皮、白矾、川椒、地肤子、蛇床子以祛风燥湿止痒。对于治疗慢性皮肤病，如异位性皮炎、痒疹、慢性湿疹、银屑病等，务必要审证求因、审因论治，治以养血活血通络，宜用洗浴法。

2. 清热解毒法 见于湿疹、药疹、过敏性紫癜、荨麻疹、日光性皮炎等。药多选用黄芩、黄柏、黄连、蒲公英、野菊花、鱼腥草、紫草、牡丹皮、赤芍、大青叶、苦参。如红肿甚，有少量渗液加芒硝、硼砂。

3. 清热利湿法 用于湿疹、药疹、接触性皮炎、日光性皮炎、汗疱疹等。药可选用生大黄、黄柏、苦参、龙胆草、黄芩、土茯苓、地榆、地肤子、白鲜皮等。

4. 散结消疣法 用于治疗扁平疣、寻常疣、跖疣、尖锐湿疣等。药多选用香附、木贼、生苡仁、大青叶、板蓝根等，搓擦频洗、热浴久泡方有良效。

5. 软坚散结法 临床用于治疗皮肤发炎、痤疮、外伤后形成的硬结，皮损为肥厚、苔藓样改变、质地坚硬的结节、色素沉着，顽固难愈。药多选用丹参、白蒺藜、三棱、莪术、全蝎、当归、红花等。

6. 养血润燥法 皮损见干燥、皮肤粗糙、苔藓样变、皲裂、肥厚、红色丘疹及斑丘疹、鳞屑，瘙痒缠绵，日久不愈。多见于慢性湿疹、特应性皮炎、痒疹、银屑病、鱼鳞病等。可选用黑豆、当归、川芎、鸡血藤、何首乌、丹参、白鲜皮、夜交藤、地肤子、蛇床子、苦参，皲裂重者加白及、黑芝麻、明矾；皮肤干燥、鳞屑重者加生熟地、黄精。

7. 活血化瘀法 斑秃患者皮损中常存在"瘀滞"，故活血化瘀法可作为斑秃治疗的常用方法。中药外擦、针灸治疗斑秃多以活血化瘀、行气通络为主，补益肝肾为辅，可起到扩张局部微循环的作用，保障毛乳头血供，促进毛发生长，收到较好疗效。常用何首乌、丹参、侧柏叶、白鲜皮、干姜等。

8. 解毒杀虫法 用于治疗真菌感染性皮肤病、毛囊虫皮炎、痤疮、酒渣鼻等。常用药物：苦参、白鲜皮、黄柏、露蜂房、三黄洗剂、颠倒散。

李长生教授行医40多年来，临床所见皮肤病种类繁多，有些病易诊难治，根据多年的临床经验，对一些特定疾病，在古方的基础上自创了一系列内服与外用的经验方，临床常获良效，下面主要针对几种常见皮肤病的诊治进行介绍。

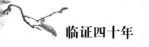

湿疹

湿疹属中医"湿疮"范畴,其特征为皮疹具有多形性,易于渗出,自觉瘙痒,常对称分布和反复发作。中医学文献中记载的"浸淫疮""旋耳疮""绣球风""四弯风""奶癣"等类似急性湿疹、耳周湿疹、阴囊湿疹、肘膝窝部湿疹及婴儿湿疹等。李长生教授认为本病病机为湿热内蕴,病久可耗血伤阴,化燥生风,治以健脾、利湿、清热、凉血,临床常分急性湿疹、亚急性湿疹、慢性湿疹。

一、症状特点

急性湿疹初起局部发生红斑水肿,自觉灼热瘙痒,继之在红斑上出现散在或密集的丘疹或小水疱,经搔抓或摩擦后,水疱破裂,形成糜烂面,有浆液渗出,干燥后结成黄色痂皮。若渗液混有血性,结痂常呈暗红色或黑色。若继发感染,渗液为脓性,结痂则为污秽黄褐色或黄绿色。皮疹经过治疗或自然缓解后,颜色逐渐变成暗红色或淡红色,渗出减少,水肿消失,结痂脱落,表面附着细碎鳞屑,新生之皮肤纹理较明显。

慢性湿疹是由于皮疹在同一部位经久不愈或反复发作,使皮肤逐渐增厚,纹理加深,表面有抓痕血痂,色素沉着,有时呈灰褐色或暗红色,遇刺激易倾向渗出。

亚急性湿疹介于急性湿疹和慢性湿疹之间。

二、李长生教授对湿疹病因病机的认识

李长生教授认为湿热是本病贯穿始终的基本病机。首先,"湿疹"命名即缘于本病损害处渗出潮湿倾向。湿疹的临床特点是多形性损害,倾向湿润,易于渗出,有水疱、糜烂、渗液等多种湿性表现,因此在导致湿疹的各种因素中,湿邪是其中最重要的发病因素。患者常因饮食不节,嗜饮茶酒或过食辛辣荤腥膻发物,伤及脾胃,脾失健运,生湿化热,或因情志不遂,气郁化火,热伏营血,热极生风,以致内蕴风湿热邪,若复受风湿热邪侵袭,内外合邪,充于腠理,浸淫肌肤,导致营卫不和,气血失

调而发为本病。

湿性重浊黏滞，恋结难除，感染后致使病情缠绵，湿热蕴久，耗伤阴血，化燥生风而致血虚风燥，肌肤甲错，或因素体虚弱，脾为湿困，肌肤失养而成慢性。风、湿、热、燥、血虚、心火、脾湿、肝风等在湿疹发病过程中不同阶段致病强度不同，所起作用也不同，不同致病因素各有其不同的主证，而且常是多种因素联合致病，临床应注意鉴别分析。如风的主证为发病迅速，泛发全身，瘙痒无度，多夹湿、热而发病；湿的主证为水疱、渗液，若与内湿结合，则伴有胸闷，纳呆，苔白腻，脉濡或滑；热的主证为皮损色红，灼热，糜烂，全身可伴有发热，口渴，便秘，尿赤，苔黄，脉数。因此，急性湿疹、亚急性湿疹常为风湿热邪相并而发，客于肌肤，多与心、脾、肝有关，急性湿疹风湿热邪较重，亚急性湿疹风湿热邪较轻，病情迁延，湿热成瘀，或血热搏结成瘀，致风湿热瘀并重；慢性湿疹多为血虚风燥，肌肤失养所致，多与肝、脾有关。综上所述，湿邪是贯穿于湿疹整个发病过程中的一个重要因素，常常合并其他病邪致病，而且可以导致化热生火、耗伤阴血、化燥生风等多种病理机制的产生。

三、辨证施治

李长生教授认为湿疹治疗要以清热利湿、养血活血、祛风止痒为主，结合临床分期和发病部位辨证论治。由于湿疹的病因病机较为复杂，涉及的发病因素和病理机制也较多，临床表现错综复杂，从而为其辨证论治的研究带来了很多困难。临床治疗时要掌握湿疹自身的本质和发生发展规律，抓住湿邪这个主要致病因素，同时又要考虑到湿疹在不同发展阶段、不同发病部位上病理机制的差异，进行辨病和辨证论治结合治疗，标本兼治，内外俱施。

1. 内治法 李长生教授根据对湿疹病因病机和临床表现的分析，确定湿疹的基本治则是清热利湿、养血活血、祛风止痒，确定基本方如下：金银花30g，生石膏30g，苍术9g，土茯苓30g，苦参9g，荆芥9g，防风9g，蝉蜕9g，牛蒡子9g，当归15g，生地15g，生甘草6g。水煎服，每日1剂。

热重发热口渴者，加栀子、龙胆草、知母；湿重渗出多者，加芳香化湿的藿香，清热利湿的薏苡仁、木通、滑石、泽泻、车前草、茵陈、赤小豆等，若渗出较多，炎症不明显、用上述清热利湿药不能控制病情者，可再加赤苓、白术等以健脾利湿，桑白皮甘淡行肺中痰水而利小便，从上、中、下三焦通调水道，减少渗出；血虚风燥者，加白芍、何首乌、胡麻仁；血热者，加牡丹皮、赤芍、白茅根等；瘙痒剧烈者，加白鲜皮、刺蒺藜、地肤子、徐长卿；若为慢性久治不愈者，以其久病入络，可加僵蚕、乌梢蛇、全蝎等虫类药入络搜风，并酌加桃仁、红花，以达治风先治血，血行风自灭；反复发作者，加生黄芪、白术；发作与饮食不节有关或食荤腥膻发物者，加紫苏、生山楂、乌梅、厚朴，或以大黄、芒硝通里攻下，清泻胃肠实热及邪气；亚急性、慢性湿疹皮损多已局限化，故应重视引经药的使用，发于头面部者，加菊花、藁本、黄芩；发于耳部者，加柴胡、龙胆草；肛周、外阴皮损加黄柏、防己、龙胆草；发于下肢者，加牛膝、黄柏、木瓜。

将上述治疗原则和方药应用于临床，应根据不同皮损形态和全身症状进行分期分型治疗。一般可将湿疹分为三型进行治疗。

（1）风湿热重型：发病急，病程短，边界不清，皮肤损害呈多形性，可见红斑、丘疹、水疱、脓疱、糜烂、滋水淋漓，味腥而黏，自觉灼热瘙痒。或伴有胸闷、纳呆、溲赤、便秘。舌质红，苔黄腻，脉滑数。

此型多见于急性湿疹或亚急性、慢性湿疹的急性发作。治疗原则是清热凉血，祛风利湿，方用：金银花30g，生地黄30g，白鲜皮15g，薏苡仁15g，苦参12g，赤芍12g，蝉蜕12g，荆芥9g，防风9g，滑石9g，牡丹皮9g，生甘草9g。

方中金银花、生甘草清热解毒；生地、赤芍、丹皮清热凉血；薏苡仁、滑石、苦参健脾、清热、利湿；白鲜皮、蝉蜕、荆芥、防风祛风止痒。

（2）风湿热轻型：多由风湿热重型转变而成。病情变化缓慢，渗液、糜烂较轻，部分病损附有细碎鳞屑，皮损浸润，色暗。伴有瘙痒，纳呆。舌淡红，苔白腻，脉多滑或滑而微数。

此型主要见于亚急性湿疹。治疗原则是清热燥湿，活血祛风，方用：荆芥9g，防风9g，蝉蜕9g，牛蒡子9g，大胡麻仁9g，当归15g，苦参9g，苍术9g，知母9g，生石膏12g，生甘草9g，生地黄15g，木通6g。

方中荆芥、防风、蝉蜕、牛蒡子、大胡麻仁散风止痒；生石膏、知母、木通、生甘草清热利湿；苦参、苍术健脾燥湿；生地凉血，尤清血中之热；当归养血活血。

（3）血虚风燥型：此型由风湿热重型或风湿热轻型转变而成。病程缓慢，皮损局限，皮肤变厚粗糙，干燥脱屑，皲裂，常伴有少量抓痕、血痂及色素沉着，伴有阵发性瘙痒，夜间尤甚。舌红少苔，脉多沉细数。此型主要见于慢性湿疹。

治疗原则是养血祛风，方用：当归15g，生地15g，白鲜皮15g，何首乌12g，牡丹皮12g，白芍12g，蝉蜕12g，川芎9g，大胡麻仁9g，荆芥9g，防风9g，刺蒺藜9g。

方中以四物汤加何首乌补血活血；荆芥、防风、白鲜皮、大胡麻仁、刺蒺藜、蝉蜕祛风散邪；加牡丹皮一味凉血，以除阴虚之热，从而达到血活风去而自愈。此时如继续应用清热利湿法治疗，不但无效，势必伤阴更重，加重病情。

湿疹急性期、亚急性期均可见不同程度的红斑、丘疹、糜烂，瘙痒剧烈，只是程度有所不同。即使是慢性湿疹证属血虚风燥者也有湿邪的存在，因此认为湿邪贯穿于湿疹病程的始终。李教授认为临证时可酌情采用具有清热利湿、清热燥湿、健脾利湿、淡渗利湿功效的药物，将会提高疗效。

2. 外治法　采用多种外治疗法可以减轻患者的自觉症状，并使皮疹迅速消退，与内治法合用可以缩短疗程，增加治疗效果，或单用外治即可达到治疗目的。根据皮肤病外用药的使用原则，湿疹在急性阶段，皮损以红斑、丘疹、水疱为主而无渗出者，可选用洗剂或散剂；糜烂渗液或剧烈红肿者，以溶液冷湿敷为主。亚急性阶段可选用油剂或乳剂，轻度糜烂渗液仍可使用溶液冷湿敷。慢性阶段，皮损以肥厚、干燥、脱屑为主，临证多选用软膏、乳剂、酊剂等，也可选用熏洗剂（溶液），先熏后烫洗。

（1）急性湿疹（风湿热重型）：局部滋水淋漓，红赤灼热，用金银花汤冷湿敷，以清热解毒、除湿止痒，并有助于发散局部的蓄热（金银花汤组成：金银花15g，黄柏9g，煅甘石9g，硼砂9g，白矾9g，桑叶9g，生甘草9g）。煮水过滤去渣，冷后将4～8层纱布浸透放于皮损上，每10分钟更换纱布1次，每次30分钟，每日湿敷3次。或用10%黄柏溶液冷湿敷。

（2）亚急性湿疹（风湿热轻型）或急性湿疹渗液较少者：用湿疹散香油调搽，以清热除湿、止痒收敛而获效（湿疹散：煅石膏15g，青黛12g，生大黄12g，生甘草12g，枯矾9g，煅甘石9g）。诸药共研细末备用，视皮损情况香油调搽患处。

（3）慢性湿疹（血虚风燥型）：局部皮肤粗糙，用湿疹膏外涂患处，有润肤止痒的作用（湿疹膏：生甘草9g，生大黄9g，白芷9g，枯矾9g，炒黑豆12g。诸药共研细末，加凡士林配成30%的软膏外用）。

如果湿疹较重，可选用中西医结合外用疗法，李长生教授自制湿疹方效果显著。其中西药马来酸氯苯那敏5支，氯霉素眼药水5支，中药成剂有炉甘石洗剂500ml，云南白药适量，中药饮片有五倍子5g，山慈姑5g，冰片5g，雄黄5g，朱砂5g，研末。上述药物掺匀，外用。

湿疹伴剧烈痛痒时可配合内用抗组胺药如氯雷他定等。皮损广泛，症状严重者，可配合应用甘草酸苷制剂、钙剂、维生素C等，常规治疗无效时可考虑应用糖皮质激素或抗生素等。

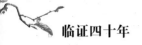

中医学治疗湿疹具有丰富的临床经验，积累了数百种有效方药，并且没有不良反应及停药反跳现象。认为湿疹的产生是由于禀赋不耐，脏腑失调，风湿热邪客于肌肤，导致营卫不和、气血失调所致。其中湿邪是主要的也是贯穿于疾病始终的一个发病因素。根据对湿疹病因病机和临床表现的分析，确定湿疹的基本治则是清热利湿、养血活血、祛风止痒，以调整全身功能的部分紊乱状态。临床应用时应结合湿疹急性、亚急性和慢性不同发展阶段皮损的具体情况和发病部位进行辨病和辨证论治，并选择适宜的外治疗法和药物剂型。同时应重视患者的预防和调护，目的是要减少湿疹的发生和复发。

银屑病

银屑病俗称牛皮癣，中医学称之为"白疕""松皮癣""干癣""白癣""疕风"等，是一种常见的慢性炎症性复发性皮肤病，临床上以全身泛发红斑、鳞屑为主要皮损表现。目前银屑病的有效治疗仍是一大棘手问题，中医治疗银屑病存在一定优势。李长生教授认为血热是银屑病发病的主要根源，在血热基础上，加之外感、内伤、饮食等诸多因素，导致血热蕴积于皮肤而发病，治疗以清热凉血、活血化瘀、祛风止痒为主，效果明显。

一、症状特点

初起为淡红色点状斑丘疹，逐渐扩大，部分相互融合，形成边界清楚的斑片，搔刮后有银白色、光泽、干燥的鳞屑，层层脱落。最后一层与基底面附着较紧，呈光滑的薄膜（薄膜现象），刮下薄膜为细小出血点（筛状出血）。此两者是本病的特征。

急性发展状态的皮损，多呈点滴状，鲜红色，瘙痒较著。静止期的皮损常为斑块状或地图状等，消退期的皮损常呈环状、半环状。少数皮疹上的鳞屑较厚，有时堆积如蛎壳状。皮损可在身体任何部位对称性发生。好发于膝、肘关节伸侧和头部。部分患者发病前有发热、咽痛的病史。少数患者指（趾）甲早期甲板呈点状凹陷，（顶针指）以后甲板可增厚失去光泽、甲板与甲床分离。黏膜有病变多见口唇有银白色鳞屑，或白色边缘明显的斑片。有些患者有家族史。

此外，银屑病患者继发红皮症者称银屑病性红皮症：皮疹有少量渗出，附有湿性鳞屑，或兼见较多小脓疱，伴有发热等症状者称为脓疱性银屑病：合并关节炎者称为银屑病性关节炎。

二、李长生教授对银屑病病因病机的认识

李长生教授认为银屑病是一种皮损以红斑、鳞屑为主的慢性炎症性皮肤病，临床表现错综复杂，病因病机也是复杂多样。禀赋不耐、素体血热是基本的发病机制，加之风寒湿热燥毒之邪，侵袭肌腠；内因饮食不节，情志内伤，导致内外合邪，热壅血络，致使经络阻隔，气血凝滞而成。初起多因平素血热，风寒或风热之邪侵袭肌肤，以致营卫失和，气血不畅，阻于肌表而生；或兼湿热蕴积，外不能宣泄，内不能利导，阻于肌表而发。病程日久不愈，风寒、风热、湿热之邪化燥伤阴，血瘀血虚，生风生燥，肌肤失养，病情更为显露，或因肝肾亏虚，冲任失调，更使营血亏虚，血虚生风所致。少数则因调治不当，兼感受毒邪，风寒化热、湿邪化燥，导致燥热成毒，热毒流窜，侵犯经络，伤及关节，燔灼营血，内损脏腑，造成气血两燔的证候，临床表现为泛发型、脓疱型、红皮病型等严重银屑病型。根据上述病因病机的分析，认为禀赋不耐、素体血热是发病的重要条件，风寒湿热燥毒之邪外侵、饮食不节、情志内伤是本病的诱发因素，经络阻隔、气血凝滞是发病转化的一个重要环节，血热、血瘀、血虚在银屑病不同发展阶段起着不同的重要作用，早期血热风燥、中期血瘀风盛、后期血虚风燥是本病在发病机制上的特点。临床治疗时应详察各种病理机制的变化，辨明不同阶段具体的病理机制，为临床用药提供准确的依据。

现代研究证实，银屑病有明显的微循环障碍，皮损处真皮乳头毛细血管扭曲呈团球状，无皮损的甲皱毛细血管也多弯曲畸形，部分患者有紫舌症，组织病理检查毛细血管内皮细胞和基底膜均有结构性改变，因此活血化瘀、改善微循环应该是银屑病治疗中的重要环节，也是基本的治疗原则。

三、辨证施治

1. 内治法　李长生教授认为，在辨证和治疗的过程中，既要注意对银屑病自身的本质和发生发展规律的认识，又要重视银屑病在不同的发展时期和病理类型的差异，结合实际临床表现与分型分期，采取多种治疗手段内外合治。根据李长生教授对银屑

病病因病机的认识，临证确定清热凉血、活血化瘀、祛风止痒为治疗的基本原则，以消风散合清热地黄汤为基础组成基本方，如下：金银花30g，生石膏30g，龙胆草9g，土茯苓30g，生地黄15，赤芍15g，牡丹皮9g，紫草9g，槐花9g，蝉蜕9g，白鲜皮15g，刺蒺藜15g，生甘草6g。

方中金银花、生石膏、龙胆草、土茯苓、生甘草清热解毒；生地黄、赤芍、牡丹皮、槐花滋阴清热、凉血活血；蝉蜕、白鲜皮、刺蒺藜祛风止痒；甘草调和诸药。临床应用时根据病情的不同变化加减：热重者加知母、连翘、板蓝根、大青叶、夏枯草、白花蛇舌草、栀子等；血热毒重者加青黛、白茅根；血瘀重者加当归、桃仁、红花、三棱、莪术；风盛瘙痒明显者加乌梢蛇、青风藤、荆芥、防风等；年龄较大或病程较长者加黄芪、党参、女贞子、何首乌、山萸肉等益气养阴；因本病顽固难愈，久邪毒深遏肌肤腠理，难消难散，此时可应用虫类药如乌梢蛇，以其虫药善行之性入络剔毒搜风，常可收到良好效果。

李长生教授将上述治疗思想和原则应用于临床，与临床分型和分临床篇期相结合，一般早期以血热、风热、湿热、火毒等实证为主，后期以血虚风燥证多见，中期或病程长者多从血瘀证论治。具体治疗如下：

（1）血热证：初起红斑、丘疹、鳞屑，皮损逐渐增多，范围不断扩大，颜色鲜红，鳞屑增多，点状出血明显，有同形反应，局部瘙痒。伴有怕热，咽喉肿痛，口渴，大便干，小便黄。舌质红，苔黄，脉弦数。此证主要见于寻常型银屑病的进行期患者，证属血热风燥。治宜清热凉血，祛风止痒，方用基本方加减即可。

（2）血瘀证：病情稳定，既无皮疹扩大，又无新皮疹形成，或有少数新发皮疹，但皮肤干燥，小腿前侧肥厚，或有苔藓样变，或病程较长，反复发作，多年不愈，皮疹基底暗红，鳞屑较厚，有的呈蛎壳状，自觉瘙痒。舌质暗红或有瘀斑，苔薄白，脉沉涩。此证主要见于稳定期，证属血瘀风盛。治宜活血化瘀，祛风止痒，方用基本方合桃红四物汤加减。

（3）血燥证：皮疹逐渐消退，基底淡红，鳞屑干燥细碎，瘙痒。舌质红，少苔，脉细。此证主要见于消退期，证属血虚风燥。治宜养血祛风，滋阴润燥，方用基本方合四物汤加减。

（4）火毒炽盛证：全身皮肤发红，或呈暗红色，皮肤灼热，甚则稍有肿胀，鳞屑不多，或有密布小脓疱。同时伴有壮热口渴，大便秘结，小便短赤。舌质红绛，脉弦滑数。此证主要见于红皮病或脓疱型。治宜清热凉血解毒，方用五味消毒饮合黄连解毒汤合基本方加减。

（5）湿热证：皮肤出现红斑鳞屑，皱褶处有潮湿糜烂，浸渍流滋，或掌跖部有脓疱，或伴有关节肿痛，瘙痒，多在阴雨天加重。伴胸闷纳呆，神疲乏力，下肢沉重，或带下增多，色黄。舌质红，苔黄腻，脉滑数。此证主要见于脓疱型或关节病型。治宜祛风清热、利湿通络，方用基本方加苍术、黄柏、泽泻、滑石、木通、车前草等。

李长生教授在银屑病治疗过程中，发现重用龙胆草和生石膏并与其他药物配合应用往往能取得比较好的效果，尤其是在早期病因以血热、风热、湿热、火毒等为主的实证时，效果更为明显。龙胆草，苦，寒，归肝、胆经。具有清热燥湿、泻肝胆之火的作用，善于清除肝胆的湿热实火及肝经热盛、热极生风之证。现代药理证实龙胆草有抗菌杀虫作用，因此对由细菌或病毒感染所致的银屑病具有治疗作用。用量为9～15g。生石膏，辛、甘、寒，归肺、胃经。具有清热泻火、除烦止渴、收湿敛疮作用。《本草经疏》说："辛能解肌，甘能缓热，大寒而兼辛甘，则能除大热"，其主归阳明经，善解气分热，为治阳明热盛，高热烦渴之代表药；然其味辛可发越郁火，故又能用于血热之斑疹吐衄，现代临床以石膏与当归、蝉蜕、白蒺藜、生地、荆芥等同用可凉血消风；石膏味辛还能发越郁滞结气，甘可益脾除湿，寒可清热泻火，故宜于湿热郁遏之证；石膏配伍适当的发散透表药，还可用于表邪迅速传里，里有实热而表证未解之证。用量为30～45g。而银屑病发生多因禀赋不耐，素体血热，加之外感风寒湿热燥毒之邪，侵袭肌腠；内因饮食不节，情志内伤，湿热内蕴，导致内外合邪，热壅血络而成。因此应用龙胆草与生石膏治疗银屑病，可以针对导致其发病的各个方面和各种因素，临床上具有良好的治疗效果。

2. 外治法　在银屑病的治疗过程中，外治疗法也占有一个重要地位，皮损局限或稀疏者可单用外用药物治疗，皮损广泛者应同时给予系统治疗。由于银屑病是由各种因素导致的表皮细胞过度增生，角化不全及炎症反应，因此外用药物以角质剥脱剂、细胞抑制及还原剂为主。

用药前最好用中药药浴，处方：枯矾120g，花椒120g，野菊花120g，朴硝500g。加水适量，煮沸20分钟后全身洗浴，每日1次，每次20分钟左右。

进行期和红皮病型：可用青黛麻油调搽，或用黄连膏、紫连膏、硼酸软膏等外搽。

静止期：可选用硫黄软膏、水杨酸软膏等。

慢性肥厚性皮损：用硫黄软膏、雄黄膏外搽。

其他西药制剂：维A酸、类固醇皮质激素、尿素软膏等。

银屑病是一种临床常见病和多发病，病因复杂，临床表现多样，病情顽固且易

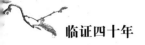

复发，目前尚无根治药物，中西医治疗各有其优缺点。李长生教授坚持中西医结合治疗。西医治疗本病的方法很多，具有见效快、效率高的优点，但大多数只能达到近期临床效果，而不能制止复发，并且很多药物存在不同程度的毒副反应，有一定的禁忌证，不宜作为常规用药，而且用药期间要定期检查肝肾功能和白细胞计数等。中医治疗本病的方剂数以百计，有明显的治疗效果，复发率低，毒副反应少，但一般见效慢，疗程长，有些患者因不能快速见效和难以坚持而中止治疗，前功尽弃。因此临床应坚持中西医结合治疗，以中医的辨病和辨证论治为主，以清热凉血、活血化瘀、祛风止痒为治疗原则，达到根治的目的，同时对皮损广泛而且严重的患者，结合西医学的治疗方法和药物，以提高疗效，缩短疗程。两者合用，充分发挥各自的优势，从而达到标本兼治、相得益彰的作用。

带状疱疹

带状疱疹是由病毒感染引起的一种急性疱疹性皮肤病，中医称为"蛇串疮""缠腰火丹"等。临床表现为红斑、丘疹、水疱，沿一侧周围神经排列，伴有明显的神经痛。李长生教授认为本病的基本病因病机为肝胆湿热火毒蕴结。故临床以清肝胆湿热、解毒凉血止痛为基本治疗原则，以龙胆泻肝汤为基础方剂，同时根据皮损的形态进行辨证论治，并配以适当的外治疗法缓解疼痛，提高疗效。

一、症状特点

皮疹出现前常有轻重不同的前驱症状，如发热、倦怠、食欲不振等，局部皮肤知觉过敏，灼热，针刺样疼痛等症。以后皮肤出现红斑、水疱，簇集成群，互不融合排列成带状。常沿一定的外围神经部位分布，好发生于单侧，亦偶有泛发者。有附近淋巴结肿大，最后水疱干燥、结痂、脱落，遗留暂时性色素沉着斑。

病情严重者，有的水疱内容物为血性，或发生坏死，愈后遗留瘢痕。部分患者皮疹消退后，局部遗留神经痛，经久不能消失。本病可发生于任何年龄，但以成人较多。

二、李长生教授对带状疱疹病因病机的认识

李长生教授认为本病病因病机总括为肝胆湿热，火毒蕴结。带状疱疹的发病与心、肝、肺、脾病变和外感湿热火毒有关。或因情志内伤，肝气郁结，久而化火妄动，以致心肝之火外炎，蕴积肌肤而发；或肺脾湿热内蕴，外发肌肤，复感湿热毒邪而发。热毒蕴于血分，热邪外越则发为红斑、红丘疹及灼热、疼痛；湿热壅结肌肤，则起黄白水疱、溃后水湿浸淫；湿热火毒蕴结肌肤，致使经络阻塞，气血凝滞，或因年老体弱，血虚肝旺，湿热毒盛，气滞血瘀，而致病后疼痛剧烈，持续很久才能消退。但无论湿热火毒起于何种因素，带状疱疹发病部位是在身体一侧，沿某一周围神经分布，也就是多在肝胆经的循行部位上，因此可将本病的病因病机总括为肝胆湿热火毒导致的经络阻塞，气血凝滞。临床辨证时根据皮损的形态不同，又有热盛、湿盛之分。

三、辨证施治

1. 内治法　李长生教授认为带状疱疹是以红斑、丘疹、成簇水疱，呈带状排列，痛如火燎为特征的急性疱疹性皮肤病，其发病与肝胆湿热火毒导致的经络阻塞、气血凝滞有关，故清肝胆湿热、解毒凉血止痛就成为带状疱疹治疗的基本治则，以龙胆泻肝汤为基础，根据临床实践和西医学对本病的认识确定基本方如下：柴胡9g，黄芩9g，龙胆草9g，栀子9g，大青叶15g，板蓝根15g，生地黄15g，牡丹皮9g，泽泻15g，薏苡仁15g，生甘草6g。

方中以龙胆草清泻肝胆湿热；黄芩、栀子清热泻火解毒；大青叶、板蓝根清热解毒，凉血化斑，抗病毒；泽泻、薏苡仁清热利湿；生地黄、牡丹皮清热凉血，活血散瘀，且生地能滋阴养血，用之可以防止热盛劫阴、利湿伤阴；柴胡为肝之使，甘草缓肝之急，两者疏泄肝火，引药入肝。临床应用时根据症状的轻重不同和皮损的特点进行加减治疗，皮损以红斑、丘疹为主，伴有疼痛及灼热感者，辨证为热毒炽盛，基本方加金银花、蒲公英、连翘、贯众等；皮损斑疹淡红，水疱盈盈，溃后渗液浸淫，灼痛，作痒者，辨证为脾胃湿盛，基本方加苍术、厚朴、陈皮、苦参等；红斑明显甚至出现血疱者，辨证为血热毒盛，上方加赤芍、白茅根、紫草；急躁易怒者，加石决明、珍珠母以平肝潜阳；年老体弱气虚或机体出现免疫功能低下者，加生黄芪、太

子参、当归、白芍等补虚药;发于头部者,加菊花、蔓荆子以祛风热、引药上行;发于胸腹部者,加枳壳、郁金以宽中理气;发于腰背部者,加杜仲、桑寄生引药走腰背而调解病邪;上肢加片姜黄、桑枝;下肢加川牛膝。

2. 外治法　在疾病发展的不同阶段,根据不同的皮损,以内治法治疗为主,配合适当的外治疗法,不但可以提高疗效,缩短疗程,而且还能有效地缓解疼痛,祛除疱疹,减轻患者痛苦。治疗总以抗病毒、消炎、干燥、收敛、防止继发感染为原则。

(1)外搽:水疱未溃破者,可用云南白药适量,白酒调后局部外敷;六神丸或梅花点舌丸研末,香油或醋调成糊状外涂患处。

(2)外洗:在水疱、红斑期,可用大青叶、蒲公英、鱼腥草、马齿苋、生地榆、生甘草各30g,水煎外洗患处,每日1~2次。

(3)湿敷:若水疱溃破,糜烂渗液较多者,可用生地榆、五倍子、大黄、鱼腥草、紫草、生甘草各30g,水煎过滤取药液冷湿敷患处。

(4)针刺疗法:取内关、曲池、合谷、足三里、三阴交、阳陵泉等穴位,并根据发病部位加刺穴位。针刺入后,采取提插捻转法,强刺激,留针20~30分钟,每日1~2次。或取肝区、神门等行耳针疗法,每日1次。具有明显的消炎止痛作用。

3. 止痛　李长生教授在临证治疗过程中指出,多层次的止痛对带状疱疹的治疗非常重要。

疼痛是本病的一个主要特征,或发病前先感刺痛,几天后开始起疱;或疼痛与水疱同时出现;或先起疱后疼痛。疼痛的轻重和时间的长短因人而异,儿童和年轻人疼痛轻或不痛,老年人疼痛较重且持续时间较长,少数可持续半年或更长时间。发于额部的疱疹因累及三叉神经上支,常引起剧烈的疼痛,给患者带来极大的痛苦。因此止痛或镇痛是带状疱疹治疗过程中一个非常重要的方面。带状疱疹的病因病机,也即是疼痛的原因,是肝胆湿热火毒所导致的经络阻塞,气血凝滞,不通则痛。因此止痛措施也应该是多层次、多方面的,包括对因治疗和对症治疗两个方面。

一要清除蕴结在肝胆经的湿热火毒,使病邪尽早被驱除出去,减少对机体的再刺激和进一步的损伤,即按以上所述给予辨病和辨证论治。这是祛除疼痛最根本的措施。

二要给予行气活血、通络止痛药物,使气机通畅,气行则血行,阻塞的经络得以疏通,通则不痛。常用药物有枳壳、延胡索、川楝子、郁金、三七、炒乳香、炒没药等。

适当配合祛风镇痉、攻毒散结的药物,常用蝉蜕、全蝎、蜈蚣等虫类药,其中蝉蜕对神经节有阻断作用，与上述药物配合往往能明显增强镇痛效果。

选用适当的外治疗法，如云南白药、六神丸等外涂患处，具有明显止痛作用，与内治药物结合可增加镇痛效果，缩短疗程。针刺疗法也有明显的消炎镇痛效果。

根据病情适当选用西医的镇痛、消炎、抗病毒及物理疗法等方法，镇痛药物有加巴喷丁等，亦可给以安定剂；消炎药物主要是口服皮质激素如泼尼松，应早期应用，它可以抑制炎症过程，在急性期用药可以预防或减少后遗神经痛的发生；抗病毒药物有阿昔洛韦、更昔洛韦等。这些方法和药物的综合应用在临床上往往能取得比较满意的治疗效果。

痤疮

痤疮是一种多种因素引起的毛囊、皮脂腺的慢性炎症，相当于中医学的"粉刺""酒刺""肺风粉刺"等，临床表现为粉刺、丘疹、脓疱、脓肿、囊肿等多种皮损。面部皮肤主要由肺经和胃经所司。李长生教授临床实践认为本病与肾阴不足、相火过旺有关。因此，痤疮基本病因病机为肾阴不足、相火过旺和肺胃积热导致的血热瘀滞、痰瘀结聚，治疗的基本原则是滋阴清热、凉血活血、化痰散结，以枇杷清肺饮为基础方剂，结合不同形态的皮疹进行辨证论治。

一、症状特点

好发于颜面及胸背等处，表现为粉刺、丘疹、脓疱、脓肿或结节、囊肿等多种损害，易反复发作。基本皮损为与毛囊一致的细小皮色丘疹，白头或黑头粉刺，用手指挤压有乳白色或米黄色脂栓排出，继发感染后可形成炎性毛囊丘疹、脓疱，严重者发展成炎性结节或囊肿，化脓形成脓肿，破溃后常形成窦道。反复发作或破溃吸收后遗留暂时性色素沉着或凹陷性瘢痕，严重者呈橘皮样变。临床常以一两种损害较为明显，油性皮脂溢出往往同时存在。多数患者无明显自觉症状，严重者有灼热、刺痒、疼痛感。皮损多散在分布，病程缓慢，一般在发育期过后倾向自愈。

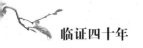
二、李长生教授对痤疮病因病机的认识

李长生教授认为痤疮病因强调肾阴不足、相火妄动，病机为血热郁滞、痰瘀结聚。面部皮肤主要是由肺经和胃经所司，手太阴肺经起于中焦而上行过胸，足阳明胃经起于颜面而下行过胸。《素问·五脏生成》篇说："肺之合皮也，其荣毛也。"另外，肺与大肠相表里，若饮食不节，或过食辛辣肥甘甜腻之品，日久中焦运化失常，生湿生热，肺胃积热循经上攻，上塞于头面；或因脾虚不运，水湿内停，日久成痰，郁久化热，湿热夹痰，凝滞肌肤，毛窍闭塞而发为痤疮。因此，李教授对痤疮病因病机认为系肺胃血热，上熏头面所致，治疗亦多采用清肺凉血或清肠胃湿热之法来治疗本病。

李教授从多年的临床实践中发现当今患者除青少年外，中年患者亦不少见。工作紧张、睡眠不足、生活不规律、饮食不节，则病情加重。采用滋阴泻火、清热解毒、凉血活血之法往往能收到满意疗效。说明痤疮发病除与肺胃血热和肠胃积热有关外，还与素体肾阴不足、相火妄动有关。西医学研究也认为痤疮的发生与性腺或内分泌功能失调（主要是雄性激素水平过高）所导致的皮脂腺分泌过多、毛囊内微生物感染和全血黏度增高有关。因此，痤疮的病因病机是由于先天素体肾阴不足、相火妄动，加之后天饮食不节，肺胃积热，循经上攻，血随热行，上壅头面，导致经络阻塞、气血凝滞而发病。

血热郁滞肌肤则出现皮肤潮红、丘疹、粉刺；肺胃积热，久蕴不解，蒸湿生痰，痰瘀互结，聚结成块，逐渐形成结节、囊肿；肺胃热壅，复感风毒，日久热毒炽盛故见脓疱、脓肿。因此痤疮的主要病因病机是素体肾阴不足、相火妄动和肺胃积热、血热郁滞，而痰瘀结聚则使病情复杂而加重；若妇女月经不调，病情轻重与月经周期有关者，多为肝郁肾虚，冲任不调所致。

三、辨证施治

1. 内治法　李长生教授认为本病治疗原则为滋阴清热、凉血活血，结合皮损不同辨证治疗。根据对痤疮病因病理的分析，确定其治疗原则是滋阴泻火、清肺胃热、凉血活血、消肿散结。方药以枇杷清肺饮为基础组成基本方：枇杷叶9g，桑白皮9g，黄芩9g，黄连9g，金银花30g，蒲公英30g，生地黄15g，牡丹皮9g，知母9g，黄柏9g，浙贝母9g，生山楂15g，生甘草6g。水煎服，每日1剂。

方中枇杷叶、桑白皮、黄芩、黄连清泻肺胃之热；金银花、蒲公英清热解毒；知母、黄柏滋阴清热；生地、丹皮清热凉血、活血化瘀；生山楂用其消食导滞，主消肉食并有活血化瘀之功效来消除粉刺脂栓；浙贝母清热化痰，消肿散结；生甘草清热解毒并调和诸药。

临床应用时可根据局部皮损的具体形态进行辨证治疗。

（1）肺胃火旺：皮损以红色的丘疹、粉刺为主时，可酌情加生石膏、连翘、鱼腥草、升麻、白花蛇舌草等加强清热解毒力量。

（2）阴虚内热：加玄参、地骨皮、女贞子、旱莲草等滋阴清热，以调整肾之阴阳失调或内分泌失调。

（3）热毒壅盛：患部皮肤潮红，上有红色丘疹、脓疱，或形成脓肿者，以基本方合五味消毒饮或黄连解毒汤加减。若脓血较多者，加皂角刺、山甲珠、白芷、花粉等消肿排脓。

（4）痰瘀结聚：皮损反复发作，经久不消，以结节、囊肿和凹凸不平的瘢痕为主时，可加桃红四物汤或二陈汤以化痰逐瘀、软坚散结；若为红色结节者，加夏枯草。若瘢痕明显者重用活血化瘀药物。

（5）肝郁肾虚，冲任失调：若女子痤疮的发生和轻重与月经周期有明显关系，经前加重，心烦易怒，乳房胀痛，经后减轻，以基本方合柴胡疏肝散及二至丸加减来疏肝补肾，调理冲任。

在上述治疗的同时，可服用龙胆泻肝丸、防风通圣丸、清热散结片、丹参酮胶囊等中成药以配合治疗。或适当配合西医的治疗方法，包括广谱抗生素、雌激素或雄性激素拮抗剂、异维A酸、类固醇皮质激素等。中西医结合治疗可以提高治疗效果，尤其是对病情严重者效果较好。

2. 外治法　在给予内服药进行辨病和辨证论治的同时，配合适当的外治疗法可以缩短疗程，提高疗效。其主要目的是消炎、杀菌、轻度剥脱、除去粉刺、防止继发感染、减少皮脂腺分泌并使其排泄通畅等。临床应根据皮损的具体情况选用适当的治疗方法。

（1）外搽：颠倒散、三黄洗剂，任取其中一种药物用茶水、醋或凉开水调涂患处，次晨洗掉。或用红霉素软膏外搽。适用于肺胃积热或热毒壅盛者。

（2）外敷：结节、囊肿可用复方黄柏液外敷，每日换药1次。或用龙珠软膏保鲜膜外敷15分钟，每日2次。也可用中药面膜外敷（大贝母、防风、皂角刺、白附子、白

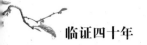

芷、菊花、滑石等量研末，与蛋清、水适量调成糊状，敷面部15分钟）。

（3）对反复发作及多发结节、囊肿者，可适当选择大椎放血或火针治疗。

神经性皮炎

神经性皮炎是一种常见的慢性皮肤神经功能障碍性皮肤病，与中医学文献中记载的"牛皮癣""摄领疮"相类似，临床以皮肤阵发性瘙痒和苔藓样变为特征。发病和神经精神因素及某些外在刺激因素有关，慢性经过，不倾向湿润，易于反复发作。李长生教授临床实践认为本病的基本病因病机为风热侵袭，血虚风燥。治疗的基本原则为清热活血、养血祛风，以白鲜皮饮为基础进行辨病和辨证论治。对有情志内伤因素者，除了进行心理治疗外，重镇安神养心之品亦为治疗的一个重要方面。

一、症状特点

本病好发于颈后两侧、肘伸侧、腘窝、骶尾部等。根据皮损受累范围的大小，常将本病分为两型，如皮疹不甚广泛或仅限于上述某一部位时，则称为局限性神经性皮炎，临床上所遇到的大部分属于此型；若皮疹广泛则称为泛发性神经性皮炎。起病初期常先感局部阵发性瘙痒，无皮疹发生，经搔抓或摩擦后，局部出现成群粟粒至高粱粒大皮肤淡褐色或淡红色圆形或多角形扁平丘疹，质较坚实而带光泽，表面或覆有糠秕状菲薄鳞屑，皮疹逐渐融合成片，边界清楚。日久，皮肤增厚、粗糙呈苔藓样变，并可有抓痕、血痂、鳞屑，有时在表皮剥脱处发生继发感染。多见于成年中精神焦虑、神经衰弱者。

二、李长生教授对神经性皮炎病因病机的认识

李长生教授认为神经性皮炎病因病机强调风热侵袭、血虚风燥，主要诱因为情志内伤。《外科证治全书·卷四·癣》说："总由风湿热侵袭肌肤，郁久而化生"，《外科正宗·卷之四·顽癣》说："皆由血燥风毒克于脾肺二经"，说明本病可由外感风湿热邪引起，亦可由血虚风燥、肌肤失养而致。神经性皮炎的主要临床表现是阵

发性皮肤瘙痒和苔藓样变，风盛则痒，血虚风燥，肤失濡养则苔藓样变，因此神经性皮炎初起多为风热之邪客于肌肤，或颈项多汗，衣着硬领摩擦等刺激皮肤，生风化热，营卫不和，气血运行失调所致。风盛则瘙痒无度，热盛则皮肤起疹。病久则耗血伤阴，营血不足，血虚生风生燥，皮肤失去濡养而成。情志郁闷、衣领摩擦、搔抓刺激、饮食失节、日晒、药物等均可导致营血不调，经脉失疏，从而引发本病或使病情加重。由于神经性皮炎是一种神经功能性皮肤病，发病与精神神经因素有密切关系，因此情志内伤应为其主要诱发因素，血虚肝旺，情绪不安，过度紧张，忧愁烦恼者，更易发生，且多致病情反复发作，皮肤粗糙肥厚。

李长生教授从多年的临床实践中发现多数患者有头晕、失眠、烦躁易怒、焦虑不安等神经衰弱症状，因此本病的发病机制可能是由于大脑皮层的抑制和兴奋功能失调所引起。有的患者是在长期消化不良或便秘的情况下发病的。因此，本病的发生可能与胃肠功能障碍或自身中毒有关。另外，内分泌异常及感染性病灶的致敏都可能成为发病因素。局部受到毛织品或化学物质刺激及某些其他原因引起瘙痒而不断搔抓，都可促使本病发生。此外，从神经性皮炎的好发部位，推测其发生可能与慢性物理性摩擦有关。

三、辨证施治

1. 内治法　李长生教授认为本病治疗原则清热活血、养血祛风。根据神经性皮炎的临床表现和上述对病因病机的分析，可知本病的发生与风、燥、血虚、血瘀关系最为密切，因此清热、祛风、润燥、养血、活血应该是治疗的基本原则。一般发病早期偏于清热活血、祛风止痒；发病后期偏于养血活血、祛风止痒。同时根据情志内伤在发病过程中的重要作用，重镇安神养心之法亦常用之。在临床诊疗过程中，确定了清热活血、养血祛风的治疗原则，应用白鲜皮饮内服。并结合病情发展和变化，辨证求因，审因论治，在原方的基础上加减使用，取得了较好的治疗效果。

白鲜皮饮组方如下：白鲜皮30g，生地15g，当归15g，赤芍15g，丹参15g，金银花15g，黄芩9g，苍术9g，荆芥9g，防风9g，蝉蜕9g，川芎9g，甘草9g。水煎服，每日1剂。

方中白鲜皮味苦性寒，有清热解毒、祛风止痒之功；生地、当归养血活血，滋阴润燥；赤芍、丹参、川芎凉血活血化瘀；金银花、黄芩清热解毒；荆芥、防风、蝉蜕、苍术祛风止痒；甘草调和诸药。临床应用时可根据局部皮损的具体形态进行辨证

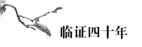

治疗。

风盛者，则瘙痒无度，皮损干燥，无渗液，脉象多浮，加刺蒺藜、浮萍各12g，全蝎9g，僵蚕9g；奇痒影响睡眠者，再加酸枣仁、夜交藤、生牡蛎各30g；风热入血者，则皮疹色红，灼热瘙痒，可伴有口渴，苔黄质红，脉数等症，重用金银花、生地、赤芍，加牡丹皮、紫草各9g；血虚风燥者，则皮损干燥，粗糙肥厚，脱屑，瘙痒，可伴有面黄，舌苔薄白，脉濡等症，加大胡麻仁、白芍用量各9g，何首乌15g，生地加至30g；血虚肝旺者，在情绪波动时皮损加重，可伴有头痛，口苦，咽干，易怒，舌红苔黄，脉弦数等症，加生牡蛎30g，生山栀、石决明各15g。

在上述治疗的同时，可服用四虫片等中成药以配合治疗。在治疗过程中应将神经性皮炎发生发展规律和各种诱发因素告诉患者，力争解除患者的思想负担，生活力求规律，避免过度紧张和精神刺激，限制酒类、浓茶、咖啡和辛辣刺激食品等；避免日晒、搔抓、摩擦等物理性和机械性刺激；防治局部多汗，从而打断由搔抓等引起的恶性循环。对瘙痒剧烈者，可配合应用镇静剂和抗组胺药，如安定、马来酸氯苯那敏、氯雷他定等。

2. 外治法　在给予内服药进行辨病和辨证论治的同时，配合适当的外治疗法可以缩短疗程，提高疗效。外治方法很多，如外洗、外涂、外擦、针刺、穴位注射、艾灸疗法等均有一定疗效，临床上可根据具体情况选用一种或多种方法进行治疗。

（1）熏洗药：熏洗疗法是用止痒洗药或除风洗药煎汤趁热先熏后洗的一种疗法。这种疗法可以使中药直接作用于局部病变而起到治疗作用，是治疗皮肤病重要的外治疗法之一，它所以能奏效，是由于温热和中药作用，可使局部血管扩张，促进血液循环和新陈代谢功能，兴奋汗腺分泌，疏通经络，调和气血，散风止痒，使皮肤病损逐渐恢复正常。

1）止痒洗药：蛇床子、地肤子、苦参、黄柏、鹤虱各15g，露蜂房、生大黄、生杏仁、枯矾、白鲜皮、大枫子、朴硝、蝉蜕、丹皮各9g。煎汤趁热熏洗患部，每日1～2次，每次40分钟左右。适用于神经性皮炎早期或轻型。

2）除风洗药：生川乌、生草乌、皂角、牛蒡子、荆芥穗、防风、苦参、泽兰、蛇床子、赤芍、川椒、白鲜皮、生大黄、牡丹皮各9g。用法同止痒洗药。适用于神经性皮炎重型。

（2）外搽药：止痒药膏、10%黑豆馏油软膏；大风子油涂后外扑五倍子粉；复方斑蝥酊等。

在治疗过程中，基本是内服中药和外用中药熏洗、涂药相结合，既重视对机体全身的辨病辨证论治，同时也不忽视局部的外治疗法。但对发病时间短，面积小，而又方便熏洗部位的皮损，有时专用熏洗疗法也能获得满意的效果。皮损肥厚粗糙时，一般熏洗后再搽以皮肤软膏，效果更为理想。

黄褐斑

黄褐斑又名肝斑，是一种发于面部的色素沉着性皮肤病，因皮损往往对称分布于面颊部呈蝴蝶状，故俗称"蝴蝶斑"。与中医学文献记载的"面尘""黧黑斑"相类似。临床以面部形状不规则、无自觉症状的黄褐色斑片为特征。李长生教授临床实践认为本病的基本病因病机为肝郁肾虚、气血不和或气血瘀滞，以疏肝补肾、调和气血为基本治疗原则，辅助以健脾益气、养血消斑，以逍遥丸和六味地黄丸为基本方剂。临床应用时根据患者所伴有的全身症状进行辨证论治。

黄褐斑虽然仅是面部皮肤出现的局限性的色素沉着斑，但其发生和发展涉及多种内外因素，如内分泌失调后雌孕激素可联合作用使黑色素细胞的分泌和黑素体的转运和扩散；在一些慢性疾病特别是女性生殖器疾病和月经失调、痛经、子宫附件炎、不孕症及肝脏病、慢性酒精中毒、甲亢、结核病、内脏肿瘤等患者中也常发生，说明与卵巢、垂体、甲状腺等内分泌因素有关；色素斑限于面部曝光部位，常在夏季日晒后诱发或加重，说明与阳光照射有一定的关系。此外，使用某些化妆品或长期服用某些药物也可诱发黄褐斑。因此在黄褐斑的治疗过程中除了上述的内服外治从调整阴阳气血平衡入手以外，还要尽可能找寻、查明其发病原因，并根据具体情况给予分别处理。若能从病因上找到突破口，有的放矢，就能提高疗效，如积极治疗慢性病，注意排除内在诱发因素；对由理化因素刺激如日晒、环境污染、化妆品等及皮肤护理不善所引起的，应用中医多种外治祛斑美容的治疗以及西医对抑制色素形成与沉着、抑制脂质过氧化抗衰老的作用，这对本病的治疗有着重要意义。

一、症状特点

多对称分布于前额、颧部或面颊的两侧。基本皮损为黄褐色斑片，深浅不定，大小不等，形态各异，孤立散在，或融合成片，一般多呈蝴蝶状，边界清楚，表面与皮肤相平，局部无炎症及鳞屑，亦无自觉症状，病程缓慢，色素随季节、日晒、内分泌变化等因素可稍有变化，但往往经久不退，一部分 于分娩后或停服避孕药后可缓慢消退。本病常见于健康妇女，从青春期到绝经期均有发生，特别多见于妊娠期、长期服用避孕药、生殖器疾患及月经紊乱的妇女，也可累及中年男性。

临床需与同属色素障碍性皮肤病的雀斑、黑变病等疾病鉴别。雀斑的基本皮损为点状色素沉着斑，淡褐到褐黑色，分布散在而不融合，多发于青少年女性，有家族史，夏季明显，冬季变淡减轻。黑变病是一种皮肤由褐变黑的皮肤病，其特征是初起局部有炎症，皮色潮红，自觉刺痒，日晒加重，皮色逐渐由黄褐到黑褐色，而且色素斑上常有粉状鳞屑，呈特征性的"粉尘"外观。

二、李长生教授对黄褐斑病因病机的认识

李长生教授认为黄褐斑病因病机强调肝郁肾虚，气血不和。本病的发生与脏腑功能失调有关，其与月经、妊娠、环境、季节、内脏疾患的密切关系已为临床所熟知，往往表现为虚实夹杂证，而具体的病因又很难确定。一般认为本病与肝郁、脾虚、肾虚密切相关，如《外科正宗·卷四》说："黧黑斑者，水亏不能制火，血弱不能华肉，以致火燥结成斑黑，色枯不泽。"《医宗金鉴·外科心法要诀·卷六十三》又说："忧思抑郁，血弱不华，火燥结滞而生于面上，妇女多有之。"现代研究已经证实，黄褐斑的发生与内分泌失调关系最为密切，因患者多伴有月经不调、痛经、乳腺增生病等性激素失调的症状或疾病，而且用补肾的方药治疗本病确实有效。此外，五行学说也认为黑色属肾，这些都验证了古人肾脏水亏不能制火，火燥结成黑斑的理论；精神神经因素与本病密切相关，肝郁气滞，郁久化热，灼伤阴血，肝旺克土，脾虚不能化生精微，以致血弱不华，火燥结滞瘀于面，黑色素增多而形成。因此肝郁肾虚，气血不和或气血郁滞，气血不能上荣于面为黄褐斑发生的基本病因病机。此外，头面疾病多与风邪有关，故本病与风邪亦有一定关系。

李长生教授从多年的临床实践中发现精神与本病有密切关系，过度疲劳、精神负担过重、精神创伤等都可以引起色素加深。黄褐斑至今仍是一种原因未明的色素代谢障碍性疾病。对于黄褐斑的诊断目前仍以皮损表现为主，没有特定的化验检查指标或其他科学依据可以遵循。本病的病因病机较复杂，凡七情内伤、肝气郁滞、饮食劳倦、妇女经血不调均可致病。一般认为多因肝郁气结，气滞血瘀，致使血瘀颜面；或脾气不足，气血不能润泽颜面；或肾气不足，肾水不能上承，虚火上炎，燥结成斑。

三、辨证施治

1. 内治法 李长生教授认为本病治疗原则为疏肝补肾，中和气血。由于黄褐斑病情发展过程中又涉及较多的因素，因此就为本病的治疗带来了一定的难度。根据黄褐斑的临床表现和上述对病因病机的分析，确立其基本治则为疏肝补肾、中和气血，辅以健脾益气、养血消斑，以逍遥丸和六味地黄丸为基础组成退斑汤，用药如下：柴胡12g，当归15g，白芍15g，白术9g，茯苓12g，生地黄15g，熟地黄30g，山茱萸15g，牡丹皮9g，丹参15g，白僵蚕9g，白芷9g，甘草6g。

方中柴胡疏肝解郁；当归、白芍养血和血敛阴，归、芍与柴胡同用，使血和则肝和，血充则肝柔；白术、茯苓、甘草健脾益气；熟地、山茱萸滋补肝肾；牡丹皮、生地、丹参凉血活血调经；白僵蚕、白芷祛风化斑；甘草调和诸药。

临床应用时主要是根据患者所伴有的全身症状进行辨证治疗，其加减如下：肝郁气滞明显伴胸胁胀闷，烦躁易怒，纳差腹胀者，加香附、枳壳、郁金、谷麦芽等。肝郁化火加栀子、菊花等。肝火上炎者加钩藤、石决明、刺蒺藜等。气滞血瘀明显伴有月经不调、经前乳房胀痛、经行腹痛者，加川芎、赤芍、郁金、桃仁、红花、益母草等。肾阴亏虚明显伴有头晕耳鸣、腰腿酸软、五心烦热、男子遗精、女子不孕者，加女贞子、旱莲草、菟丝子等。肾阳不足明显伴有形寒肢冷、腰膝软弱无力、夜尿频清者，加鹿角霜、仙灵脾、巴戟天、熟附子、肉桂等。脾虚血弱伴有神疲体倦、食少纳呆、脘冷腹胀或带下清稀者，加党参、黄芪、砂仁、陈皮、薏苡仁等。

临床药理研究已经证实白芷、白僵蚕、白附子、天花粉、川芎、杏仁、天冬、冬瓜仁等药物有祛斑增白的作用，而当归、川芎、白芷、柴胡有抑制酪氨酸酶的作用，从而减少皮肤黑色素的沉着。治疗过程中可根据病情选择应用，这对临床处方用药会有很大帮助。总之，当以去其因、散其滞、消其斑为目标；以实则去之、虚则补之为治则，辨病和辨证论治相结合。在上述治疗的同时，根据病情可选用六味地黄丸、知柏地黄丸、参苓白术丸、归脾丸、香砂养胃丸、益母草膏等配合治疗，或是将中药内服方药制成水丸，长期服用，以巩固疗效预防复发。

2. 外治法 黄褐斑是一种发生于皮肤的表面疾病，内治配合外治疗法，优于单纯的内治疗法，可采用中药外擦、外洗、雾化、熏蒸、面膜、局部按摩等手段，以加快局部血液循环，促进汗孔和皮脂腺口张开，有利于药物吸收。常用方药有：白芷、川芎各9g，珍珠粉3g。先将前二味药研成细末，再与珍珠粉调匀，以黄瓜片蘸药轻轻按

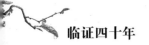

摩患处10分钟，每日1次。经初步观察疗效优于单纯用内服药。

玉容散或时珍正容散擦面。

滑石、白附子、白芷各200g，共研细末，早晚洗面，擦患处。

使用美白面膜（白附子、白芷、白芍、白蔹、白及、白术、白茯苓等量，水调成糊状），外贴15分钟，隔日一次。

此外，可适当配合西医疗法，如大剂量维生素C口服或静脉注射，外用3%氢醌霜等来抑制黑色素的合成等。

荨麻疹

荨麻疹是一种常见的过敏性皮肤病，中医学称为"瘾疹"。临床表现为局限性风团样损害，骤然发生并迅速消退，愈后不留任何痕迹，有剧烈瘙痒及烧灼感。如果风疹团屡次消失和复发，成年成月不愈就可称为慢性或再发性荨麻疹。李长生教授认为本病的基本病因病机为正气不足，卫外不固，邪气侵袭。以清热解毒、通腑透营、燥湿疏风止痒为基本治疗原则，自拟消疹饮为基本方，疗效显著。

一、症状特点

荨麻疹初起皮肤局部发生瘙痒，抓后皮肤潮红，迅即发生形状、大小不等鲜红色或瓷白色风团，剧烈瘙痒，此起彼伏，越抓越多，数小时后逐渐消退，不留痕迹。一日之内可发作数次。一般皮疹泛发全身，黏膜亦可受累。发生于胃肠道可伴有腹痛、腹泻，发生在喉头黏膜，则可引起喉头水肿产生呼吸困难、胸闷、憋气，严重者可窒息死亡。反复发作者，可迁延至数月或数年。

二、李长生教授对荨麻疹病因病机的认识

李长生教授认为荨麻疹病因病机强调正气不足，卫外不固，邪气侵袭。一般急性荨麻疹多为实证，慢性荨麻疹多为虚证或虚实夹杂。急性多因禀赋不耐，又食鱼虾等荤腥或不新鲜的食物；或因饮食失节，胃肠食滞，饮酒过量，复感风寒、风热之邪；

或七情内伤，营卫不和，卫外不固，汗出当风，风邪郁于皮毛腠理之间而发病；也有药物过敏而诱发的。

李教授从多年的临床实践中发现风邪是本病发病的关键因素，而"风为百病之长，善行而数变"，风与寒邪合并为风寒之邪，与热邪合并为风热之邪，风寒、风热之邪在一定条件下客于肌肤腠理之间，"则起风瘙瘾疹"。

三、辨证施治

1. 内治法 李长生教授认为本病治疗原则为清热解毒、通腑透营、燥湿疏风止痒。荨麻疹的主证是风团和瘙痒。风团是邪郁肌表、营卫失和的表现；瘙痒是邪郁肌表、营卫不和、欲通不通的表现。李教授根据荨麻疹的主证和上述对病因病机的分析，自拟消疹饮为基本方，组成如下：荆芥穗12g，防风12g，牛蒡子9g，生地黄15g，牡丹皮12g，蒲公英15g，连翘12g，苦参9g，苍术9g，大青叶15g，白鲜皮15g，龙胆草9g，黄芩9g，栀子9g，柴胡6g，当归9g，土茯苓9g，甘草6g。

方中荆芥穗、防风、牛蒡子祛风清热，蒲公英、大青叶、连翘、土茯苓，共奏清热解毒、渗利湿邪之功，使热毒从气分和血分而解；龙胆草、黄芩、栀子、牡丹皮、苦参、苍术、白鲜皮，加强清热除湿、凉血泻火解毒之功；生地黄、当归养血柔肝，凉血滋阴，防苦寒伤肝；柴胡轻清升散，与苦寒降泻药相配，一升一降，调畅气机。甘草缓中和胃，调和诸药。临床应用时主要是根据患者所伴有的全身症状进行辨证治疗，其加减如下：

偏于风热者：症见皮疹色赤，其痒难忍，遇热加重，遇凉则舒，舌苔薄黄，脉浮数。加重祛风清热的药物比例。另加蝉蜕6g，苍耳子10g；若兼见发热，舌红绛者，加白茅根30g以透营退热。若风团块水肿不甚，而周围见紫红色者，是热邪入里伤及血分之象，加用石膏15g、地丁15g以清热凉血。

偏于湿热壅郁者：症见皮疹淡红或无色，发疹时伴有脘腹胀痛，便秘或泄泻，胃纳不佳，精神疲乏，舌苔黄腻，脉滑数。加重清热燥湿的药物比例，泄泻者另加神曲10g、白术10g以健脾化湿。

慢性反复发作者：慢性、复发性荨麻疹患者，由于病程长反复发作耗伤正气，均有不同程度的气血不足症状。临床可见疲倦懒言，风团块奇痒不甚，肿而不红，舌苔薄白腻，舌质淡胖或尖瘦而红，脉沉细等证。此类患者加生黄芪15g、白术10g，舌质瘦而红者增加生地、当归比例以补其耗伤气血正气。

2. 外治法　在给予内服药进行辨病和辨证论治的同时，配合适当的外治疗法可以缩短疗程，提高疗效。外治方法很多，如外洗、外涂、外擦、针刺、穴位注射等均有一定疗效，临床上可根据具体情况选用一种或多种方法进行治疗。

（1）中药外洗：多适用于慢性荨麻疹，可用生黄芪、荆芥、防风、牛蒡子、独活、乌梢蛇、秦艽、威灵仙、蒺藜、红花、当归、赤芍、金银花、黄芩各20g，加水煮沸后温度降至37℃左右洗浴患处，每次20分钟，每日1次。7天为1个疗程。

（2）针刺疗法：可选四缝穴、曲池、合谷、血海、足三里、三阴交、风门、膈俞等穴位，辨证取穴。留针30分钟，隔日治疗1次，4周为一个疗程。

（3）穴位注射：取穴以手阳明大肠经、足太阴脾经、足阳明胃经为主，取曲池、血海、足三里、合谷等血，注射维生素B_{12}。

（4）自血疗法：注射穴位取大椎、风府、肺俞、内关、手五里、曲池、风市、血海、三阴交，每次注射3～5个穴位，每次选穴上与下、内与外相配，交替施治。取患者静脉血约5ml与维生素B_{12}、维生素B_1混合均匀后，常规消毒注射穴位，将注射器的针头快速刺入行针。每3天治疗一次，7次为1个疗程。

（5）拔罐：神阙穴拔罐，患者取平卧位，取中号火罐于神阙穴拔罐，患者取平卧位，取中号火罐用闪火法迅速扣在神阙穴上，留罐5分钟后取下，过5分钟再以上述方法加拔2次后取罐。隔天治疗1次，10次为1个疗程。

此外，可适当配合西医疗法，如维生素C口服或静脉注射、钙剂，瘙痒严重时口服抗组胺药如马来酸氯苯那敏、氯雷他定、西替利嗪等，急性病症可使用糖皮质激素。

第九节　中药外治总结

一、概述

中医学是一个伟大的宝库，其中有丰富的治疗方法，在治法中大体主要可分为内治法和外治法两大类。《内经》就有"毒药治其内，针石治其外"之说。内治法，即指内服药物治疗，因药物常有一定的毒性，故称"毒药"；外治法，包括各种通过手术治疗或药物外用治疗疾病的方法，其中中草药外治法属于外治法的范畴，是中医长期临床经验的结晶，因其作用快速，疗效显著，不良反应少，且运用方便，操作简单，临床中易被患者接受等优点，在外科治疗中占有十分重要的位置。

中草药外治法的运用，中医学文献中历代都有散在记载。早在《内经》就有，到宋以后如陈实功《外科正宗》、李时珍《本草纲目》及至清代吴谦《医宗金鉴》等古籍，均有收录丰富的外治方剂。但专门用中药外治疗法广泛治疗各科疾病的，则始见于清代吴师机的《理瀹骈文》一书，又名《外治医说》，此书详列古今医家外治之法并结合个人外治经验，总结前人的成就，发挥自己的独到见解，把中医外治法大大推进了一步，对以后的中医外治法影响颇大，是中药外治疗法的专科著作。中草药外治法的优势是：易学易用，简便经济，疗效显著，安全可靠。此外对不肯服药的人，与不能服药之证，如用中草药外治，即可克服不能服药和不肯服药的困难。如果治之不效，亦不致造成危证，犹可易他法以收其效，而无内服不当则贻误病机的流弊，深为广大医家所推崇。

李长生教授从事中医临床、教学、科研工作40余年，潜心于中医中药对心脑血管疾病及老年内科疾病的防治研究，临证经验丰富，遵崇内经"杂合以治"之旨，对病情复杂的疑难杂症采取多种治法综合治疗，在内服中药的基础上再配合使用外治方法多途径给药，补内治不足，多能提高临床疗效，临床治疗疾病中尤重视中草药外治法的应用，李教授认为中草药外治法和中医其他各科一样，是整个中医学的一个部分，贯穿着整体观念和辨证施治的思想，所以它的理论也是按照四诊、八纲、脏象、经络等原则而建立起来的。但与其他各科所不同的是，中草药外治法是利用药物等施用于人体外表某部或患部以达到治疗目的一种外治法。李教授主张"外治之理，即内治之理，外治之药，亦即内治之药，所异者法耳"及"病从外入故医有外治之法"的学术思想。凡风、寒、暑、湿、燥、火，感于外者为外感，七情、饮食、劳役，伤于内者为内伤。外感宜汗、宜吐、宜下，内伤宜温、宜补、宜和。外感重者以发散为先，内伤重者以补养为急。如凡病要发表的，皆可用辛凉解肌或温药，如麻黄、羌活、防风、葱白等煎浴或熏蒸可以发汗，或用仲景方如麻黄桂枝等药，熏、蒸、洗皆可发汗。凡病通里的，皆可用寒药或热药，如用三承气汤等药物，或用热药附子等，在临床中结合中药内治多收获较好的疗效。

二、中草药外治法的辨证施治

李长生教授强调"先辨证，次论治，后用药"，且中草药外治与汤药内服治疗方法殊途同归，如外科疾病阳证宜内服清凉药物，而外敷亦需清凉之品，如黄连、蒲公

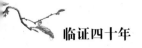

英等，此即所谓"热者寒之"，阴证宜内服温经散寒药物，而外敷亦"热者寒之"，如桂枝、鹿角霜等，此即所谓"寒者热之"；在临床上亦有热证用热药，一则得热则行，一则以热引热使热外出，而外治亦可用热药，如外治灸法治血结得热则行的从治方法。

因而中药外治的辨证施治的法则则是根据内治的原理而来，首先辨别表里，找出病变部位；然后辨别寒热、虚实，分清病变性质；最后再分阴阳加以总的概括。由此可知中草药外治，虽然是一种简便的疗法，但也必须根据中医基本理论和中草药外治特点进行辨证施治。它是"从外治内"，通过接触皮肤、经络、腧穴，运用熏、洗、敷、贴等方法，以治全身病证。因此对于经络的循行，和外敷常用穴位的位置，都必须有所了解。临证时再运用望、闻、问、切四诊，和阴、阳、表、里、寒、热、虚、实八纲，对复杂的病情进行分析与归纳，确定病变的部位、表里、脏腑，进而探求其病机，辨明其主次、缓急，随证处方，最后决定中草药的制法，宜煎、宜炒、宜研等，以适合病情之需要，采用熏、洗、敷、贴、熨、涂等方式，从而以达到治愈疾病的目的。

三、李长生教授中药外治经验

经过多年来的中医临床实践，李长生教授总结了一些中草药外治法的经验，拟定了疼痛方、失眠方、呃逆方、七白散等多个中药外治方剂，临床中收获了较好的临床效果，具有一定的实用价值，现举例说明，以供同行参考。

1. 疼痛方　组成：川乌200g，草乌200g，威灵仙200g，乳香200g，没药200g，血竭200g，川芎300g，生南星200g，延胡索300g，骨碎补300g，鸡血藤300g，透骨草300g，皂角刺300g，乌梢蛇200g，狗脊300g，冰片100g，樟脑60g，白芷300g，白芍300g，麻黄200g，红花300g。研末醋调外敷患处、压痛点。适用于急慢性疼痛，如癌性疼痛，腰椎病、颈椎病疼痛等。

（1）疼痛方治疗癌性疼痛：疼痛是恶性肿瘤常见症状之一，是由于肿瘤细胞浸润、转移、扩散或压迫有关组织引起的。癌性疼痛在癌症各期均可出现，而癌痛的出现会直接增加病痛，引起生理上的不适，严重且持续时间久时会引发心理和情绪上的波动，产生负性情绪，积极有效地治疗癌性疼痛不仅能解除患者痛苦，提高生活质量，也给心理极大安慰，增强与肿瘤做斗争的信心。目前，针对癌痛的治疗，西医临床上并不缺少方法，可采取的方法较多，也较丰富，如强效阿片类药物在镇痛和镇静方面有着十分理想的效果，但是长时间使用也容易引发不良反应，如诱发嗜睡、便秘、成瘾等，且长期应用易产生耐药性，在一定程度上限制药物的应用。随着中医对癌痛的治疗研究不断丰富，中医药在癌痛的治疗中取得了较好的效果，与常规西医理念治疗相比有着较为明显的优势：①中药外治通过皮肤渗透、黏膜吸收，直达病所，嗜睡、便秘、成瘾等不良反应较小较轻，安全性较高，长期使用较为安全；②药效理想，持续作用时间长；③结合辨证施治的理念，能够更好地抓住癌痛的病机，减轻甚至消除疼痛。在李教授看来，中医学对疼痛的研究形成了较为成熟的一套理论，概括起来为"不通则痛""不荣则痛"。从癌痛病机来看，可分为两大类，一类为虚癌痛，另一类为实癌痛。虚癌痛多见于晚期癌症，普遍存在气血阴阳亏虚的现象，脉络及脏腑失养，不荣则痛；实癌痛多因癌毒、瘀、痰、湿等外邪侵袭机体导致气血瘀滞，致使脉络阻塞，不通则痛。

针对癌痛的治疗，李长生教授经多年临床实践研究，认为癌痛其病位主要责之于脾，但同时与肝胆密切相关，其病性本虚标实，而癌痛之病机则责其局部气滞血瘀致"不通则痛"，整体阳虚内寒致"不荣则痛"，总属虚实夹杂。针对癌痛，治疗上当以"通"为大法，以行气活血、温阳止痛为治法，采用局部中药外敷，直达病所，达到行气止痛来治疗癌痛的目的。临床中李教授多次运用自拟癌痛方外用缓解肿瘤患者疼痛不适症状，每获良效。"止痛方"的药物组成较为丰富，其中川乌来源于毛科植物乌头的干燥块根，其性热味辛苦，有大毒，具有止痛作用，除可治跌打损伤、骨折瘀肿疼痛，尚可麻醉止痛，与草乌、威灵仙合用，通经络、温经止痛。李杲谓其能"除寒湿、行经、散风邪、破诸积冷毒"。现代药理研究表明，其生物碱止痛效果好，其提取物对体外生长的胃癌细胞有杀伤作用，能抵制癌细胞的有丝分裂，尚能镇静、局部麻醉、抗炎、抑制免疫功能，此外，乳香、没药通十二经络，冰片性善走窜开窍，芳香之气有镇痛之功，彼此配合起到镇静止痛、抗焦虑、抗抑郁作用。川芎，为"血中之气药"，功善止痛，为治气滞血瘀诸痛证之要药。延胡索，李时珍谓其"能行血中气滞，气中血滞"，专治一身上下之痛，临床中广泛应用于血瘀气滞所致的身体各部位的疼痛，配伍乳香、没药等药而增加止痛之力；透骨草、乌梢蛇，功效为活血、理气、止痛；狗脊、骨碎补，补益肝肾，行气破瘀、通经止痛、接骨续筋；全方合用，能够解毒散结抗癌，温中散寒止痛、通经活血，具有"通则不痛"的功效，又兼顾癌痛的整体病机，止痛不忘抗瘤。

（2）疼痛方治疗腰椎病、颈椎病等关节疼痛：腰椎间盘突出症，是指变性的髓核组织从纤维环软弱处或破裂处突出而压迫神经根或马尾神经引起放射性下肢痛及腰痛的一种疾病，是骨科的常见病。有研究表示，本病多发于青壮年，且好发于L_4/L_5，L_5/S_1节段。患者多有腰痛合并下肢放射痛，且症状反复发作，严重者可出现"马尾神经综合征"；颈椎病是指由于颈椎病是颈部韧带肥厚钙化、颈椎间盘退变、骨质增生等病变使椎间孔变窄，压迫颈部神经，从而引发出各种的症状和体征的综合征。随着现代社会快节奏的生活及工作，颈椎病、腰椎病的发病率逐年增加，对患者的生活、工作甚至心理造成很大影响。中医对其研究从《素问·刺腰痛》提出了腰痛的针灸治疗方法后，腰痛、颈痛的外治方法逐渐受到医家的重视，此类关节疼痛的外治法种类也有很多，如针灸、手法治疗、中药外用等。多年的经验及现代医学的研究表明，中医外治法在缓解疼痛、减轻局部炎症反应、提高生活质量等方面效果明显，因此被广泛应用于颈椎病、腰椎病的保守治疗及术后康复治疗。李教授重视此类疼痛的外治疗法，如单纯针刺法、温针灸、电针、推拿牵引等治疗方法，一方面可缓解突出的组织对神经根、血管、脊髓的压迫；另一方面，手法治疗通过加快患处组织的血液运行速度、局部的新陈代谢等来减轻炎症反应，加快水肿、血肿的消退，在临床应用中可获得明显的治疗效果；同时重视颈椎病、腰椎病的中草药外治，中药外用联合针刺或结合推拿牵引治疗等方法，对于疾病以内因、外因合而发病的特点，治以温补肝肾、活血祛瘀，温经散寒，进而行痹止痛，可较好的促进患者的恢复，达到缓解疼痛的目的。

在治疗方面，李长生教授在治疗颈椎病、腰椎病时应从虚从瘀立论，该类疾病患者大多与职业或平时生活习惯有很大影响，长期不良的影响导致瘀血内生，阻碍经脉之气运行，气虚无力推动血液运行，又再生瘀血，不通则痛；气血运行不畅，又会导致脏腑功能衰退，精血不能濡养筋肉骨髓，不荣则痛。由此可见，多虚多瘀是颈椎病、腰椎病患者的一种常见状态。李教授据此总结了经验方，疼痛方本方从虚从瘀立论，方中骨碎补、狗脊等补益肝肾、强壮筋骨；延胡索、血竭、乳香、没药、红花等行活血化瘀、行气止痛之功；佐以川乌、草乌、威灵仙、乌梢蛇通经活络、祛风胜湿；冰片、樟脑理气止痛，通关透节，白芍养血柔肝、缓解止痛，缓解颈腰背部拘挛作痛。研末醋调，"醋制注肝而住痛"，既可引药入肝经，增强活血祛瘀、理气止痛的作用，而且外敷中药加醋可以促进局部血管扩张、改善软组织的血液循环、促进局部新陈代谢。全方配伍严谨，标本兼治，共奏补肾活血、通经止痛之功。

2. 失眠方　高血压、失眠方：肉桂、吴茱萸等量研末醋调敷足底涌泉穴，适用于高血压伴失眠患者。

高血压属中医"眩晕"等范畴，而失眠属"不寐"范畴。《临证指南医案·眩晕门》云："经云诸风掉眩皆属于肝，头为六阳之首，耳目口鼻皆系清空之窍，以患眩晕者，乃肝胆之风阳上冒耳，甚则有昏厥跌扑之虞"，指出高血压病病位在肝。李长生教授总结多年经验，认为随着人们生活水平的不断提高，生活节奏的加快，竞争的激烈，诱发情绪紧张、焦虑而导致高血压病趋于年轻化的同时，高血压病的辨证也常以肝阳上亢为主。《素问·至真要大论》曰："诸躁狂越，皆属于火"，肝属木，为相火，居于下焦，心属火，为君火，居上焦，与肝相应，气火上逆致头痛眩晕，烦躁，易怒，母病及子则心神不宁；反之，心神不宁、心火亢盛，子病及母，则易出现肝阳上抗发为眩晕，从而认为高血压病应从肝心同调，可使大部分患者血压明显降至正常。《灵枢》"卫气昼日行于阳，夜半则行于阴，阴者主夜，夜者卧""阳气尽，阴气盛，则目眠；阴气尽而阳气盛则痛矣。"部分高血压患者因情绪因素、工作压力、游戏玩耍等各种原因导致长期熬夜、失眠，机体的阴阳平衡失调，夜间不能入阴，仍行于阳，而致阴阳失衡，可见其"昼不精夜不眠"，因而失眠与高血压实则异病而同治。李教授认为高血压合并失眠患者治则应使阴阳平衡，阴阳开阖有度，与大自然相应，才能从根本上调整血压。

本方由吴茱萸、肉桂两味药组成，其中吴茱萸，别名吴黄、吴芋、茶辣、漆辣子、伏辣子等，为我国传统中药之一，始载于《神农本草经》，味苦辛、性热、有小毒。入肝、脾、胃、肾经。中医学认为其具有温中散寒、疏肝止痛的功效，常用于治疗头痛、寒疝腹痛、寒湿脚气、行经腹痛、脘腹胀痛、呕吐吞酸、五更泄泻等症，外治口舌生疮。吴茱萸性偏燥烈，气味俱厚，适宜外治；因"膏中之药必得气味俱厚者，方能得力"。吴茱萸辛苦而温、芳香而燥，《别录》及《药性论》都谓之"大热"，堪称气味俱厚。不论是皮肤吸收还是对穴位、经络的刺激作用都比较明显，所以被广泛用于内、外、妇、儿科多种疾病的外治之中。《本草纲目》谓："其性虽热，而能引热下行。"这是吴茱萸不同于其他温热药的一大特点，使得吴茱萸可治疗上焦火热及头面风火诸证，且可用于外治。肉桂，又名牡桂、玉桂、官桂，辛、甘、大热。入肾、脾、肝经，肉桂药用始载于《神农本草经》，列为上品。《新修本草》曰："牡桂，味辛，温，无毒，主治上气咳逆，结气，喉痹，吐吸，心痛，胁痛，温筋通脉，止烦出汗，利关节，补中益气。"《本草纲目》："肉桂，治寒痹风暗，阴盛失血，泻痢惊痫。"直到清代郭佩兰《本草汇·卷十五·木部·肉桂》始有"引火归元"之说。"肉桂乃近根之最厚者，辛烈肉厚，木之纯阳者也。经云：气厚则发热是也。入三焦散寒邪而利气，下行而补肾，能导火归元以通其气。"此后，肉桂"引火归元"之说传承至今。肉桂辛甘大热，气厚纯阳，其性下行，以热治热，热因热

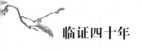

用，引火归元，配伍吴茱萸可促阳附于阴，阴平阳秘，精神乃治。涌泉穴又名地冲，属足少阴肾经，为历代医家常用的穴位。涌泉穴是人体位置最低的穴位，可引气血下行，功擅主降，是升降要穴。既可针刺、按摩，也可外敷、艾灸，现代还可穴位注射。既可治疗急症，也可治疗慢性病。正如《针灸资生经》所记载："针灸于诸穴皆分主之，独膏肓、三里、涌泉特云治杂病是三穴，无所不治也。二药合用醋调敷足底涌泉穴，配合中药内治，补虚泻实，引火下行，调整脏腑气血阴阳，平肝安神。

除此之外，吴茱萸、肉桂外敷涌泉可治疗口腔溃疡，口腔溃疡古时称为"口疮""口疳""口糜""口破""口疡"等，中医认为本病多由于外感六淫、饮食不洁、口腔不净、七情内伤、思虑过度及素体虚弱、劳倦内伤等所致，而心脾积热、肺胃蕴热、肝阳上亢、阴虚火旺等病机最为多见。脾开窍于唇，唇为脾之外候；心开窍于舌，舌为心之苗，心脾积热不得外泄，循经上炎，热盛肉腐，故为口疮。隋代巢元方云："脏腑热盛，热乘心脾，气冲于口舌，故令口舌疮也。"唐代王焘谓："心脾中热、常患口疮，乍发乍并，积年不差。"肺胃蕴热，复感风热之邪，循经上熏口舌、咽喉而致口糜。肝阳独亢于上，阳热熏灼于口，遂为口疮，以上皆为实也。肝肾亏虚、阴虚火旺、虚火上炎、灼于口腔而发为溃疡，此则为虚也。正如张景岳所说："口疮，连年不愈者，此虚火也。"李教授从中医辨证治疗出发，运用吴茱萸、肉桂中药贴敷穴位，将中医辨证论治的思想与经络腧穴理论相结合，应用二药外敷涌泉治疗口腔溃疡。李长生教授认为吴茱萸辛开苦降，有升阴降阳之功，能够调节人体气机运动。只有阴升阳降，才能使热随气走，火随气消，故对于治疗火热炎上的口腔溃疡具有明显的作用。醋调吴茱萸末敷涌泉穴治疗口腔溃疡不仅运用了中医学内病外治、上病下治及气机运动的方法论，体现了中医处方简便廉验的特性，而且总结了去性取用、引火下行的实践经验，同时二药外敷涌泉可用于辨证为火热炎上的咽喉肿痛、牙龈肿痛、腮腺炎等疾病均可收获较好的临床效果。

3. 呃逆方　半夏10g，黄连10g，厚朴10g，吴茱萸6g，白芷10g，白芍10g，丁香10g，干姜10g，艾叶6g，肉桂10g，柿蒂10g（可酌情加其他芳香类药物，如冰片、樟脑等）。研末醋调外敷神阙、中脘，或加双内关、双天枢。

呃逆是膈肌和肋间肌的非自愿性痉性收缩。大部分呃逆发作小于48小时，是短暂的，并且是自发性的，但是持续时间超过48小时可能归因于严重的基础病理并影响生活。中医认为呃逆是胃气上逆动膈，气逆上冲，喉间呃呃连声，声短而频，令人不能自制为主要表现的病症。《灵枢·口问》篇认为是"谷入于胃，胃气上注于肺。今有故寒气与新谷气俱还于胃，新故相乱，真邪相攻，气并相逆，复出于胃。"《格致余论·呃逆论》中说："呃病气逆也,气自脐下直冲,上出于口而作声之名也。"该病病位主要在膈,关键脏腑在胃,基本病机是胃失和降,膈间气机不利,胃气上逆动膈。呃逆可由饮食不节、胃失和降,或情志不和、肝气犯胃,或正气亏虚、耗伤中气等引起。总之,本病轻者可不治自愈,少数危重患者晚期出现呃逆者,是元气衰败、胃气将绝之征象,预后不良。李长生教授治疗呃逆,辨证求因,首辨虚实。虚证可见呃逆间歇,声低气短,兼见面色无华,胸脘胀闷,神疲眩晕,食少乏力,口淡不渴,喜热饮,舌质多淡红,苔薄白,脉细弱,多采用调胃益气、和中降逆之法;实证可见呃逆频作,声高气粗,兼见胸胁胀痛,神烦头痛,口干渴,大便秘结,小便短赤,舌质多红,苔薄黄,脉弦,多采用疏肝和胃、降气止逆之法。在临床中,李教授在中药内治的同时重视中医外治疗法在治疗呃逆中的应用,在临床上治疗呃逆常用针刺疗法,遵循《灵枢·九针十二原》中"虚则实之,满则泄之,宛陈则除之"的治疗原则进行治疗。除此之外,李教授应用自拟呃逆方外用治疗呃逆,全方是以干姜人参半夏丸、吴茱萸汤及丁香柿蒂汤作为基础方,其中半夏味辛,气平,入手太阴肺、足阳明胃经。下冲逆而除咳嗽,降浊阴而止呕吐,排决水饮,清涤涎沫,开胸膈胀塞,消咽喉肿痛,平头上之眩晕,泻心下之痞满,善调反胃;厚朴,降冲逆而止嗽,破壅阻而定喘,善止疼痛,最消胀满,助半夏理气散结降逆,使郁气得舒;干姜、艾叶温中散寒,和胃降逆;丁香辛、温,归肺、脾、胃、肾经,温中降逆,本品辛香,以暖脾胃为主,且走窜行气滞,同时可降气止逆,故有温中散寒、降逆止呃之功,为治胃寒呕逆之要药;柿蒂,苦、涩、平,归胃经,降气止呃,本品苦泄,专入胃经,善降胃气而止呃逆,为止呃要药。《本草纲目》曰:"古方单用柿蒂煮汁饮之,取其苦温能降逆气也。"全方诸药合用共奏温补脾胃之气、燥湿降逆止呃之功效,温而不燥,补而不滞,诸药使脾胃气机升降正常,则呃逆随之自止。临床操作中,位置选取神阙、中脘、双内关、双天枢穴位,神阙、中脘是人体任脉上的重要穴位之一,内关为治疗呕吐、呃逆之要穴,天枢为足阳明胃经之穴,大肠之募穴,主奔豚、食不下、绕脐切痛、烦满呕吐、腹胀气喘等,呃逆方外敷上述穴位,药物吸收归经,增强药物发挥作用,达到治疗呃逆目的。

4. 七白散(中药美白面膜用方) 白芷,白蔹,白术,白茯苓,白附子,白及,白芍各等份治疗黄褐斑,研末浸面膜外敷。

黄褐斑也称为肝斑,由于皮肤黑色素增多而不能及时有效排除,沉积于面部形成,表现为颜面部色素沉着斑,形状不规则,对称分布,大小不定,颜色深浅不一,主要分布在眼睛周围、面颊部、额部和口周处,一般没有自觉症状,但影响容貌,治疗上十分棘手。李长生教授对黄褐斑病因病机有独到见解，肝藏血，喜条达而恶抑郁，若情志不遂，肝气郁滞，导致血行不畅，颜面气血失和，不能润泽肌肤，故发为黄褐斑。常伴有急躁易怒，胸肋胀痛，痛经或经期延后，经血紫暗有块，舌有紫斑，脉弦涩等气滞血瘀表现。《诸病源候论》云："五脏六腑十二经血，皆上于面，夫血之行俱荣表里，或痰饮渍脏，或腠理受风，致气血不和，或涩或浊，不能荣于皮肤，故发生黑斑。"李教授认为久病必有瘀，无瘀不成斑，气滞血瘀、气血不能上荣面部肌肤，导致面部色素沉着，进而形成黄褐斑。《灵枢·经脉》言："血不流则毛色不泽，故其面黑如漆柴者。"《灵枢·邪气脏腑病形》又说："十二经脉，三百六十五络，其气血皆上于面而走空窍。"五脏六腑之精华均上注于面，面部气色好坏、皮肤光泽或枯槁皆有赖于气血运行通畅，故气血瘀滞，脉络不通，气血不能上荣于面，为黄褐斑最根本病机。

在治疗上，善用逍遥散配合七白散治疗黄褐斑，应用白芷、白蔹、白术、白茯苓、白附子、白及、白芍，创建七白散，其中白及、白附子具有消肿生肌、活血止痛、解毒散结之功效；白术、白茯苓具有补气行血、利水渗湿之功效，是历代美颜要药，它们在外用经验方中为常用的祛斑增白药；白芷具有祛风解毒化瘀之功效，引药上行，直达病所。诸药配伍，功能补气行血、祛瘀消斑，直接作用于面部，使面部皮肤得以滋养、瘀祛斑除。现代药理学证明白芷、白术、白茯苓、白及具有去色素、增白、抗皱、抗衰老作用，能抑制酪氨酸酶的活性，降低黑色素细胞活性，使黑色素产生减少；并对超氧化物歧化酶（SOD）有十分显著的激活作用，通过增强SOD的活性，可抑制过氧脂质（LPO）的产生，减少色素产生。内外兼治可直达面部，行气活血，推动气血运行，润泽肌肤、治面部色斑，使气血流通而不是补益，流水不腐，户枢不蠹，面部皮肤气血循环畅通，疗效满意。

中医外治疗法是中国医药学伟大宝库中的珍贵遗产之一，历史悠久，源远流长，具有简、便、效、廉和对内脏不良反应小之特点。随着人们对绿色疗法的推崇，中医外治疗法显示了其独特的优势，可作为内服治疗方法的有益补充。李长生教授应用中医外治疗法治疗疼痛、失眠、高血压、呃逆、黄褐斑等疾病中疗效显著，值得在临床上推广借鉴。

第十节　应用徐长卿验案浅析

李长生教授系山东省名中医，从医40余载，临证丰富。徐长卿为临床常用中药，李教授认为徐长卿一味之用，能适君臣佐使之职，可发专病专症专药之效，灵机活法，取效于临床。笔者有幸跟诊抄方学习，获益尤甚，兹论述徐长卿本草及药理学研究，以明晰药物功效特性，并选取李长生教授应用徐长卿的临床验案，阐发其用药之心得，以飨同道。

一、对徐长卿的认识

1. 本草论述　徐长卿初次出现在《神农本草经》，曰："徐长卿，味辛温。主鬼物百精蛊毒，疫疾邪气，温疟。久服强悍轻身。一名鬼督邮。"历代医家论述丰富。《本草纲目》记载其"主亡走啼哭，悲伤恍惚"；《本草经集注》认为其可"益腰脚"；《生草药性备要》则记载以徐长卿泡酒能祛除风湿，效果极佳。

2. 药理学研究　徐长卿为萝藦科植物徐长卿带根的全草，在山东地区广泛分布，又名淋疾草、逍遥竹，其性温，味辛，入肺、胃、肝、肾经，功能祛风利湿、通经活络、解毒消肿、补虚强壮、安神。当代药理研究表明其成分以丹皮酚、黄酮甙、氨基酸和糖类为主，且含微量生物碱等，有镇痛、镇静、消炎等药理功效，本品经常被应用于临床，可用于风湿痹痛、腰痛、风疹、湿疹等多种病症。

二、临床治验

李长生教授于临床中治疗不寐、便秘、鼻衄、水肿等疾病时常配伍徐长卿用之，获效尤甚。李长生教授辨证准确、用药精妙，认为徐长卿能泻能补，具有安神志、补虚损、祛风湿、通经络、解肿毒五大功效。现整理李长生教授医案，旨在发掘徐长卿在方剂中的功效特点。

1. 不寐案

患者李某某，女性，45岁，2017年5月20日初诊。

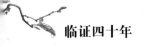

主诉：入睡困难半年余，加重3天。

现病史：患者自述半年前与邻居发生争吵后心情烦闷，继而出现入睡困难，曾自服"艾司唑仑"治疗，效不佳。近3天自觉入睡困难症状加重，影响日间工作，遂就诊。现症见：入睡困难，平均夜寐3小时左右，伴眠浅易醒，平素情绪易波动，胸胁胀痛，心情烦闷，偶有头晕目眩、心慌，食欲不振，大便溏薄，小便调，月经后延。舌淡，苔白厚，脉弦滑。

中医诊断：不寐（肝郁脾虚证）。

治法：疏肝健脾，养血安神。

处方：徐长卿20g，北柴胡12g，当归15g，白芍15g，茯苓30g，麸炒白术15g，清半夏9g，陈皮10g。6剂，水煎服，每日1剂，分两次温服。

二诊：2017年5月26日。诸症明显好转，夜间能寐，平均夜寐5小时左右，但睡眠较浅，心情觉舒，两侧胸胁部胀痛减轻，未觉心慌、眩晕，饮食尚可。舌淡红，苔白略厚，脉弦滑。继服原方7剂治疗。

7剂后患者夜间睡眠归于正常，未再觉两胁部不舒，纳可，舌淡红，苔薄白。3个月后随访，患者自述睡眠已如常人。

按语：徐长卿在《本草纲目》记载"主亡走啼哭，悲伤恍惚"，李长生教授认为此症状与脏躁实为相符，而脏躁一病乃由情志内伤所致，以精神忧郁、心神惑乱为主要病机，病位在心，然不寐之病机多为心神失养或心神不安，两者虽为不同病症，但病位相同，均可从心论治。现代药理研究表明，单味药徐长卿可以明显改善失眠症状。李教授指出徐长卿一药有明显抗焦虑之效能。患者平素情志不畅，以致肝失条达，相火妄动，难以有序疏通全身气机，且肝属木而脾属土，肝郁日久，横犯脾土，致脾胃失健、气血生化乏源，心血不充、心失濡养遂而病发。《景岳全书》云："血虚则无以养心，心虚则神不守舍"，故处方以徐长卿为君，使心神得守，神安则寐；臣以柴胡疏肝解郁以条达肝气；且又因肝体阴而用阳，故用当归、白芍养血活血以柔其肝；以茯苓、白术健脾以祛湿浊。诸药相伍，以治其本。且脾虚难以运化水湿，致水湿内停，日久酿生痰浊，故用半夏、陈皮、茯苓取二陈汤之义祛痰以治其标。是方标本兼顾，故可效如桴鼓。李长生教授认为徐长卿一味作为失眠症之专药施用，在临床中不必拘泥于证型，辄能获效。

2. 便秘案

患者孙某，女性，74岁，2017年12月6日初诊。

主诉：大便干硬难解1个月余。

现病史：患者于1个月前无明显诱因出现大便干硬难解，自服"芦荟胶囊"治疗，大便稍有通畅，但停药如故，遂就诊。现症见：大便干硬难解，三日一行，伴便后乏力，精神疲惫，少气懒言，不欲饮食，自诉口气重。舌质淡，苔白厚，脉弱。

中医诊断：便秘（气虚邪留证）。

治法：补气养血，润肠通便。

处方：党参30g，黄芪30g，酒黄精20g，麸炒枳实12g，麸炒枳壳12g，生大黄12g，肉苁蓉20g，炒莱菔子15g，厚朴10g，火麻仁15g。3剂，水煎服，每日1剂，分两次温服。

二诊：2017年12月9日。自述服首剂后，大便通下一次，便后自觉欲饮食，然体倦乏力。舌质淡，苔白厚，脉弱。于上方去大黄，加徐长卿30g，以及阿胶、山药等补虚之品改膏方常服。

半年后随访，老人未见便秘，且力气转增。

按语：患者年老体虚，脾运无力，推动失权，日久饮食、痰浊积滞胃肠，腑气不通，故见便秘诸症。当以补益气血润肠为重，然患者便秘日久，为减轻痛苦首当通便，以大黄2～3剂，通便一次为宜，后去大黄以补益。徐长卿之补益在《神农本草经》早有记录："久服强悍轻身，益气延年"，李长生教授认为其补性与黄芪相似，却又非骤补之品，故日久方可见其效，乃改膏方常食。方中以党参、黄芪为君补益脾气；徐长卿作为臣药，可助党参、黄芪以补气健脾，又协枳实、枳壳、莱菔子、厚朴以行气；然脾胃与肾先后天相互资生，故配伍黄精、肉苁蓉以温补肾中之阳；火麻仁润肠通便，共奏通便之职。李长生教授认为，在临床中有便秘患者，因肺气不宣而致，亦可加徐长卿，然而用量不宜过大，以10～15g为宜。

3．鼻鼽案

患者孔某，男性，13岁，2018年2月5日初诊。

主诉：鼻塞、流涕反复发作3年余，加重1天。

现病史：患者于3年前外感后出现鼻塞、流涕，因未及时诊治，每年春、秋季节则发病数次。1天前因受风后出现鼻塞、流涕，较以前为重，影响学习，故就诊。现症见：鼻塞声重，流清涕、量少，无怕冷发热，伴平素易感冒，纳眠可，二便调。舌红苔白，脉沉细。

中医诊断：鼻鼽（肺脾气虚证）。

治法：补脾益肺，解表除邪。

处方：黄芪15g，麸炒白术12g，防风10g，徐长卿20g，北柴胡10g，黄芩10g，荆芥10g，广藿香10g，紫苏叶10g，白芷10g，牡丹皮10g，桔梗10g，甘草3g。7剂，水煎服，每日1剂，分两次温服。

二诊：2018年2月12日。鼻塞症减，无流涕。考虑此病迁延难愈，故嘱其守方继服1个月。

1个月后微信回访，患者已无明显鼻塞、流涕之症，平素学习已无影响。

按语： 过敏性鼻炎属中医"鼻鼽"范围，患者年幼且平素易感冒，可知其素体气虚，过敏性鼻炎频发，且每因外感而引动，经言"正气存内，邪不可干"，故当以补益脾肺之气为要，正气盛自可祛邪，兼以疏解外邪，以治其标。方取玉屏风散补益肺脾以治其本；佐以徐长卿引药入鼻，现代药理研究表明，徐长卿具有消炎解毒、抗过敏功效，李长生教授认为其不仅可以有效抑制过敏介质，而且可以缓解鼻甲肿大的症状及消灭鼻腔分泌物中的炎性因子；配伍藿香、白芷、苏叶以芳香开窍；牡丹皮凉血散瘀以消肿；桔梗一则作为舟楫之药，载药上行，二则可入肺以开宣肺气；又因鼻鼽之反复发作、休作有时的特点与少阳病类似，故用柴胡、黄芩以和解少阳。全方以宣肺、解毒、开窍、散瘀并举，治标求本，配伍周密。徐长卿一味，为鼻炎常用之药，以其辛温有解表之能，并专有通鼻窍之功故用之，是方标本兼治，徐图正复，可冀痊愈。

4. 水肿案

患者郑某，男性，73岁，2018年8月21日初诊。

主诉：左下肢水肿半个月余。

现病史：患者自述于半个月前晨练时按压左侧脚踝、小腿部出现凹陷，休息片刻后即缓解，未曾服用相关药物治疗。近几日左下肢水肿较前加重，按之凹陷不易起，伴畏寒，眠浅易醒，饮食尚可，小便量少，大便稀薄。舌质淡，苔薄白，脉沉细。于我院行尿常规、肾功能及双肾B超检查均未见明显异常。

中医诊断：水肿（脾肾阳虚证）。

治法：温补脾肾之阳，宣散肌腠风水。

处方：制附子6g，细辛3g，干姜10g，淫羊藿20g，徐长卿15g，威灵仙15g，羌活10g，独活10g，防风10g，桂枝10g，白芍20g，炙甘草6g，五加皮15g，川芎12g。7剂，水煎服，每日1剂，分两次温服。

二诊：2018年8月28日。左下肢水肿症状基本消失，畏寒减轻，纳眠可，二便调。舌质淡，苔薄白，脉沉细。继服原方7剂治疗。

7剂后左下肢水肿症状消失。1个月后随访，未再复发。

按语：患者年老体虚，脾肾之阳不足，津液失于温化，于体内停滞不行，日久溢于肌肤腠理之间，遂而出现水肿。全方以附子、细辛、干姜、淫羊藿为君，温补脾肾之阳，肾阳充足，则可化气行水；臣以徐长卿、威灵仙、五加皮祛风除湿、利水消肿，其中徐长卿辛温，入肺、脾、肝、肾经，李长生教授认为其可温运水气、驱散肌腠表里之湿，得温药助而化水气，得风药佐以散风湿；羌活、独活、防风祛风解表除湿，配伍桂枝、白芍解肌发表共奏宣散表湿之能；然血为气之帅，血能载气，故以川芎活血化瘀、载气下行以达病位。徐长卿在中药学多将其归属于祛风湿药的范畴，徐长卿治疗水肿、小便淋痛、带下，单用9～15g，取根泡酒，或配伍防己可治疗风湿关节腰腿痛，疗效甚佳。《本草纲目》载徐长卿汤治疗小便关格。近年来也用于术后疼痛及癌肿疼痛。李长生教授能结合药理用药配伍精准，于临床常多施用。

三、结语

用药如用兵，药有性味之偏、功效之长，择其专长而用之，遵本草、方书则方药之用源流可考、立法有据。李长生教授熟谙经典，于立法处方必有根据。明悉药之功效主治，方能圆机活法，融会变通。李长生教授于徐长卿一味之用，或参合辨证论治，为君臣佐使之用，或专病专药取其特效。

第十一节　应用二陈汤临证经验

二陈汤是治痰之主方，临床可用于治疗各种痰湿之证，均可取得明显疗效。吾师李长生教授临床辨证应用本方，用于治疗眩晕、感冒、梅尼埃病、慢性支气管炎、胃炎、胃溃疡等，疗效显著，故撰文梳理本方的源流衍化，总结吾师的应用经验，以进一步发掘这首古方，使之更好地应用于临床。

一、源流衍化

1. 源流　本方源于宋代《太平惠民和剂局方》，由唐代《千金方》之温胆汤去竹茹、枳实、大枣演变而成。功用：燥湿化痰、理气和中。主治湿痰为患，脾胃不和证

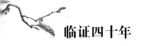

见胸膈痞闷、呕吐恶心、头痛眩晕、心悸嘈杂或咳嗽痰多者。

2. 衍化

（1）应用范围：《女科百问》：妊娠恶阻，产后饮食不进。《仁斋直指》：气郁痰多眩晕，及酒食所伤眩晕：食疟、诸疟。《世医得效方》咳嗽呕痰：痰壅吐食。《金匮钩玄》：关格有痰，以本方吐之，吐中便有降。《外科发挥》：臂痛，流注。《医方考》中风，风盛痰壅。《医方便览》：上中下一身之痰。《景岳全书》：疡痛，中脘停痰。《济阴纲目》：痰多小便不通，用此探吐。《证治宝鉴》：痰嘈，痰多气滞，似饥非饥，不喜食者，或兼恶心，脉象必滑；呃有痰声而脉滑者。《古今名医方论》：肥盛之人，湿痰为患，喘嗽胀满。《证治汇补》：心痛，腹痛；膏粱太过，脾胃湿热遗精；脾胃湿痰下注而淋。《郑氏家传女科万金方》：妇人月水准信，因痰闭子宫而不受孕者。

（2）加减化裁：二陈汤其后衍生出诸多类方，将这些方子汇聚，以纵观二陈汤的灵活运用。本方去乌梅，加胆南星、枳实，名导痰汤（《济生方》），治顽痰胶固，非二陈所能除者；导痰汤中加木香、香附，名顺气导痰汤（《李氏医鉴》），治痰结胸满喘咳上逆；导痰汤中加石菖蒲、竹茹、人参，名涤痰汤（《奇效良方》），治中风痰迷心窍，舌强不能言；二陈汤加竹茹、枳实、大枣为温胆汤（《三因方》），治胆胃不合，痰热内扰；本方加黄芩，名茯苓半夏汤（《宣明论方》），治热痰令人呕吐；本方加黄芩、瓜蒌皮、枳实、胆南星、杏仁，名清气化痰丸（《医方考》），治诸痰火证；本方去甘草，加干姜、姜汁糊丸，名温中化痰丸（《李氏医鉴》），治胸膈寒痰不快；本方加苍术、枳壳片、姜黄，名加味二陈汤（《仁斋直指》），治痰攻眼肿并酒家手臂麻木；本方加砂仁、枳壳，名砂枳二陈汤（《医方集解》），行痰利气；本方加白术、天麻，名半夏白术天麻汤（《医学心悟》），可加强化痰熄风作用；本方加人参、白术，名六君子汤（《医学正传》），治气虚有痰；本方加熟地黄、当归，去乌梅，名金水六君煎（《景岳全书》），用于年迈阴虚，或气血不足，咳痰多等症。

在二陈汤之前，也有许多方剂与之相类，在此一同辑录，以便于临床变通应用。如本方去茯苓、甘草名陈皮半夏汤（《瘴疟指南》）；再加桔梗，名桔梗半夏汤（《圣济总录》）；去陈皮、甘草，名半夏茯苓汤；再加生姜，名小半夏加茯苓汤（《金匮要略》）；并治水气呕恶眩悸者：单用陈皮、生姜，名橘皮汤（《金匮要略》）；治干呕及手足厥者：单用半夏、姜汁，名生姜半夏汤（《金匮要略》）；治似喘不喘，似呕不呕，似哕不哕，彻胸中愦愦然无奈者。

二、临床应用

1. 以痰湿为主证者，治以二陈汤为主方加减 "治痰饮者，当以温药和之"，凡以痰湿为主证者，临床常以二陈汤为基础方加减应用。

（1）感冒：体虚感冒多为体质素虚，复感外邪，症见恶寒发热（热势不高）、鼻塞流涕、咳嗽痰多、胸闷不适、倦怠乏力、舌质淡、苔薄白、脉浮，用二陈汤化痰祛邪，加黄芪补气固卫，加紫苏、生姜疏风解表散寒，加杏仁、桔梗等加强化痰止咳和宣通肺气作用。若兼有湿邪者，兼见胸闷欲呕、倦怠身重、苔白腻或微黄腻、脉濡数之症，在本方的基础上加紫苏、藿香、白芷、苍术芳香化湿，紫菀、桔梗宣通肺气。

（2）外感咳嗽：主要适应于感冒愈后咳嗽不除者，症见时时咳嗽，痰白质稀，胸闷，咽部作痒不适，舌苔薄白，以本方合止嗽散，效果良好。

（3）慢性支气管炎：尤适宜于痰湿蕴肺，症见咳嗽频繁，痰液黏稠，胸闷不适，食欲减退，苔薄白或白腻，脉濡滑者，以二陈汤加宣肺止咳燥湿之品，如炙紫菀、苍术、桔梗或三子养亲汤治之，兼肺热之象者加黄芩、瓜蒌治之。

（4）胃炎，消化性溃疡：二陈汤适用于脾虚湿盛者，症见胃脘隐痛而胀，恶心纳呆，时泛清水，口中黏腻，舌质淡，边有齿痕，苔白腻，脉滑或沉者。宜用二陈汤加砂仁、佛手、白术、炒谷芽、炒麦芽、鸡内金、白芷健脾祛湿、消食和胃、理气止痛；兼有热象（湿热内蕴）加黄连、蒲公英、竹茹；吐酸者加左金丸。

（5）梅尼埃病：二陈汤适宜于痰浊中阻，上蒙清窍者，症见头晕目眩，头额作胀，起坐则天旋地转，恶心呕吐，胸脘痞闷，纳呆乏力，脉缓滑，苔腻。其证大多与痰湿有关，用二陈汤加天麻、白术、磁石、泽泻、桂枝运脾和胃化湿利痰。

（6）脑卒中：二陈汤适宜于痰盛阻塞经络，蒙蔽心神者，症见偏身麻木，偏瘫不仁，痰多，语言不利口角流涎，苔白腻，脉弦滑；以二陈汤加胆南星、枳实、石菖蒲、郁金增强祛痰开窍利气通络之效；如半身不遂，痿软无力，则需重用黄芪，加天麻、桂枝、生膝等补肾舒筋通络之品。

（7）癫痫：二陈汤适用于素体痰盛，风痰闭阻逆而于上，症见突然跌仆抽搐，口吐涎沫，平时头昏头沉，胸闷纳呆，苔白腻，脉浮滑大之痫病，可用二陈汤加胆南星、郁金加强豁痰开窍之功，石菖蒲、远志加强化痰浊、开心窍而安神作用，全蝎、天麻平肝息风镇痉安神而定痫。

（8）高脂血症：二陈汤适用于痰湿交阻，症见头昏目花、胸闷、腹胀、纳呆、倦怠乏力、肢麻懒动、舌苔厚腻、脉弦滑之症，以二陈汤加菊花、山楂、泽泻、丹参、荷叶、大黄、决明子化湿祛痰，活血泄浊。

2. 久病不愈，痰瘀互结，合用二陈化痰理气　高血压、冠心病、糖尿病等久病、慢性病，多以痰浊瘀血为基本病因，且痰浊瘀血停滞，阻碍气机，运化不利，也易导致外界湿浊侵袭、痰瘀互结，停于经络之间，导致病势缠绵难愈，且易反复。故概括其病机为"血瘀为主，多兼痰浊常停经络之间"。因此，在化痰通络的基础上，配伍化湿祛痰、调理气机之品，能显著提高临床疗效。如动脉粥样硬化性心脏病，《金匮要略》阐述其病机为"阳微阴弦"。胸阳不振，则痰浊停聚，其治疗当在活血基础上用二陈汤加泽泻、石菖蒲祛痰浊，配桂枝、薤白温通胸阳；若见痰声、打鼾者，则更当应用化痰之法，二陈汤即为首选之品。

3. 疑难杂病，痰湿中阻，投二陈汤调理脾胃　痰湿之浊邪，最易碍脾，在此情况下，脾虚失运投以补益之剂则虚不受补，且痰湿浊邪内蕴，更容易招致客邪侵袭，使病程缠绵迁延中风后遗症、肿瘤化疗患者、类风湿患者等很多疑难杂病，因治疗时间长难免有伤胃碍脾之弊，出现纳呆恶心、腹胀、苔腻之症而影响治疗。李长生老师在治疗时非常重视调理脾胃，常选用二陈汤担当此任，或加谷芽、麦芽、砂仁、白术、女贞子、鸡内金等，而获良效。

痰浊作为一种重要的致病因素，在多种疾病中起着重要作用，影响着疾病的转归和预后。现代医学中的动脉粥样斑块、免疫复合物沉积、氧自由基增多、脂质过氧化物的积蓄、体内各种毒素的蓄积，都与中医之痰浊有密切联系。二陈汤作为治痰浊之基本方，其应用范围将会不断扩大，不断深入挖掘和研究二陈汤这首古方的组方原理和作用机制，于临床会更有意义。

第四章 典型医案分析

一 脑系病证

中风

医案一

患者：戚某，女，59岁，2004年8月4日初诊。

主诉：头痛、头晕30余年，加重伴右侧肢体麻木无力7天。

现病史：患者30余年无特殊诱因感头痛、头晕，近7天来症状逐渐较前加重，头晕头胀发作较频繁，并伴右侧肢体麻木无力，情绪低落，易汗出、疲劳，口唇紫暗，饮食可，寐差，入睡困难，二便正常。舌质紫暗苔薄白，脉细涩。血压117/78mmHg。

既往史：既往脑梗死、冠心病病史多年。

辅助检查：颅脑CT示左侧基底节区脑梗死。

西医诊断：脑梗死。

中医诊断：中风（气虚血瘀证）。

治法：益气活血，化瘀通络。

方药：芪丹化瘀方。丹参20g，黄芪20g，川芎10g，黄连9g，地龙10g，水蛭5g，当归10g，三七粉3g（冲服），骨碎补12g。7剂，水煎服，每日1剂。

二诊：2004年8月11日。患者服用7天后，复诊自述服药平妥，诸症较前减轻，但

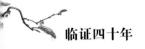

头晕头胀仍时有发作。查看苔脉同前，嘱患者继服前方。再服药1天后停药，再诊时头痛、头晕头胀较前明显减轻，发作次数减少，右侧肢体麻木不明显，汗出、疲劳情况均明显好转，舌质暗，苔薄白，脉细，效果显著。

按语： 患者右侧肢体麻木无力，易汗出，易疲劳，口唇、舌质紫暗，脉细涩。乃元气亏虚，脉络瘀阻之证。"因虚致瘀"，故治应以补气为主，活血通络为辅，方用芪丹化瘀方，其中黄芪大补元气，使气旺血行，经络通畅，瘀祛而不伤正。元气既虚，血运无力，必致血瘀，故配以当归、丹参，有活血祛瘀而又不伤正之妙用，地龙、水蛭通经活络，与黄芪相配，补气行散，有促进全身气血周流的作用。诸药合用，补气活血，逐瘀通络，服用此方，使正气充足，脉络通畅，诸症好转，则病渐愈。

医案二

患者：朱某，男，55岁，2019年11月18日初诊。

主诉：左侧肢体活动不灵3个月余。

现病史：患者诉3个月前因劳累过度突然出现口角歪斜、流涎，头晕，继而左侧肢体活动不灵，经当地神经内科住院治疗好转后出院，遗留左侧肢体活动不灵，后于当地医院康复科行每周3次康复锻炼，为求进一步治疗，遂求诊于我科。现症见：左侧肢体活动不灵，伴左侧肢体麻木，言语謇涩，面色淡白，神疲乏力，行走欠稳，纳少，眠可，二便调。舌质暗，苔薄白，脉沉涩无力。神经科专科查体见：左手轮替试验笨拙，左侧肢体肌力Ⅲ⁻，余无明显阳性体征。CT示（2019-08-10当地医院）：右侧基底节区腔隙性脑梗死。

西医诊断：脑梗死。

中医诊断：中风（气虚血瘀证）。

治法：益气养血，活血通络。

方药：①芪丹化瘀方合补阳还五汤加减。黄芪20g，川芎9g，丹参15g，水蛭3g，三七粉9g（冲服），黄连5g，骨碎补9g，地龙9g，当归20g，赤芍10g，炙甘草6g，莪术10g，炒谷麦芽各20g，紫河车3g，红景天6g。14剂，水煎服，每日1剂。

②Ⅰ号活血汤。红花10g，肉桂10g，花椒10g，苏木10g，艾叶10g，五加皮20g，川芎20g，当归20g，川牛膝20g，伸筋草20g，透骨草20g，骨碎补20g。14剂，水煎外洗患肢，每日1剂。

二诊：2019年12月3日。服用上方及中药外熏洗配合康复治疗效果显著，自述左侧肢体活动较前好转，麻木感消失，力气转增，纳可，仍觉言语謇涩。舌质暗，苔薄白，脉沉涩。查体：左手轮替试验笨拙，左侧肢体肌力Ⅳ⁻。处方：上方改黄芪40g，三七粉（冲服）5g，丹参30g，去当归、赤芍、莪术，14剂，水煎服，每日1剂，继续与Ⅰ号活血汤配合用之。

三诊：2019年12月16日。左侧肢体麻木基本消失，肢体活动较前灵活，稍有言语不流利，舌质淡红，苔薄白，脉沉细。查体：左侧肢体肌力Ⅴ⁻。遵效不更方原则，继服上方7剂后患者未再来诊，电话随访知目前肢体活动和语言已无大碍，不影响日常生活，故未再诊。

按语： 气乃血液运行的原动力，气虚则血行不畅、积而为瘀，瘀血不除，则新血难生、血不养经，经脉失于濡养，血液无法正常循于周身，从而加重气虚血瘀的症状。肢体失养，则见活动不灵、麻木，舌体失于濡养则言语謇涩。对于中风患者属气虚血瘀证者，李长生教授临床常应用芪丹化瘀方合补阳还五汤加减，并配合具有中医特色的外治疗法——Ⅰ号活血汤治疗。补阳还五汤出自王清任的《医林改错》，原书载"此方治半身不遂，口眼㖞斜症……遗尿不禁"，具有补气、活血、通络之效，是治疗气虚血瘀型中风之经典方剂。然而随着时代的变迁，机体亦在发生变化，单用一方恐难速效，李长生教授博古通今，创立芪丹化瘀方及Ⅰ号活血汤，临床与补阳还五汤配伍用之，获效明显。芪丹化瘀方以黄芪、地龙、丹参、当归、三七、骨碎补、黄连、川芎、水蛭为组方，黄芪为君药，大补后天之气，使气血生化有源；地龙为臣药，舒经通络之力尤甚，可驱脏腑、经络及脑窍之瘀血；三七扶正而不留瘀，活血散瘀而不伤正，当归、丹参养血活血，骨碎补活血补肾，水蛭攻逐瘀血，助君臣鼓动血脉、通行周身、剔除脑络新旧瘀血，黄连清心坚阴，共为佐药；川芎辛温香窜、走而不守，为使药，可引诸药直达病所。全方通补结合，补而不滞，诸药配合，共奏益气活血、化瘀通络之功。炒谷麦芽健胃消食、补脾益气，莪术破血逐瘀、消胃中积滞，红景天、紫河车为常用对药，二药合用，可增全方补气血、养血脉之效。外熏洗法作为具有中医特色的外治疗法之一，具有简便、安全、有效的特点，Ⅰ号活血汤乃李长生教授多年的经验方剂，对于属气虚血瘀证无明显热象者的患者，无论何种疾病，皆可辨证用之，且每收奇效。方中红花、当归、苏木活血化瘀止痛，可祛除病灶恶血，肉桂、花椒、艾叶温通经脉，使脉道滑畅则血易通行，伸筋草、透骨草舒经活络、散瘀消肿，配伍川芎活血行气、助血运行，五加皮、骨碎补、川芎合用可补肝肾、强筋骨，全方标本兼顾，扶正祛邪兼施，故能取效于临床。

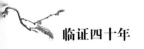
痴呆

医案一

患者：裴某某，女，72岁，2011年10月10日初诊。

主诉：中风后智能衰退1年。

现病史：患者1年前中风经治疗后仍言语不清、右侧肢体麻木，后逐渐出现智能减退，伴头晕耳鸣，腰膝酸软，纳眠尚可，二便正常。舌质暗，苔薄白，舌下静脉瘀紫，脉沉细涩。

查体：血压130/80mmHg，神志清，言语欠流利，右侧肢体肌力Ⅳ级，肌张力略高，腱反射（+++）。右侧巴宾斯基征（+），查多克征（+）。右侧偏身痛觉减退。HIS评分9分，MMSE评分18分，ADL评分36分。

既往史：既往冠心病病史20余年。

辅助检查：颅脑CT示左侧额顶叶脑梗死后软化灶；老年性脑萎缩。

西医诊断：血管性痴呆，脑梗死，老年性脑萎缩。

中医诊断：痴呆（肾虚血瘀证）。

治则：补肾填精，化瘀通窍。

方药：首乌益智胶囊。制首乌50g，益智仁10g，黄芪30g，天麻粉6g，丹参24g，生水蛭粉3g，生地龙粉6g，银杏叶提取物4g，石菖蒲10g，川芎18g。每日3次，每次4粒口服。

二诊：2011年11月10日。服药1个月后，患者恍惚善忘好转。继服1个月，诸症好转，记忆力明显改善。MMSE评分24分，ADL评分28分，复查肝肾功能无异常表现。

按语：《灵枢·海论》中就有"脑为髓海"之说。《中西医汇通医经精义》中指出："事物之所以不忘，赖此记性，记在何处，则在肾精。益肾生精化为髓，而藏之于脑中。"患者卒中之后，瘀血阻窍、蒙蔽神明，出现神机失用。加之年老体衰，肾精亏虚，髓不得养，肾虚血瘀相互叠加为患，使病情复杂难愈。故治疗中当虚瘀兼顾。首乌益智胶囊通补兼施、补肾填精、化瘀通窍共行，使肾精得充，瘀血得祛，则患者神机渐复。

医案二

患者：张某，女，76岁，2019年4月30日初诊。

主诉：记忆力减退3年，加重1个月。

现病史：患者3年前曾有两次脑梗死病史，于当地医院治疗好转后出院，出院后家属发现患者记忆力减退，主要表现为对回家的路线时有模糊、记不清做过的事，家属未予在意。近1个月来，家属发现患者记忆力下降明显，曾走失过一次，为求系统诊疗，遂就诊于我科。现症见：记忆力减退，伴精神恍惚、懒言，头晕耳鸣，腰膝酸软，大便干结。舌质淡，苔薄白，脉沉细。神经科查体：神志清，精神不振，言语清晰流利，双侧肢体肌力、肌张力正常，病理征（－）。颅脑MRI示：①双侧多发性脑梗死；②小脑萎缩。MOCA评分20分，MMSE评分16分，ADL评分26分。

西医诊断：血管性痴呆，认知障碍。

中医诊断：痴呆（肾虚血瘀证）。

治法：补肾填精，化瘀通窍。

方药：首乌益智汤加减。制何首乌20g，益智仁6g，天麻10g，黄芪20g、丹参15g，水蛭3g，地龙6g，远志12g，银杏叶10g，川芎12g，炒谷麦芽各20g，炙甘草6g。14剂，水煎服，每日1剂。

二诊：2019年5月13日。患诉服药后身体较以前有力，未出现走失情况，遵效不更方原则，嘱患者再服3个月，诸症皆好转，MOCA评分23分，MMSE评分20分，ADL评分32分，查肝肾功未见异常。

按语：痴呆是以呆傻愚笨、智能低下、善忘等为主要临床表现的神志异常的疾病。《景岳全书·杂证谟》有"癫狂痴呆专篇"，对痴呆的病位、病因做出了相关阐述。该患者年过七旬，肾气亏虚，肾主骨生髓，髓海失养，神机失用，复加中风，血瘀形成，肾虚与血瘀相合而发病。首乌益智方乃李长生教授经多年临床经验总结所得，并经过课题立项研究发现对于肾虚血瘀型痴呆具有明显疗效，且安全、无毒副反应。药用制何首乌、益智仁、天麻、黄芪、丹参、水蛭、地龙、远志、银杏叶、川芎等。方中制何首乌味甘、涩，性微温，阴不甚滞，阳不甚燥，补而不腻，为君药，功专补益肝肾、益精生髓。益智味辛性温，归肾、脾经，补肾阳、温肾经、收敛固精、醒脾益胃。黄芪味甘性微温，归脾、肺经，为补脾益气之良药，使运化功能重建，精髓化生有源。天麻味甘性平，助君药补益肝肾、生精填髓。以上三药为臣药。丹参味

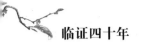

苦性微寒，活血祛瘀，养血安神，与臣药益智仁、黄芪相配，加强活血行气功能；水蛭味咸苦性平，入肝经，破血逐瘀、通络；地龙味咸性寒，通利经络、祛瘀生新，与水蛭合用疏通血脉、驱逐脏腑经络之瘀血；远志味辛苦性微温，宣泄通达，既能交通心肾，又可豁痰开窍，还可助心气，开心郁；银杏叶味甘苦涩，性平，活血通络、益气敛肺，共为佐药，与君臣药相合，共达益气活血、化瘀通络、填精生髓、开窍聪志之功。川芎为使药，味辛性温，为血中之气药，善于行散开郁，可使血活气顺，助诸药直达病所，发挥药效。

眩晕

医案

患者：李某，男，66岁，2007年6月4日初诊。

主诉：阵发性头晕、头痛5年，记忆力下降半年。

现病史：患者5年前无明显原因出现反复头晕、头痛，伴头昏沉感、精神倦怠，近半年自诉记忆力减退，反应较前迟钝，表情淡漠，偶有乏力，饮食一般，睡眠正常，大便黏腻不爽，小便调。舌质紫暗苔白腻，脉沉涩。血压160/90mmHg。

既往史：既往高血压、脑梗死病史多年。

辅助检查：甘油三酯1.8mmol/L，总胆固醇8.2mmol/L，血液流变学中血浆黏度1.89mPa/s。

西医诊断：慢性脑供血不足，脑梗死后遗症期，高血压（3级，极高危）。

中医诊断：头晕（痰瘀互阻证）。

治法：化瘀通脉、祛痰健脾。

方药：化瘀通脉方。丹参35g，党参30g，黄连12g，川芎20g，莪术20g，山楂30g，海藻25g，天麻20g，薏苡仁30g，郁金20g，半夏9g，陈皮12g。21剂，水煎服，每日1剂。

二诊：2007年6月25日。复诊时患者头痛头晕明显改善，记忆力好转，情绪较前稳定，测血压145/85mmHg。复查甘油三酯1.5mmol/L，总胆固醇6.7mmol/L，血液流变学中血浆黏度1.56mPa/s，效果显著。

按语： 本病例头晕头痛、记忆力下降等符合慢性脑供血不足的表现，且患者既往脑梗死、高血压病史、综合提示，脑血管硬化存在，瘀血未去，从患者就诊时见倦怠、表情淡漠来看，还有痰阻表现。故治疗时兼顾化瘀与祛痰，给予化瘀通脉方，发挥化瘀通脉、祛痰健脾之功，瘀血化则血脉通，脾气运则痰自祛，从而恢复气血调达，精神渐佳。

二　心系病证

胸痹心痛

医案一

患者：尹某某，男，77岁，2021年5月10日初诊。

主诉：阵发性胸闷、憋气11余年，加重2天。

现病史：患者11年前无明显诱因出现胸闷、憋喘，轻度活动即可诱发，发作频率约1周发作1次，夜间明显，自服"硝酸甘油"，持续时间约1分钟后缓解，伴有全身乏力，无胸痛及肩背部放射痛，无端坐呼吸及夜间阵发性呼吸困难，2015年3月23日于山东省某医院行冠状动脉造影术，结果示"冠脉多支重度狭窄"，给予支架植入3枚，术后规律服用抗血小板、调脂稳斑、扩冠、降低心肌耗氧量、改善微循环等药物治疗，病情改善。2天前患者自觉胸闷、憋气症状较前加重，乏力，出汗多，凌晨1点左右明显，偶有憋醒，遂来就诊。现症见：发作性胸闷、憋气，夜间1点明显，伴出汗多，乏力，纳可，寐差，大小便正常。舌质淡暗，舌下静脉瘀曲，苔白腻，脉细涩。

西医诊断：冠状动脉粥样硬化性心脏病（不稳定性心绞痛、PCI术后），颈椎病。

中医诊断：胸痹（气阴两虚，痰瘀阻络证）。

治法：补气活血，化痰养阴。

方药：党参10g，麦冬15g，醋五味子5g，葛根20g，丹参20g，川芎12g，红花6g，赤芍10g，三七6g，当归20g，薤白12g，茯苓30g，陈皮10g，清半夏9g，瓜蒌15g，降香6g，莘苈10g。7剂，水冲服，每日1剂。

二诊：2021年5月17日。上方服用7剂后，患者胸闷、憋气症状较前缓解，后调整加水蛭6g、地龙10g，嘱患者继服一个月，来诊症状明显改善。

按语： 综合脉症，该病属中医学"胸痹心痛"范畴，证属"气阴两虚，痰瘀阻络"。患者平素饮食欠佳，耗伤气血，损伤脾胃，脾失健运，湿邪不化，日久聚而成痰，影响血液运行，而致瘀血形成。久病入络，痰瘀互结，阻于胸中，气血运行不畅，遂发胸痹。该病病在心，与肝、脾有关，虚实夹杂。治疗以益气养阴、化痰活血通络、宣痹通阳为治则，处以上方，方中党参、麦冬、五味子益气养阴，丹参、川芎、红花、赤芍、三七、当归、降香理气活血化瘀，瓜蒌、薤白、荜茇宣痹通阳，半夏、陈皮、茯苓健脾燥湿祛痰，全方共奏益气养阴、化痰活血通络、宣痹通阳之功，临床疗效显著。

医案二

患者：陈某，男，77岁，2014年2月22日初诊。

主诉：发作性胸痛10余年，加重伴活动后喘憋1个月。

现病史：患者10年前无明显原因出现发作性胸痛，活动后可诱发，无左上肢及后背放射痛，呈间断发作，休息后可自行缓解。1个月前胸痛症状加重，伴胸闷、气短、神疲，双下肢轻度水肿，口干纳差，大便偏干，小便正常。舌暗红，脉沉细数无力。

既往史：既往冠心病病史15年，高血压病史20年，脑梗死病史4年。

辅助检查：B型钠尿肽（BNP）720pg/ml；心脏彩超：LVEF 48%。

西医诊断：慢性心功能不全（心功能Ⅲ级），冠心病（不稳定性心绞痛、陈旧性前间壁心肌梗死），心律失常（频发室上性早搏），高血压（3级，极高危），脑梗死后遗症。

中医诊断：胸痹（气阴两虚证）。

治则：益气养阴，活血通络。

方药：生脉养心方。党参30g，淫羊藿15g，麦冬15g，虎杖10g，五味子6g，当归20g，葶苈子18g，丹参20g，川芎15g，三七粉3g（水冲服）。14剂，水煎服，每日1剂。

二诊：2014年3月7日。复诊时患者症状较前好转，胸痛发作次数减少，活动耐量增加，胸闷、憋喘较前减轻，仍述乏力、口干，上方加黄芪20g、茯苓20g，继服14天。

三诊：2014年3月21日。患者胸闷、喘憋明显改善，乏力减轻，复查化验：BNP 376pg/ml，LVEF 53%。效果显著。嘱继服归脾丸巩固疗效，随诊一个月疗效甚好。

按语：慢性心功能不全是临床常见疾病之一，该患者冠心病病史15年，最终出现心力衰竭的表现，从患者气短、神疲、口干、脉沉细的表现来看，辨证属气阴两虚。气阴两虚是胸痹心痛的常见病机，究其原因，或禀赋不足，素体虚弱，邪热犯心，心阴耗伤，或思虑过度，积劳虚损，耗伤气阴，气有亏损，运血无力，血脉瘀滞，则发心痛。本案患者因劳累过度、慢病久病，耗伤气阴，气有亏损，运血无力，从而出现心脉痹阻的表现。给予生脉养心方，在生脉方的基础上，加补阳之淫羊藿、利水之葶苈子及活血之当归，切中病机，气阴得养，活血而水得利，防止了疾病的进一步发展。

不寐

医案

患者：李某，女，45岁，2017年5月20日初诊。

主诉：入睡困难半年余，加重3天。

现病史：患者自述半年前与邻居发生争吵后心情烦闷，继而出现入睡困难，曾自服"艾司唑仑"治疗，效不佳。近3天自觉入睡困难症状加重，影响日间工作，遂就诊。现症见：入睡困难，平均夜寐3小时左右，伴眠浅易醒，平素情绪易波动，胸胁胀痛，心情烦闷，偶有头晕目眩、心慌，食欲不振，大便溏薄，小便调，月经后延。舌淡，苔白厚，脉弦滑。

西医诊断：睡眠障碍。

中医诊断：不寐（肝郁脾虚证）。

治法：疏肝健脾，养血安神。

处方：逍遥散加减。徐长卿20g，北柴胡12g，当归15g，白芍15g，茯苓30g，麸炒白术15g，清半夏9g，陈皮10g。6剂，水煎服，每日1剂。

二诊：2017年5月26日。诸症明显好转，夜间能寐，平均夜寐5小时左右，但睡眠较浅，心情觉舒，两侧胸胁部胀痛减轻，未觉心慌、眩晕，饮食尚可。舌淡红，苔白

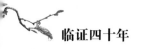
略厚，脉弦滑。继服原方7剂治疗。

三诊：2017年6月1日。7剂后患者夜间睡眠归于正常，未再觉两胁部不舒，纳可，舌淡红，苔薄白。3个月后随访，患者自述睡眠已如常人。

按语： 徐长卿在《本草纲目》记载"主亡走啼哭，悲伤恍惚"，李长生教授认为此症状与脏躁实为相符，而脏躁一病乃由情志内伤所致，以精神忧郁、心神惑乱为主要病机，病位在心，然不寐之病机多为心神失养或心神不安，两者虽为不同病症，但病位相同，均可从心论治。现代药理研究表明，单味药徐长卿可以明显改善失眠症状。李教授指出徐长卿一药有明显抗焦虑之效能。患者平素情志不畅，以致肝失条达，相火妄动，难以有序疏通全身气机，且肝属木而脾属土，肝郁日久，横犯脾土，致脾胃失健、气血生化乏源，心血不充、心失濡养遂而病发。《景岳全书》云："血虚则无以养心，心虚则神不守舍"，故处方以徐长卿为君，使心神得守，神安则寐；臣以柴胡疏肝解郁以条达肝气；且又因肝体阴而用阳，故用当归、白芍养血活血以柔其肝；以茯苓、白术健脾以祛湿浊。诸药相伍，以治其本。且脾虚难以运化水湿，致水湿内停，日久酿生痰浊，故用半夏、陈皮、茯苓取二陈汤之义祛痰以治其标。是方标本兼顾，故可效如桴鼓。李长生教授认为徐长卿一味作为失眠症之专药施用，在临床中不必拘泥于证型，辄能获效。

三 脾胃系病证

胃脘痛

医案一

患者：宋某，男，59岁，2019年9月6日初诊。

主诉：反复胃脘部胀满、隐痛不适1年，加重20天。

现病史：患者1年前无明显原因出现胃脘部隐痛不适，喜温喜按，嘈杂反酸，伴纳差，乏力，口苦口臭，二便调。当地医院行胃镜及病理检查示"慢性萎缩性胃炎伴糜烂，轻度肠上皮化生"。具体治疗不详，效果欠佳，近20天上述上症加重。现主症：

胃脘部胀满，隐痛不适，疼痛隐隐，喜温喜按，嘈杂反酸，面色萎黄，乏力，口苦、口臭，纳差，眠浅易醒，二便调。舌质淡红、苔黄白相兼，脉弦细。

西医诊断：慢性萎缩性胃炎伴糜烂。

中医诊断：胃脘痛（脾胃不和，寒热错杂）。

治法：辛开苦降，平调寒热。

方药：半夏泻心汤加减。半夏9g，黄芩10g，黄连6g，干姜6g，党参15g，生黄芪15g，蒲公英15g，白芷10g，甘松10g，砂仁6g，白豆蔻6g，炒麦芽30g，炒谷芽30g，浙贝母10g，刺猬皮10g，生甘草6g。7剂，水煎服，每日1剂。

二诊：2019年9月13日。服药后上症明显缓解，以上方为主随症加减治疗4个月后，复查胃镜及病理示慢性浅表性胃炎。患者未诉特殊不适，随访1年未见复发。

按语：慢性萎缩性胃炎以胃黏膜固有腺体萎缩，胃酸分泌减少，或伴有肠上皮化生或假幽门腺化生为病理特点，以上腹部疼痛、胀满、嗳气、纳呆、日久则消瘦、乏力为主要表现，属中医"胃脘痛""痞证""嘈杂"等范畴。本病多属本虚标实，虚实夹杂，脾虚、阳虚为本，气滞、湿阻、郁热、瘀血为标，治疗宜补虚泄实、补泄结合的原则。本案患者长期饮食不节、饥饱失常，伤及脾胃，脾湿运化失职，食滞不化，湿浊内生，胃气失降，不能受纳腐熟，则见胃脘隐痛，喜温喜按，嘈杂纳差反酸，脾胃虚弱，气血不足，气血不荣，则见面色萎黄，筋肉失养，则见乏力。脾虚日久，气运不行，气郁化火，虚火内炽，循经上炎，则见口苦、口臭。舌质淡红，苔黄白相兼，脉弦细为脾胃虚弱、寒热错杂之象，治当辛开苦降，平调寒热，补虚泄实。半夏泻心汤具有寒热并用，辛开苦降，补泄兼施，故用之加减。方中蒲公英苦、甘、寒，清热利湿解毒，消痈散结，《本草新编》谓："蒲公英亦泻胃火之药，但其气甚平，既能泻火，又不损土，可以长服久服；甘松辛、甘、温，归脾胃经，理气止痛，开郁醒脾，两药合用，清热解毒，理脾止痛，标本同治。"又《临证指南医案·胃脘痛》曰："胃痛久而屡发，必有凝痰聚瘀。"方中刺猬皮味苦，性平，主归胃、大肠经，具有化瘀止痛、收敛止血之功，《本草经疏》曰："猬皮治大肠湿热血热为病……皆下焦湿热邪气留结所致，辛以散之，苦以泄之，故主之也。"浙贝母味苦，性寒，《本经逢原》曰："浙贝者，治……一切痈疡……皆取其开郁散结化痰解毒之功也。"《本草正义》说："象贝母味苦而性寒，然含有辛散之气，故能除热，能泄降，又能散结。"两药合用于此病证，甚是合拍。砂仁、白豆蔻温中健脾，理气止痛，炒谷芽、炒麦芽健脾消积化食，生黄芪益气托毒，五药物合用，以复脾胃健运受纳之功。

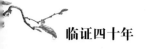

医案二

患者：张某某，女，69岁，2018年9月3日初诊。

主诉：胃痛3年余。

现病史：患者3年前无明显原因出现进食后胃脘胀痛，呈阵发性，持续半小时后可自行缓解，行钡餐示"胃下垂，胃炎"；胃镜示"慢性萎缩性胃炎伴中度肠上皮化生"。间断服抑酸护胃、促进胃蠕动等药物治疗效果差。现症见：胃脘部疼痛，餐后症状明显，饮食食欲差，情绪低落，心悸，口干，多梦，大便干，2~3日1行，小便可。舌淡红苔白，脉沉。

西医诊断：慢性萎缩性胃炎。

中医诊断：胃脘痛（肝郁脾虚）。

治法：疏肝解郁，养血健脾。

方药：逍遥散加减。柴胡12g，当归12g，白芍20g，茯苓12g，生白术30g，薄荷12g，砂仁6g，木香6g，醋香附10g，炒枳壳12g，党参20g，甘草6g，延胡索15g，白芷10g，蛇莓10g，蛇六谷10g，黄连6g。7剂，水煎服，每日1剂。

二诊：2018年9月10日。服药后胃痛灼热减轻，心悸、口干均明显缓解，稍食生冷后饱胀加重，纳差，眠可，大便可，1~2天1行，小便可，舌苔薄白，脉沉。上方加干姜9g，继服14剂。随访半年，偶饮食不节后诱发胃痛，症状反复，嘱患者注意规律饮食，进食清淡，少食肥甘厚腻，后症状无明显反复。

按语：中医认为七情之中，肝主情志，肝气郁结，失于疏泄，横逆犯胃，胃失和降，中焦气机不利，发为胃痛或痞满，反之中焦气机升降失调，反克其所不胜，从而影响肝之疏泄。正如《临证指南医案》所述"肝木肆横，胃土必伤；胃土久伤，肝木愈横。"由此可知肝与脾胃相互影响，肝病可以传脾犯胃，脾胃病也可累及肝，故《金匮要略》曰："见肝之病，知肝传脾，当先实脾。"现代社会生活节奏加快、各方面压力增加，易导致肝气不疏，从而多形成肝郁脾虚证。本病的治疗方法当以疏肝解郁、健脾和胃为大法，按照"结则散之，虚则补之"的治疗原则，以疏肝理气健脾为基础，方选疏肝解郁、养血健脾的逍遥散，临床效果显著。

医案三

患者：徐某，女，47岁，2020年12月4日初诊。

主诉：反复胃脘胀痛2个月余。

现病史：患者无明显诱因出现胃脘胀痛2个月余，曾服用奥美拉唑、麦滋林、替普瑞酮、铝碳酸镁咀嚼片、胃苏颗粒及中药（温胆汤加减）7剂等药物治疗，胃脘痛略减，后胀痛依然反复。1周前胃镜示"慢性萎缩性胃炎伴糜烂"。现症见：胃脘胀痛，固定不移，按之痛显，进食后痛缓而作胀，食后1小时即感腹中嘈杂痛增，剧时泛呕黄色酸涎，口苦而渴，烦躁易怒，睡眠入睡困难，小便黄，大便干。舌红，苔黄腻，脉弦滑。

西医诊断：慢性萎缩性胃炎伴糜烂。

中医诊断：胃脘痛（肝胃郁热）。

治法：清肝泄热，和胃止痛。

方药：百合汤加味。百合30g，乌药15g，黄连9g，吴茱萸3g，苏叶10g、砂仁6g，竹茹15g，川楝子10g，延胡索15g，茯苓12g，半夏10g，陈皮10g，佛手9g，丹参20g，檀香3g。7剂，水煎服，每日1剂。

二诊：2020年12月11日。服药后胃胀痛大减，未作呕恶，余症皆缓。守方据症调治半个月，诸症悉平。3个月后复查胃镜示胃部未见明显糜烂。随访迄今未发。

按语：据症分析本案乃因情绪刺激、饮食不慎等原因致脾胃运化失职，湿热蕴积中焦，气机升降失常，不通则痛，又热性燔灼，故胃脘灼热疼痛；中焦脾胃气机升降失常，故脘腹痞满，进食后加重，不思饮食；肝郁化热犯胃，故见泛酸。正如《证治汇补·吞酸》曰："大凡积滞中焦，久郁成热，则木从火化，因而作酸者，酸之热也"。口苦，小便黄赤，舌质红，苔黄腻，脉弦滑乃属肝胃郁热、湿热蕴中之证。治用百合汤加味，百合甘润微寒，具清肺、润肺、降气之功能，肺气得降则诸气皆调，配以乌药一凉一温，柔中有刚，润而不滞，复合左金丸之黄连、吴茱萸泄肝和胃，脾胃枢机运转则胃痛自止。

医案四

患者：刘某，男，45岁，2020年5月15日初诊。

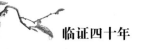

主诉：阵发性胃脘胀痛不适3个月余，加重1周。

现病史：患者诉3个月前食午餐后无明显诱因出现胃脘胀痛不适，自服"奥美拉唑胶囊20mg，1次/日"治疗，效可。近1周自觉胃脘胀痛较前加重，影响工作和睡眠，遂就诊。现症见：胃脘胀痛不适，呈阵发性，每次持续约30分钟左右，平均每日发作4~6次左右，伴恶心欲呕，餐后症状明显，晨起有痰，身体沉重乏力，纳少，眠可，大便黏腻不成形，每日2~3次，小便可。舌体胖大有齿痕，苔白略厚，脉滑。胃镜示（2020-05-15于本院）：①慢性浅表性胃炎；②Hp（-）。

西医诊断：慢性浅表性胃炎。

中医诊断：胃痛（痰湿阻胃证）。

治法：燥湿健脾，和胃降逆。

方药：二陈汤合平胃散加减。苍术15g，厚朴10g，陈皮10g，清半夏9g，茯苓30g，炒谷麦芽各20g，鸡内金20g，神曲20g，藿香12g，白蔻9g，砂仁6g，苏叶10g。7剂，水煎服，每日1剂。

二诊：2020年5月22日。服药后胃脘胀痛、恶心欲呕、晨起有痰减轻，体力转增，大便成形但仍黏腻。苔白，脉滑。上方去砂仁，继服7剂。

三诊：2020年5月29日。服药后诸症皆消，大便成形已如常人。嘱继服5月22日方7剂以巩固，1个月后电话随诊，患者自述上述情况未再发作。

按语：该患者就诊时诉平时喜食肥甘厚腻之品，且长于久坐而疏于运动，日久酿生痰湿，伤脾碍胃，运化失职，进而出现胃痛、纳少；胃失和降，胃气上逆，故见恶心欲呕；湿邪重浊黏腻，则见身体沉重乏力、大便黏腻不成形；舌体胖大有齿痕，苔白略厚，脉滑俱为痰湿犯胃之佐证。《素问·至真要大论》曰："湿淫所胜……民病饮积心痛"，最早提出痰湿所致胃痛之证，且《医学正传·胃脘痛》曾言："致病之由，多有纵恣口腹……日积月深……故胃脘疼痛"，加之现代生活水平提高、物质极大丰富，同时人们缺乏体育锻炼，因此李长生教授认为此类证型的胃痛多由饮食伤胃所致，治以平陈汤加减。平陈汤出自《病因脉治》，以平胃散和二陈汤为基础组成的一首名方，具有燥湿行气、健脾和胃之功。苍术芳香性燥，燥湿健脾；茯苓性味甘淡平，功专益心补脾，渗利水湿，两者相伍，健脾渗利，燥湿相和，使中州复常；厚朴、陈皮、苏叶味辛行散、疏利气机；半夏、藿香降逆和胃止呕；豆蔻、砂仁化湿行气、止呕止泻；甘草益气实脾，又可甘缓和中、调和诸药；炒谷芽、炒麦芽、鸡内金、神曲运脾、健胃、消食，通过消化水谷，重在减轻脾胃负担，使脾胃逐步恢复运化功能，全方标本同治，故能取效于临床。

医案五

患者：魏某，男，51岁，2020年4月17日初诊。

主诉：胃中灼热疼痛伴反酸2个月余，加重3天。

现病史：患者诉平素嗜食辛辣之品且饮酒较多，2个月前出现胃中灼热疼痛感，并时有反酸，当时未予在意。近3天来自觉胃中灼热疼痛感、反酸较前明显，难以忍受，遂来我科就诊。现症见：胃中灼热疼痛，饮凉后觉舒，伴泛酸，渴而不多饮，口干口苦，牙痛，纳呆泛呕，失眠，大便不畅，小便色黄。舌质红，苔黄腻，脉滑数。胃镜示（2020-04-17于本院）：①慢性萎缩性胃炎伴肠上皮化生；②Hp（＋）。

西医诊断：慢性萎缩性胃炎伴肠上皮化生，幽门螺旋杆菌感染。

中医诊断：胃脘痛（脾胃湿热证）。

治法：清热化湿，理气和中。

方药：温胆汤合左金丸加减。清半夏9g，茯苓20g，枳实10g，竹茹12g，黄连9g，吴茱萸2g，煅瓦楞30g，蒲公英30g，败酱草20g，蛇莓15g，蛇六谷15g，苍术10g，厚朴10g，苏叶10g，白芷10g，炙甘草6g。7剂，水煎服，每日1剂。

二诊：2020年4月24日。胃中灼热疼痛感、纳呆泛呕症减，反酸、牙痛愈，睡眠好转，舌质淡红，苔黄，脉弦滑。上方去黄连、吴茱萸、煅瓦楞，加炒谷麦芽各20g，继服7剂。

三诊：2020年5月1日。7剂后胃中灼热疼痛感、纳呆泛呕症消，二便如常，苔薄白，脉弦滑。嘱4月24日处方继服7剂以巩固疗效，1个月后随访，患诉上述症状亦未再犯，嘱患者清淡饮食，以防复发。

按语：张景岳《景岳全书》云："恣意饮酒、生冷、肥甘……耗损胃气"，《寿世保元》亦有"纵恣口腹，喜好辛辣……故胃痛"之说，该患者平素嗜食辛辣炙煿之品且饮酒较多，久之刺激脾胃，脾胃运化功能失司，聚湿生痰，痰湿内蕴，蕴而化热，痰热郁于脾胃，气机升降失职，故见胃中灼热疼痛、纳呆，阻胆分泌、逆行入胃，上泛于口则见口苦之象；胃腑失于通降，胃气上逆，则见恶心欲呕、反酸；机体津液充足，脾胃运化失职，津液无以上乘，故见口干、渴不多饮；《内经》言："胃足阳明之脉，起于鼻……入上齿中"，湿热循经上扰，故见牙痛；湿热下注大肠，大肠传导失司，故见大便不畅；痰热扰心则见失眠。对于痰热中阻所致胃痛者，李长生教授临床多处以温胆汤合左金丸加减治疗。温胆汤最早见于《外台秘要》，具有理气化痰、和胃利

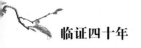

胆之功效，主治胆胃不和、痰热内扰证，左金丸出自《丹溪心法》，功专清肝泻火、开痞散结，主治肝火犯胃证。李长生教授熟读经典，博古通今，经多年临床经验总结，认为临证施用两方不必拘泥于证型，凡病因以痰热内蕴所致者，皆可应用温胆汤治疗而获奇效，且李教授认为左金丸作用病位不在肝而在胃，正如《谦斋医学讲稿》中所言："方中黄连入心，吴茱萸入肝……肝火证很少用温药反佐……主要作用应在于胃。黄连本能苦降和胃，吴茱萸亦散胃气郁结"，即临床倘若见反酸兼有痰湿之象者，皆可施于组方之中而功效倍增。温胆汤以二陈汤为基础方，清半夏、陈皮、茯苓、炙甘草燥湿化痰、理气止痛；枳实理气化痰以复胃腑通降之性；竹茹可清化痰热，与半夏共用以增止呕之效；黄连、吴茱萸、煅瓦楞制酸止痛，辛开苦泻，助泻胃中湿热；加入苍术、厚朴、白芷、苏叶可使燥湿行气之力更强；蒲公英、败酱草可清胃中郁热，同时现代药理研究表明二药具有消炎、杀灭幽门螺旋杆菌之功效；蛇莓、蛇六谷为李教授治疗萎缩性胃炎、肠上皮化生等胃炎癌前病变之经验对药，无论寒热虚实皆可用之，用量为10～15g，对于阻止胃炎癌前病变进展以及向愈具有较好疗效。

医案六

患者：李某，女，66岁，2020年5月15日初诊。

主诉：胃脘胀痛反复发作1个月余，加重3天。

现病史：患者诉1个月前无明显诱因出现胃脘部胀痛不适，自己按摩胃脘部觉舒，但近1个月以来仍反复发作。3天前因食用牛肉后自觉胃脘部胀痛较前加重，遂就诊于我科。现症见：胃脘胀痛反复发作，持续时间较长，每次约持续2小时左右，矢气、嗳气觉舒，伴稍食多即胃胀，眠可，二便调，舌质淡，苔薄白，脉沉细。胃镜示（2020-05-15于本院）：慢性非萎缩性胃炎。

西医诊断：慢性浅表性胃炎。

中医诊断：胃痛（气虚痰阻证）。

治法：益气化痰，理气止痛。

方药：香砂六君子汤加减。党参30g，茯苓30g，炒白术20g，炙甘草6g，清半夏9g，陈皮9g，木香6g，砂仁6g，苏叶10g，白芷12g，炒谷麦芽各20g，鸡内金15g，花椒2g，厚朴10g。7剂，水煎服，每日1剂。

二诊：2020年5月22日。胃脘胀未减轻，痛减轻，舌质淡，苔薄白，脉沉细。上方去陈皮，加佛手10g、柴胡10g、枳实10g、白芍15g，改厚朴为12g，7剂，水煎服，每日

1剂，分两次温服。

三诊：2020年5月29日。胃脘胀痛感皆消，但稍食多会有轻微胃胀，舌质淡，苔薄白，脉沉细。处方：党参20g，茯苓20g，炒白术20g，炙甘草6g，苏叶10g，白芷10g，炒谷麦芽各20g，鸡内金10g，焦神曲10g。7剂，水煎服，每日1剂，分两次温服。服上方7剂后患者诉身体已无明显不适，继服7剂巩固。3个月后随诊，病情未在复发。

按语：该患者为老年女性，且就诊时身体瘦弱，年老体虚，脾胃运化功能失司，水谷日久不化，聚湿生痰，痰阻气滞，不通则痛，遂而病发。《杂病源流犀烛·脏腑门·胃病源流》言："胃痛，邪干胃脘痛也。胃禀冲和之气，多气多血，壮者邪不能干，虚则着而为病"，因此李长生教授认为脾胃虚弱乃胃痛的一个重要的病因病机，而临床发病往往病机复杂，该患者乃脾胃虚弱为本，痰阻气滞为标，因此施以香砂六君子汤加减。香砂六君子汤出自《古今名医方论》，功效益气健脾、行气化痰，主治脾胃气虚，痰阻气滞证。《内经》言："壮者气行则愈，怯者着而为病"，李长生教授认为气的正常运行是保证机体不发病的根本，而脾胃之气的充足才能保证后天之气的充盈，因此倘若脾胃之气一有不足，则"生痰""气滞"等诸症遂起。香砂六君子汤以四君子汤为基础方，"四君子乃气分之总方也"，方中参、苓、术、草可益气健脾、调和五脏，陈皮利肺金之逆气，半夏疏脾土之湿气，木香行三焦之滞气，砂仁通脾肾之元气，四君得四辅则健脾益气之效尤甚，四辅奉四君则利上培下之力倍增；痰饮为阴邪、非阳不运，李长生教授于原方中加入白芷、花椒意在取"病痰饮者当以温药和之"之意，温化痰饮；厚朴行气止痛，鸡内金、炒谷芽、炒麦芽可健胃消食、减轻脾胃负担，诸药共用，标本兼顾，补泻同施，效如桴鼓。

胃痞

医案

患者：王某，女，61岁，2020年7月12日初诊。

主诉：食欲不振、餐后胃胀满1年。

现病史：患者自述1年前退休后，情绪低落，郁郁寡欢，渐觉餐后胃胀，伴失眠，乏力，偶有口干口苦、两侧胁肋部隐痛，大便干、量少、排便困难，小便正常，近半

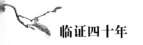

年体重下降约9kg。舌淡苔白，脉缓。

辅助检查：Hp（−）；胃镜检查示慢性萎缩性胃炎伴急性发作、胃息肉。

西医诊断：慢性萎缩性胃炎伴急性发作，胃息肉。

中医诊断：痞满（脾虚气滞证）。

治法：益气健脾，行气疏肝。

方药：香砂六君子汤合百合乌药汤加味。党参15g，半夏10g，白术15g，大腹皮10g，茯苓30g，砂仁9g（后下），陈皮15g，厚朴12g，木香6g，枳实15g，百合30g，乌药9g，生地15g。7剂，水煎服，每日1剂。

二诊：2020年7月19日。1周后复诊，腹胀、食欲不振等诸症明显好转，情绪仍时低落，寐差，入睡困难，原方去大腹皮，加合欢皮20g、远志9g，7剂，用法同前。

三诊：2020年7月26日。患者自述诸症悉除，饮食食欲正常，体重较前增加，嘱继服上方7剂以巩固疗效。

按语：《证治汇补》曰："郁病虽多，皆因气不周流，法当顺气为先……至于降火、化痰、消积，犹当分多少治之。"本案患者乃属久思伤脾，脾气受损以致运化不利，进而导致上述症状的产生，属痞满病中的"虚痞"范畴。故此，治当益气健脾、行气宽中。现代研究表明，香砂六子君汤加减能够提高患者的胃动素、胃泌素水平，促进胃肠蠕动。在香砂六子君汤益气健脾的基础上，加厚朴、枳实、大腹皮等行气宽中、消导之品，不仅加强了本方行气作用，对于胃肠积滞也有很好的功效。百合、乌药、合欢花、远志，抗焦虑、解郁安神，可改善睡眠。纵观本方，益气、行气并重，疏肝、健脾并举，做到补益而不壅滞，行气而不伤正。

吐酸

医案

患者：焦某，女，64岁，2021年1月14日初诊。

主诉：反酸伴上腹隐痛3个月余。

现病史：患者平素喜辛辣油腻之品，自诉3个月前因进食糯米类及甜食后出现反酸，伴有剑突下隐痛，胃镜示"反流性食管炎，慢性浅表性胃炎"。现症见：反酸，进食流质及甜食时明显，稍有剑突下隐痛，上午10～11点发作频繁，无嗳气、恶心呕吐，无口干口苦，大便1～2次/日，质溏，色黄，尿频，纳食可，夜寐安。舌质淡红，苔黄腻，脉浮弦略滑。

西医诊断：反流性食管炎，慢性浅表性胃炎。

中医诊断：吐酸（气郁痰阻证）。

治法：开郁化痰，降气和胃。

方药：旋覆代赭汤加减。旋覆花10g（包煎），代赭石15g，生姜10g，半夏10g，茯苓15g，陈皮10g，乌贼骨30g，浙贝母10g，枇杷叶10g，炙甘草6g。7剂，水煎服，每日1剂。嘱用药期间清淡饮食，注意生活调护。

二诊：2021年1月21日。服药后症状明显好转，现无反酸，剑突下未见明显疼痛，咽部稍有堵塞感，舌质淡红，苔薄黄，脉弦细。效不更方，继续上方进行加减，加党参10g、白术10g。7剂，用法同前。

三诊：2021年1月28日。患者咽部堵塞感明显减轻，无剑突下疼痛、反酸、嗳气、咳嗽、口干口苦等明显不适。舌质淡红，苔薄黄，脉弦细。继续服用二诊方药7剂，随诊半年，症状未再发。

按语：患者平素喜辛辣甜腻之品，湿浊痰饮内生，运化失常，损伤脾胃，胃气不和，气机上逆，故见反酸、剑突下隐痛，湿浊痰饮不化，故大便质溏，结合舌脉象，为气郁痰阻证，旋覆花下气消痰，代赭石善重镇降逆，生姜宣散水气以助祛痰，浙贝母、苏子、紫菀开宣肺气，降气消痰，枇杷叶清降肺气，使气机调畅，半夏祛痰散结，降逆和胃，茯苓、炙甘草益气健脾，乌贼骨制酸止痛，陈皮、厚朴燥湿化痰，二诊时患者症状明显好转，苔由厚转薄，脉弦细，加用党参、白术，与茯苓、甘草合用益气健脾和胃，共奏降逆化痰、益气和胃、制酸止痛之功。

便秘

医案

患者：孙某，女，74岁，2017年12月6日初诊。

主诉：大便干硬难解1个月余。

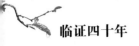

现病史：患者于1个月前无明显诱因出现大便干硬难解，自服"芦荟胶囊"治疗，大便稍有通畅，但停药如故，遂就诊。现症见：大便干硬难解，三日一行，伴便后乏力，精神疲惫，少气懒言，不欲饮食，自诉口气重。舌质淡，苔白厚，脉弱。

西医诊断：功能性便秘。

中医诊断：便秘（虚秘——气虚秘）。

治法：补气养血，润肠通便。

处方：黄芪汤合小承气汤加减。党参30g，黄芪30g，酒黄精20g，麸炒枳实12g，麸炒枳壳12g，生大黄12g，肉苁蓉20g，炒莱菔子15g，厚朴10g，火麻仁15g。3剂，水煎服，每日1剂。

二诊：2017年12月9日。自述服首剂后，大便通下一次，便后自觉食欲好转，仍体倦乏力。舌质淡，苔白厚，脉弱。于上方去大黄，加徐长卿30g，以及阿胶、山药等补虚之品改膏方常服。半年后随访，老人未见便秘，且体力转增。

按语：患者年老体虚，脾运无力，推动失权，日久饮食、痰浊积滞胃肠，腑气不通，故见便秘诸症。当以补益气血润肠为重，然患者便秘日久，为减轻痛苦首当通便，以大黄2～3剂，通便一次为宜，后去大黄以补益。徐长卿之补益在《神农本草经》早有记录，其曰："久服强悍轻身，益气延年"，李长生教授认为其补性与黄芪相似，却又非骤补之品，故日久方可见其效，乃改膏方常食。方中以党参、黄芪为君补益脾气；徐长卿作为臣药，可助党参、黄芪以补气健脾，又协枳实、枳壳、莱菔子、厚朴以行气；然脾胃与肾先后天相互资生，故配伍黄精、肉苁蓉以温补肾中之阳；火麻仁润肠通便，共奏通便之职。李教授认为，在临床中有便秘患者，因肺气不宣而致，亦可加徐长卿，然而用量不宜过大，以10～15g为宜。

积聚

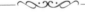

医案

患者：张某，女，65岁，2017年9月12日初诊。

主诉：胃癌根治术后1年余。

现病史：患者因"贲门恶性肿瘤"于2016年9月4日行胃癌根治术，术后病理：低分化癌，脉管可见癌栓，淋巴结8/30见转移。病理分期：ⅢB（$T_3N_3M_0$）。术后行6周期化疗。患者近来复查示腹膜后淋巴结肿大，时有泛吐酸水，乏力纳差，畏寒怕冷，二便尚调，舌苔白腻，脉细。

西医诊断：贲门恶性肿瘤。

中医诊断：积聚（脾胃虚寒证）。

治法：补气健脾，扶正祛邪。

方药：香砂六君子汤。黄芪30g，党参20g，炒白术20g，陈皮10g，半夏9g，木香6g，砂仁6g（后下），干姜6g，吴茱萸3g，茯苓20g，炙甘草3g，蛇莓10g，鸡内金10g，蛇六谷15g。30剂，水煎服，每日1剂。

二诊：2017年10月12日。病情如前，近期复查全腹部CT示：腹膜后淋巴结增大。腹部间断疼痛，苔白，脉细。前方去茯苓、吴茱萸，加乌药10g、肉桂6g继服。14剂，用法同前。

三诊：2017年10月26日。病史如前，近来病情平稳，腹部时有疼痛，大便不成形，舌苔薄白，脉细，治以初诊方加减，去干姜、茯苓、吴茱萸，加肉豆蔻9g、乌梅9g。14剂，用法同前。

四诊：2017年11月10日。时有反酸，恶心呕吐，饮食差，睡眠可，大便稀溏，小便调。舌质偏暗、边有齿印、舌苔薄，脉细。辨证为正虚邪陷，治以补气养正、化瘀解毒。调整处方：生黄芪60g，太子参15g，炒白术20g，当归10g，白芍10g，蛇莓10g，莪术10g，陈皮9g，木香6g，鸡内金10g，蜈蚣2条，炙甘草6g，白花蛇舌草30g。14剂，用法同前。

五诊：2017年11月25日。病史同前，症情平稳，未诉明显不适，前方加炒谷麦芽各15g、茯苓15g。30剂，用法同前。

患者坚持随诊至今，长期服用中药调理，乏力、疲劳明显改善，食欲渐复，反酸、恶心等不适较前好转。后多次复查腹膜后淋巴结较前片未见明显增大，至今症情平稳，规律复查未见其他复发转移，评价肿瘤稳定。

按语：患者胃癌根治术后1年，术后病理偏中晚期，复查示腹膜后淋巴结转移，且经术后多次化疗，乏力纳差明显，怕冷，时有泛吐酸水，二便尚调，舌淡红、苔白腻，脉细，辨证为脾胃虚寒、正虚毒结。因患者多次化疗，正气虚损，先以香砂六君子汤加减扶助正气，方中黄芪、党参、白术、茯苓健脾益气、扶正抗癌；木香、砂仁理气和胃；干姜、吴茱萸温中散寒；半夏、陈皮健脾化湿，散结消痞；石见穿、蛇莓、蛇六谷抗癌解毒；鸡内金消食健脾，炙甘草气血双补，调和诸药。全方重在补虚

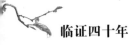

温中，益气扶正，此理念贯穿于后续半年随诊加减，待正气渐充，方行化瘀攻邪之法。四诊患者复查CEA升高，但阳虚较前明显改善，时有反酸呕恶，舌质暗，边有齿印，脉细，辨证属正虚邪陷，癌毒复燃，治当化瘀解毒，补气养正。方中黄芪用量独重，力在养血补气，扶正抗癌；莪术活血化瘀，抗癌解毒；辅以太子参、白术健脾益气，助芪扶正；当归、白芍、陈皮、木香补血理气行血；白花蛇舌草、蜈蚣清热解毒、散结消肿；全方在扶正基础上，化瘀解毒祛邪，其中莪术与黄芪的搭配最能体现；权衡扶正与祛邪，最为精妙。五诊患者服药1个月后症状即改善，病情平稳。上方巩固继进，加茯苓、谷麦芽健脾消食，改善患者食欲，增加水谷摄入，气血生化有源。经过坚持服用，病情平稳，患者多次复查转移灶均未有进一步发展，提高了生活质量，遏制了肿瘤的复发转移。

四 肺系病证

咳嗽

医案一

患者：蹇某，男，31岁，2020年8月22日初诊。

主诉：阵发性咳嗽1个月余。

现病史：患者于1个月前因熬夜学习、劳累后受凉出现咳嗽、咳少量黄色黏痰，伴发热，体温最高38.7℃，自服感冒冲剂2日，汗出，发热渐退，其后咳嗽，呈阵发，有白色黏痰，先后予中西药物治疗近1个月，中药先后应用清热化痰、润肺止咳等多种中药配伍，并应用口服抗生素，患者仍阵发剧烈咳嗽，咳痰困难，并至咽喉充血疼痛，为进一步治疗于我院门诊就诊。现症见：阵发剧烈咳嗽，不易咳痰，每于晨起、晚间咳嗽明显，咽痒、咽干、咽痛，夜间不能入睡，多于凌晨4~5时入睡，每日睡眠5小时左右，饮食食欲一般，大便秘结，小便正常。舌质红，边尖红甚，苔少，脉弦细。

西医诊断：急性支气管炎。

中医诊断：咳嗽（肺阴亏虚证）。

治法：滋阴润肺，化痰止咳。

方药：一贯煎合当归芍地黄汤加减。当归12g，生地15g，熟地15g，白芍18g，沙参18g，麦冬15g，百合12g，玄参12g，桔梗12g，桑白皮18g，地骨皮15g，浙贝母12g。5剂，水煎服，每日1剂。用药期间注意作息，避免熬夜劳累。

二诊：2020年8月27日。患者服药后，咳嗽明显减轻，阵咳轻，发作少，睡眠好转，继服5剂而愈。

按语： "肺为气之主，诸气上逆于肺，则呛而咳，是咳嗽不止于肺亦不离乎肺也。"肝与肺关系密切，其联系主要体现在三个方面：一是肝与肺通过经脉相连，肝之经脉，上入膈胸膜，分布胁肋，并注于肺，因此肝脏有病可累及于肺。二是在气机调节方面，肺主一身之气；而肝为气之枢。肺主肃降而肝主升发，阴阳升降，协调运转，共同维持着人体气机的功能正常，乃人体气机升降之枢纽。三是从五行关系看，肝属木、肺属金，在正常情况下，肺气主降，有制约调节肝气的升发作用，即金克木。在病理情况下，肝火亢盛，木火乘金而伤及肺脏，形成"木火刑金"证。肝、肺二脏在生理上相互联系，在病理上相互影响。肝咳，即因于肝，关乎肺。若情志抑郁，肝气郁结，木失条达，以致肺气失宣，宣肃无权，而致咳嗽。或肝气升发太过，木火太盛，升腾无制，导致肺降失职，肺气不降发为咳逆。久郁化火，循经上行，木火刑金，清肃之令不行，气机上逆亦可致咳嗽。该例患者其为肝咳，因其长期熬夜，耗伤肝阴，外感咳嗽后，仍熬夜劳累，不得恢复，遂给予中药调肝滋阴，润肺止咳，安神助眠。

医案二

患者：谭某，男，54岁，2017年2月15日初诊。

主诉：咳嗽伴胸闷憋气1个月余。

现病史：患者于1个月前受凉后出现声音嘶哑疼痛，其后咳嗽，为干咳无痰，自觉发作时如有气从腹部突然上冲胸中，遂即咳嗽不止，不能控制，伴胸闷气短，受凉时咳嗽更重，无咽痒。饮食正常，寐差，大便干，小便正常。舌淡红，脉沉。

既往史：既往冠心病、慢性心力衰竭病史多年。

西医诊断：咳嗽，慢性心力衰竭。

中医诊断：咳嗽（水饮凌心证）。

治法：温阳化气，利水降冲。

方药：苓桂术甘汤加减。桂枝20g，生白术20g，茯苓45g，炙甘草15g，泽泻10g，车前子9g，人参6g，黄芪12g，杏仁12g，前胡15g，葶苈子18g，桑白皮15g。7剂，水煎服，每日1剂。

二诊：2017年2月24日。患者诉服药3剂后症状开始减轻，复诊时咳嗽已好转多半，原方继服4剂而愈。

按语： 心咳总的病机为"气虚血瘀，水气上逆，肺失宣肃"，病位主要在心、肺、肾三脏，涉及"气、血、水"三者失调。"气为血之帅，血为气之母""血不利则为水""气、血、水"在心咳病机发生中总是相互关联、相互转化。"气、血、水"在心咳病机发展顺序多以"心气亏虚"为起点，气虚日久及阳，发为心阳不振，心推动、温煦无权，引起血行不畅，血不利则为水，水停则气阻，最终导致肺气不利，宣发肃降失常。治应温阳化气，利水降冲。

医案三

患者：刘某，男，58岁。2018年11月13日初诊。

主诉：重型颅脑损伤3个月，咳嗽咳痰半个月。

现病史：患者摔倒致头外伤昏迷3个月余，由我院内科ICU转入治疗，既往有40余年吸烟史。现症见：意识不清，GCS评分5分，气管切开，留置胃管、气管套管，低热（体温37.4℃），咳声低沉，咳痰无力，痰稀白易咳，呈泡沫状，呼吸气促，每日稀便10多次。舌色淡白，唇色发绀，舌质瘀点瘀斑，舌体胖大、边有齿痕，舌苔白腻，脉细无力。

辅助检查：住院期间多次痰细菌培养出铜绿假单胞菌、肺炎克雷白杆菌、大肠埃希菌、鲍曼不动杆菌等，一直按药敏给予抗菌药物治疗，但肺部感染症状体征未见好转。转入时血常规：白细胞11.8×10^9/L，中性粒细胞4.89×10^9/L。颅脑CT：弥漫性白质密度减低，脑萎缩。胸部CT：两肺炎症并右胸腔积液。

西医诊断：弥漫性轴索损伤(重型)；双肺肺炎。

中医诊断：咳嗽（肺脾气虚，痰凝血瘀证）。

治法：补肺健脾，化痰平喘，活血通脉。

方药：香砂六君子加减。木香10g，砂仁10g，白术30g，茯苓15g，党参20g，半夏10g，陈皮10g，薏苡仁30g，桔梗10g，神曲15g，杏仁10g，当归10g，丹参15g，甘草10g。7剂，每日1剂，水煎鼻饲。配合西医予营养脑细胞、促醒等常规治疗。

二诊：2018年11月20日。服药后排痰较前增多，咳痰有力，无气促，大便次数减少，汗出较多，舌淡苔白，脉弱，患者肺脾气虚仍重，肺卫不固，上方加黄芪30g，10剂，用法同前。

三诊：2018年11月30日。患者咳嗽、咳痰明显减少，大便正常，舌质淡红，瘀斑减少，昏迷程度改善，复查胸部CT示两肺炎症较前吸收，右侧胸腔积液明显减少。

按语：患者病程迁延、肺气耗损太过、脾气受损、运化失职、痰湿内生，长期积累导致气血生化匮乏，主要病变部位为肺脾，发病机制在于肺脾气虚。治疗以补肺健脾、止咳化痰平喘为主，加味香砂六君子汤，所用药物包括白术、党参、茯苓、半夏、木香、砂仁、陈皮、甘草等，药物功效为补中益气、和胃健脾、化痰燥湿，不仅效果确切，而且药性平和。

喘证

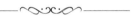

医案

患者：李某，女，53岁，2018年11月17日初诊。

主诉：憋喘、咳嗽3天余。

现病史：患者于3天前因夜间受寒，次日出现发热，体温最高39.0℃，咳嗽喘憋，喉中哮鸣，胸满气促，咽痛，恶寒，偶有寒战，头身酸痛，无汗，在家曾自服感冒清热颗粒、散利痛等药物可暂时退热，过后反复发热，饮食差，睡眠一般，二便正常。舌质淡红，苔薄白，脉紧数。

西医诊断：喘息性支气管炎。

中医诊断：喘证（风寒闭肺）。

治法：散寒解表，宣肺平喘。

方药：麻黄汤加减。炙麻黄5g，桂枝9g，白芍9g，荆芥9g，防风9g，蝉蜕9g，杏仁9g，板蓝根20g，徐长卿9g，紫草9g，细辛3g，石膏30g，牛蒡子12g，厚朴9g，枳实9g，川贝母3g，葛根20g，柴胡12g，郁金9g，黄芩9g，甘草6g。3剂，水煎服，每日1剂。

二诊：2018年11月19日。患者服药2剂后复诊，寒战恶寒、头身疼痛明显好转，发

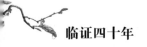

热已退，喘息哮鸣减轻，呼吸平缓，有汗，咽痒，咳嗽，咳少量白痰。舌淡红，苔薄白，脉缓。查体体温36.6℃，肺部听诊未闻及干湿性啰音。考虑患者素体虚弱，为巩固疗效。调整上方去麻黄、石膏、黄芩、紫草、板蓝根，改徐长卿15g，加桔梗10g，继服3剂。1周后随诊，患者自觉体力好，诸症已愈，未再服药。

按语： 喘证是指由于外感或内伤，导致肺失宣降、肺气上逆或气无所主，肾失摄纳，以致呼吸困难，甚则张口抬肩、鼻翼翕动、不能平卧等为主要临床特征的一种病证。严重者可由喘致脱出现喘脱之危重证候。病理性质有虚实两类。实喘在肺，为外邪、痰浊、肝郁气逆，肺壅邪气而宣降不利；虚喘当责之肺、肾两脏，因精气不足，气阴亏耗而致肺不主气，肾不纳气。故喘病的基本病机是气机的升降出纳失常。该患者因外感风寒，内舍于肺，寒邪闭肺，肺气上逆而致喘憋，应用麻黄汤加味，若寒饮内伏，复感外寒引发者，可用小青龙汤解表饮，止咳平喘；表寒里热证明显者，可用麻杏石甘汤宣肺泄热，止咳平喘。

肺炎发热

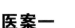

医案一

患者：刘某，男，44岁，2021年2月25日初诊。

主诉：脑出血术后昏迷42天，高热、痰多2周。

现病史：患者现气管切开，气管套管、留置胃管、尿管，高热，体温最高38.9℃，咳嗽、咳痰黄稠，呼吸急促，右侧肢体瘫痪，尿色黄，大便干燥。面色暗红，舌质暗红苔黄，脉滑数。应用多种抗生素未见效。

辅助检查：痰细菌培养提示多重耐药菌；胸部CT示双肺炎症。

西医诊断：大面积脑出血术后，肺炎。

中医诊断：发热（痰热瘀阻证）。

治法：清热化痰，化瘀通腑。

方药：清热化痰方加减。金银花30g，鱼腥草30g，半夏10g，瓜蒌15g，薏苡仁30g，桃仁10g，芦根15g，浙贝母10g，大黄10g，红花10g，石膏30g，地龙10g。5剂，水煎服，每日1剂，鼻饲服药，配合西医促醒、营养脑细胞、雾化吸入化痰等常规治疗。

二诊：2021年3月1日。服药5剂后患者体温下降至37.5℃，呼吸平稳，咳嗽、咳痰减少，大便通畅，烦躁减少，舌红苔少，脉数。复查血常规：白细胞11.51×10⁹/L，血红蛋白109.30g/L，中性粒细胞10.19×10⁹/L。中药上方去石膏，加玄参15g、麦冬15g、石菖蒲15g，再服7剂，用法同前。

三诊：2021年3月8日。复查血常规正常，胸部CT提示两肺炎症较前吸收好转，痰培养为咽部正常菌群。患者体温正常，呼吸平顺，痰少色白。

按语：中风患者由于在疾病治疗过程中长期卧床状态，从而坠积性肺炎，尤其是老年患者，在长期的卧床下，会导致身体各器官系统出现功能衰竭，咳嗽反射减弱，痰多不容易咳嗽出来，痰液会随着重力流向中小气管，临床症状主要表现为呼吸困难、发热、咳嗽及咳痰等，两种疾病若同时产生，在一定程度上加重了病情，对生命安全造成了极大的威胁。该患者中药以通腑气、散痰热为原则组方，能够将阻滞在胃肠中的痰热积滞有效清除，纠正气血逆乱，促进患者康复。

医案二

患者：李某，男，65岁，2017年4月2日初诊。

主诉：肢体活动失灵、失语35天，反复发热20天。

症见：患者于40天前大面积脑梗死后持续昏迷状态，昏睡不醒，GCS评分4分，气管切开，留置胃管、气管套管、尿管；20天前患者出现反复发热（体温37.8～38.3℃），咳嗽，痰稀白易咳，大便溏烂、黏腻不爽。皮肤色黄，舌质淡红苔白腻，脉濡滑。

辅助检查：痰细菌培养为铜绿假单胞菌，痰真菌培养为白色念珠菌。血常规示白细胞7.25×10⁹/L。胸部CT示两肺坠积性炎症并少量胸腔积液。

西医诊断：大面积脑梗死，双肺肺炎。

中医诊断：发热（痰湿阻肺证）。

治法：燥湿化痰，健脾利湿，清热退黄。

方药：二陈汤合藿朴夏苓汤加减。陈皮10g，半夏10g，杏仁10g，茯苓15g，藿香10g，厚朴10g，薏苡仁30g，白术15g，石菖蒲15g，桔梗10g，白蔻仁15g，茵陈蒿15g，车前子10g。10剂，水煎服，每日1剂，鼻饲服药。配合西医予营养脑细胞、促醒、护肝等常规治疗。

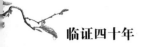

二诊：2017年4月12日。服药后患者体温逐渐正常，咳嗽、咳痰明显减少，大便成形，痰细菌、真菌培养未见异常，肝功能好转，胸部CT示两肺炎症较前吸收，两侧胸腔积液吸收。

按语：中医学根据肺炎的证候特征，将其归属于"咳嗽""风温肺热""喘证"等范畴。中医以整体观念为基础，通过辨证论治对坠积性肺炎、中风卧床后肺炎进行治疗，常能取得较好的疗效，长期卧床，脏腑功能衰退，正气亏虚，若此时不慎感受外邪，卫气不足以抵御，使之从口鼻皮毛而入，肺先受之。肺通调水道功能失司，不能布津，则聚津生痰；脾主运化，脾气虚弱则无以运化水液，加剧了痰饮生成。因此，在治疗痰湿阻肺证时，需结合患者的病理生理特点，在燥湿化痰的同时，兼以宣降肺气、健脾温肾、活血化瘀，方用二陈汤合藿朴夏苓汤，常取得显著疗效。

鼻鼽

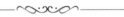

医案

患者：孔某，男，13岁，2018年2月5日初诊。

主诉：鼻塞、流涕反复发作3年余，加重1天。

现病史：患者于3年前外感后出现鼻塞、流涕，因未及时诊治，每年春、秋季节则发病数次。1天前因受风后出现鼻塞、流涕，较以前为重，影响学习，故就诊。现症见：鼻塞声重，流清涕、量少，无怕冷发热，伴平素易感冒，纳眠可，二便调。舌红苔白，脉沉细。

西医诊断：过敏性鼻炎。

中医诊断：鼻鼽（肺脾气虚证）。

治法：补脾益肺，解表除邪。

处方：玉屏风散加减。黄芪15g，麸炒白术12g，防风10g，徐长卿20g，北柴胡10g，黄芩10g，荆芥10g，广藿香10g，紫苏叶10g，白芷10g，牡丹皮10g，桔梗10g，甘草3g。7剂，水煎服，每日1剂。

二诊：2018年2月12日。鼻塞症减，无流涕。考虑此病迁延难愈，故嘱其守方继服1个月。1个月后微信回访，患者已无明显鼻塞、流涕之症，平素学习已无影响。

按语：过敏性鼻炎属中医"鼻鼽"范围，患者年幼且平素易感冒，可知其素体气虚，过敏性鼻炎频发，且每因外感而引动，经言"正气存内，邪不可干"，故当以补益脾肺之气为要，正气盛自可祛邪，兼以疏解外邪，以治其标。方取玉屏风散补益肺脾以治其本；佐以徐长卿引药入鼻，现代药理研究表明，徐长卿具有消炎解毒、抗过敏功效。李长生教授认为其不仅可以有效抑制过敏介质，而且可以缓解鼻甲肿大的症状及消灭鼻腔分泌物中的炎性因子；配伍藿香、白芷、苏叶以芳香开窍；牡丹皮凉血散瘀以消肿；桔梗一则作为舟楫之药，载药上行，二则可入肺以开宣肺气；又因鼻鼽之反复发作、休作有时的特点与少阳病类似，故用柴胡、黄芩以和解少阳。全方以宣肺、解毒、开窍、散瘀并举，治标求本，配伍周密。徐长卿一味，为鼻炎常用之药，以其辛温有解表之能，并专有通鼻窍之功故用之，是方标本兼治，徐图正复，可冀痊愈。

五　妇科病证

痛经

医案

患者：王某，女，25岁，未婚，2019年12月10日初诊。

主诉：经行腹痛2年。

现病史：患者平素月经周期为28天，经期为5天，量可，色暗，有血块，经行腹痛，经期第一天尤甚，痛甚腹泻、呕吐，需卧床休息，喜暖，得热和血块排出时痛减，平素畏寒，手足欠温，饮食睡眠可，时有便溏，小便正常。舌质暗，苔白，脉沉细尺脉弱。否认性生活史，末次月经2019年11月15日。子宫及双附件彩超未见异常。

西医诊断：原发性痛经。

中医诊断：痛经（寒凝血瘀证）。

治法：温经散寒，化瘀止痛。

方药：少腹逐瘀汤加减。干姜15g，肉桂6g，川牛膝20g，香附20g，川芎15g，延

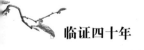

胡索15g，益母草15g，巴戟天15g，当归15g，赤芍15g，蒲黄15g，茯苓15g，甘草9g。7剂，水煎服，每日1剂。

二诊：2019年12月18日。末次月经时间为12月12日。服药后经行腹痛明显好转，经色渐红，血块减少，偶有轻微恶心、腹泻，但仍便溏，畏寒症状有所缓解。查舌质暗，苔薄白，脉沉。予右归丸加减。处方：熟地黄15g，肉桂10g，菟丝子15g，鹿角胶9g，枸杞子9g，淫羊藿15g，鸡血藤10g，当归10g，杜仲10g，川芎9g，黄精10g，石斛10g，山药10g，白扁豆10g，甘草9g。14剂，用法同前。

三诊：2020年1月15日。末次月经时间为1月8日，经行腹痛基本消失，色红，血块及腹泻症状均消失，稍有便溏。舌淡苔薄白，脉沉。予二诊方减黄精、石斛，7剂，经前1周服用以巩固效果。此后，患者未复诊，曾电话回访告知痛经未复发。

按语：此例患者为原发性痛经，初诊时辨证为寒凝血瘀型，该患者平素手足欠温，畏寒喜暖，肾阳不足，胞宫失于温煦，冲任二脉失于温养，血得寒则凝，经血排出不畅故经行腹痛，月经色暗，有血块。肾为一身之阳，肾阳不足波及脾阳，脾阳虚弱，水湿不运，湿浊下渗大肠，因此腹泻，脾胃虚弱，经前及经期气血变化较剧，水湿之邪上犯，则见呕吐。故经前期予温经散寒，补肾健脾、化瘀止痛。经后期重在治本予右归丸平补肾阳，四物汤加减以补营血之虚。

月经不调

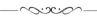

医案一

患者：刘某某，女，36岁，2019年4月10日初诊。

主诉：月经后期1年。

现病史：患者于2017年10月不慎跌倒，导致流产，清宫1次。此后经期滞后10天而行，同时伴腰背痛，少腹呈牵掣性疼痛，以左侧为甚，时感手脚发麻、畏寒等，服用温经汤合当归四逆汤加减服4剂，诸症减轻后中止治疗。2018年4月以来，月经期滞后较明显，40多天一潮，末次月经3月27日，5天干净，有血块，经期小腹及腰背部疼痛。现小腹隐痛，喜按喜暖，头晕，饮食一般，睡眠较多，大便稀溏，小便正常。面色淡白，舌淡苔薄白，脉沉迟无力。

西医诊断：月经不调。

中医诊断：月经后期（虚寒证）。

治法：温阳散寒，养血调经。

方药：大营煎加减。肉桂10g，白芍9g，当归9g，熟地15g，枸杞15g，木通9g，杜仲10g，吴茱萸10g。14剂，水煎服，每日1剂。服用时间：月经前7天服用。3个月后电话随访月经正常。

按语：本例患者因阳气不足，阴寒内盛不能化气生血、温煦胞宫所致，故见小腹隐痛喜按喜暖，经色淡量少。阳虚不能上荣，则头晕、面色淡白。舌淡苔薄白，脉沉迟无力乃阳虚不能生血，鼓动血行不力所致。治疗时以熟地、枸杞滋补肝肾而养血；当归、白芍养血活血而止痛；肉桂温中散寒，吴茱萸温中止痛。此病初发则是因流产后清宫术，伤及胞络，以致血瘀而痛。且产期寒邪直入胞宫而出现腰背、少腹痛，手脚发麻和畏寒等症。当时应辨证为"实寒证"，故用温经汤合当归四逆汤而奏效。但患者中止治疗导致阴损及阳，病程日久而表现为就诊时的"虚寒证"。因此，要注意将本病前后之证加以联系理解和鉴别。

医案二

患者：赵某，女，28岁，未婚，2019年11月13日初诊。

主诉：月经量少半年余。

现病史：患者既往月经较规律，13岁月经初潮，周期28～30天，经期5～6天，量可，色红，偶有血块，无痛经。近半年无明显诱因出现月经量明显减少，经期2天，色淡暗，时有腰酸，自述雌孕激素治疗效果不佳。末次月经（LMP）2019年10月22日—10月23日，量少，色暗，有小血块，无痛经，带下量少，神清，无四肢畏寒，有腰酸，形体中等，纳寐可，二便调。面色暗，舌暗苔薄白，脉沉尺弱。否认性生活史。2019年10月8日妇科彩超提示：子宫内膜偏薄。

西医诊断：月经不调。

中医诊断：月经过少（肾虚血瘀证）。

治法：补肾益精，活血通经。

方药：当归芍药汤加减。当归10g，白芍10g，熟地黄20g，沙苑子10g，桑寄生10g，山药20g，红花5g，益母草15g，党参10g，白术10g，甘草6g。10剂，水煎服，每日1剂。

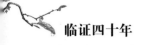

二诊：2019年11月23日。服药后腰酸有缓解，加黄芪10g、丹参10g，去桑寄生，5剂，用法同前。

三诊：2019年11月4日。自述此次月经量较前明显增多，经期5天，色偏暗红，有小血块，无痛经，无腰酸，面色淡红，舌淡红，苔薄白，脉沉细。嘱继服药3个月经周期。后随访月经的周期、量、色、质均基本正常，继服中药3个月调理。

按语：患者28岁，本当肾气盛，任通冲盛，经血满溢，月事以时下，量当适中。然近半年出现月经量明显减少，伴有腰酸、面色暗、脉沉尺弱，考虑为肾虚，有小血块、舌暗可考虑为血瘀征象，结合舌脉，病机为肾虚血瘀。方中既有养阴之熟地黄、沙苑子、白芍、山药等，又有养阳之党参、白术等，正和《景岳全书》中所述："善补阳者，必于阴中求阳，则阳得阴助而生化无穷；善补阴者，必于阳中求阴，则阴得阳生而泉源不竭"，全方起到调整阴阳趋于平衡之势。腰酸加桑寄生补肝肾，强筋骨。月经色暗，有小血块，加红花、益母草。肾虚除考虑精血不足外，尚需关注血气的物质基础，血不足则导致气不足，加党参、甘草，与白术合用，取四君子汤之意，健脾益气，以后天进一步养先天之肾。此外B超示子宫内膜偏薄，通过益气有利于阳气的升发，促进内膜增厚。二诊为经间期，治宜增加黄芪、丹参补气活血。三诊月经量明显增加，病情得到缓解，继服中药3个月调理，以恢复肾-天癸-冲任-胞宫轴的生理功能，从而进一步巩固疗效。

不孕

医案

患者：张某，女，38岁，2018年11月3日初诊。

主诉：未避孕未孕8年。

现病史：患者孕2产0，2006年人工流产（刮宫）1次，2009年因宫外孕终止妊娠，切除一侧输卵管，其后曾行1次试管婴儿失败。现症见：面色无华，畏寒肢冷，月经延后，经来小腹冷痛，量少、有血块，饮食可，睡眠正常，大便稀溏，小便调。舌淡红，舌体胖大有齿痕，苔白，脉细弱。

西医诊断：继发性不孕症。

中医诊断：不孕症（肾阳虚证）。

治法：温补肾阳，补益气血。

方药：温胞饮加减。附子（先煎）15g，巴戟天10g，熟地黄30g，炙黄芪15g，菟丝子20g，怀牛膝15g，桑寄生15g，紫河车10g，白芍15g，炒小茴香6g，炒栀子6g，鹿角胶（烊化）10g，阿胶（烊化）10g，益母草30g，芡实15g，炒白术15g，茯苓10g，川芎10g，炒王不留行10g。14剂，水煎服，日一剂。

二诊：2018年11月18日。患者自诉畏寒肢冷、小腹冷痛症状好转。调整上方附子减至10g，去小茴香，继服2个月。

三诊：2019年2月10日。就诊时告知已怀孕。遂予养血保胎之剂调养3个月。后电话随访告知剖宫产下一健康男婴。

按语： 该患者因年龄较大，且宫外孕术后、一侧输卵管切除术后、试管婴儿失败史，就诊时病机以肾阳虚为主，兼有气血不足。方中用附子、巴戟天温阳散寒，配合鹿角胶、阿胶、紫河车血肉有情之品益精补血，阴中求阳、阳中求阴。黄芪健脾益气，配伍桑寄生、怀牛膝、菟丝子补益肝肾，芡实、白术、茯苓等健脾化湿。全方共奏温补肾阳、补益气血、填精助孕之功。

带下病

医案

患者：冯某，女，38岁，2017年9月15日初诊。

主诉：带下色黄、量多1个月余，加重2天。

现病史：患者于1年前无明显诱因出现带下量多、色黄质黏稠，外阴局部灼痛或瘙痒，伴胸胁胀痛、头重昏沉，神疲乏力，纳差，尿痛，尿频，小便黄赤，大便干。舌红、苔黄腻，脉弦数。未经系统治疗。

既往史：既往细菌性阴道炎1年。查体输尿管压痛（+）。

西医诊断：阴道炎。

中医诊断：带下病（湿热下注证）。

治法：清热利湿止带。

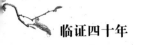
方药：止带方加减。猪苓10g，茯苓15g，泽泻10g，茵陈6g，黄柏10g，党参10g，炒山药20g，炒白术15g，柴胡6g，白芍15g，陈皮6g，生甘草12g。7剂，水煎服，每日1剂。

二诊：诸症减轻，继服药7剂。后随访带下正常。

按语：结合患者现病史及实验室相关检查，可以判断该患者病位主要在肾、肝、脾；病性为水湿和燥热，辨证为湿热下注证。患者感受湿热之邪，流注下焦，故出现尿痛，尿频，外阴痛痒，局部灼痛或瘙痒；湿热壅遏下焦，易伤于带脉，故带下量多色黄，小便黄赤。治以清热利湿为主，方中猪苓、茯苓、泽泻利水除湿；茵陈、黄柏、栀子清热泻火解毒；山药、白术益气健脾；柴胡、白芍以疏肝、养肝、柔肝而解郁逆之气，佐以陈皮和中祛湿，甘草调和诸药。

六　外科病证

肠痈

医案

患者：刘某，男，50岁，2018年7月11日初诊。

主诉：进行性右下腹疼痛伴发热3天。

现病史：患者于3天前出现进行性右下腹疼痛，伴发热，体温渐渐增高，体温最高39.2℃，曾于当地医院化验血常规：白细胞15×10^9/L，中性粒细胞百分比88%。右下腹超声波检查：包块约7cm×6cm×6cm。应用抗生素治疗未见好转。现查体温38.5℃，腹平坦，右下腹压痛、反跳痛，并触及一包块约8cm×6cm×6cm，饮食差，近2天未行大便，小便色黄，舌干，苔黄，脉洪数。

西医诊断：阑尾炎。

中医诊断：肠痈（湿热型）。

治法：清热化湿，通里攻下。

方药：大黄牡丹汤加减。生大黄5g，红藤15g，败酱草18g，蒲公英18g，生薏苡仁

30g，白花蛇舌草20g，黄柏12g，厚朴12g，冬瓜仁15g。3剂，水煎服，每日1剂。同时予以大黄磨粉，醋调后外敷包块处（麦氏点），每日3次。

二诊： 2018年7月14日。1日后患者体温下降至38.0℃，疼痛较前减轻，彩超复查脓肿包块约4cm×2cm×2cm；2天后患者体温降至36.8℃，继续服用3天后，患者体温未再波动，诸症消失，准予出院。

按语： 李长生教授指出阑尾炎是临床的常见病症，临床症状表现多样，治疗时应审慎治疗。病位在肠腑，肠腑以通为用。故在治疗阑尾炎的过程中，注重一个"通"字，通则不痛。大黄牡丹汤是治疗阑尾炎的经典方剂，出自《金匮要略·疮痈肠痈浸淫病脉证并治第十八》，有泄热破结、散结消肿之功，临床可随证加减应用，临床多加用破气行滞、清热解毒等中药，如枳实、厚朴、蒲公英、红藤、薏苡仁、夏枯草、麦冬等药物。对于体质虚弱或反复发作的慢性阑尾炎，可合用阳和汤治疗，以通滞和血、托里排脓。同时大黄磨粉外敷，疗效确切、显著。

石淋

医案

患者：郑某，女，56岁，2019年12月3日初诊。

主诉：反复右侧腰部绞痛2周。

现病史：近2周患者无明显诱因出现右侧腰部疼痛，呈绞痛，每次持续10～20分钟方能缓解，伴尿频、尿急、尿痛，纳可，寐差，大便正常。舌红，苔黄腻，脉滑。

辅助检查：肾输尿管膀胱彩超示右肾结石。

西医诊断：肾结石。

中医诊断：石淋（湿热下注证）。

治法：清热祛湿，通淋排石。

方药：三金排石汤加减。海金沙15g，金钱草30g，鸡内金30g，车前草15g，郁金10g，延胡索15g，泽泻15g，川牛膝15g。7剂，水煎服，每日1剂。嘱多喝水，勤排尿，借助跳绳等跳跃运动促进结石排出。

二诊：2020年12月10日。腰痛较前明显缓解，小腹坠胀，小便浑浊，尿频、尿

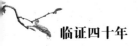

急、尿痛，尿灼热感，无肉眼血尿。舌质暗红，舌苔薄黄，脉弦细。尿液分析：细菌计数：120.9个/μl；隐血（＋）。中医诊断为石淋（肾虚夹湿热证）。上方去泽泻，加杜仲15g、桑寄生15g、炒麦芽20g、炒枳壳10g、白茅根15g。14剂，用法同前。

三诊：2周后电话随访，患者诉于第二次复诊后12月15日上午排出一小结石，后未再出现腰痛。

按语： 本案属湿热下注型石淋，患者中年，居于临海地区，饮食不节，湿热蕴结下焦，煎熬成砂石阻塞尿道，出现腰部绞痛难忍，急则治其标，以三金排石汤为主方，治以清热祛湿、通淋止痛，方中运用大量的通淋排石、清热利湿之药，以鸡内金、海金沙、金钱草利尿通淋排石，车前草利尿通淋，泽泻利水渗湿，促进结石随尿液排出，方中加川牛膝祛湿通经止痛，延胡索、郁金行气止痛。二诊，患者腰痛明显缓解，伴有小腹坠胀，舌苔由黄腻转为薄黄，脉滑转为弦细，可知患者湿热已去大半，故去泽泻加杜仲、桑寄生补肾强腰，炒麦芽、炒枳壳消食行气导滞，白茅根清热利尿。排石后患者未再发作。李长生教授临床并不排斥现代医学的成果，对手术和现代医学的特殊成果也乐于学习和使用，以提高确诊率，减少误诊的发生，同时明确结石部位及大小，若结石直径大于8mm者，则建议到外科超声碎石或手术治疗，以免延误病情。

七　皮肤科病证

湿疹

医案一：

患者：崔某，女，55岁，2014年7月18日初诊。

主诉：双手瘙痒15个月。

现病史：患者于1年前无明显诱因出现双手掌部瘙痒，阵发性发作，并逐渐出现皮肤增厚、干燥、皲裂，疼痛，曾在外院诊断为"皲裂性湿疹"，给予外用治疗未见好转。瘙痒明显，伴有倦怠、乏力，纳差腹胀，睡眠正常，二便调。有肺气肿、高血压病史。查体：双手掌大小鱼际处皮肤浸润、肥厚、粗糙、变硬，上有白屑，无渗出。舌淡，苔白，脉细弦。

西医诊断：慢性湿疹。

中医诊断：湿疮（血虚风燥证）。

治法：养血润肤，祛风止痒。

方药：当归饮子加减。生地21g，赤芍12g，牡丹皮9g，刺蒺藜12g，白鲜皮15g，何首乌12g，红花9g，僵蚕9g，当归15g，乌梢蛇9g，秦艽9g，玉竹15g，杏仁6g，甘草6g。14剂，水煎服，每日1剂。同时给予艾叶12g，羌活9g，露蜂房9g，当归15g，刺蒺藜15g，苍耳子9g。7剂水煎外洗患处。

二诊：内外合治半个月后，皮损减轻，皮肤变软，瘙痒减轻，上述内服及外洗药物继用，并加湿疹膏于外洗后外涂患处。

三诊：治疗半个月后复查，皮损基本消失，汗出增多，仍有轻度瘙痒，停用内服药物，外用药物继用，1周后痊愈。随访未再复发。

按语：慢性湿疮多由急性、亚急性湿疮反复发作而来，也可起病即为慢性湿疮，其表现为患部皮肤增厚，表面粗糙，皮纹显著或有苔藓样变，触之较硬，暗红或紫褐色，常伴有少量抓痕、血、鳞屑及色素沉着，间有糜烂、渗液。自觉瘙痒剧烈，尤以夜间、情绪紧张、食辛辣鱼腥动风之品时为甚。病程较长，数月至数年不等。该例患者，久病耗伤阴血，或脾虚生化之源不足，致血虚生风化燥，肌肤失养，故病久，皮损色暗或色素沉着，剧痒，或皮损粗糙肥厚；阴血不足则口干不欲饮，脾虚则纳差腹胀；舌淡、苔白、脉细弦为血虚风燥之象，治疗当养血润肤，祛风止痒。

医案二：

患者：高某，女，2岁，2015年4月25日初诊。

主诉：双腘窝瘙痒渗液5个月。

现病史：患者于5个月前无明显诱因开始双腘窝部出现发红、水疱、渗液，伴有瘙痒。曾自用癣药膏外涂而症状加重，后经外地医院给予氢化可的松软膏治疗亦未见好转。现纳呆，尿黄，无发热。查体：双腘窝部分别有10cm×8cm、3cm×2cm大小的皮损，可见红斑、丘疹、水疱、渗液、糜烂，基底水肿，边缘不清。舌尖红，苔微黄，指纹红。

西医诊断：湿疹。

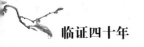

中医诊断：湿疮（湿热重证）。

治法：清热凉血，祛风利湿。

方药：急性湿疹汤加减。金银花15g，生地黄15g，白鲜皮15g，生石膏15g，苦参9g，赤芍9g，蝉蜕6g，荆芥9g，防风9g，滑石9g，川牛膝9g，黄柏9g，生甘草6g。3剂，水煎服，每日1剂。外用金银花汤，3剂，冷湿敷。

二诊：2015年4月28日。用药3天后皮损渗出明显减少，口服中药继服，改用湿疹散香油调搽外敷患处。

三诊：皮损面积明显缩小，渗液停止，仅留少许丘疹、鳞屑及痂皮，续用湿疹散外搽，停服中药而愈。后随访未复发。

按语：湿疮在中医文献中早有记载，汉代《金匮要略》中称之"浸淫疮"。以后因部位不同而有多种命名，如生在耳部的叫"旋耳疮"，生在脐部的叫"脐疮"，生在下肢的叫"血风疮"等。湿疮以皮肤瘙痒、糜烂、渗水、结痂等为症状特点。虽然皮损多种多样，形态各异，但均具有对称性分布、反复性发作等特征。较典型的发病部位为肘窝、腘窝部位。内在的湿热与风、湿、热外邪相搏结，是本病的实质，故应当将健脾清热除湿，配合祛湿止痒中药外洗，效果显著。

医案三：

患者：高某，男，30岁，2016年3月29日初诊。

主诉：面部及双下肢瘙痒渗水7个月。

现病史：患者于7个月前无明显诱因开始先后在面部、双肘及前臂、双小腿红斑、丘疹、水疱、糜烂、渗液等，瘙痒明显，伴有恶心，纳呆。在外院以"湿疹"先后使用西药内服和外用及中药内服，病情未见明显好转。查体：面部、双肘及前臂、双小腿均可见大量散在的丘疹，有少量渗液并有痂皮形成，皮色正常。舌质红，苔白，脉滑数。

西医诊断：湿疹。

中医诊断：亚急性湿疮（风湿热证）。

治法：清热燥湿，活血祛风。

方药：消风散加减。白鲜皮21g，生地黄15g，牡丹皮9g，荆芥9g，防风9g，蝉蜕9g，赤芍9g，地骨皮9g，薏苡仁15g，赤小豆15g，苦参9g，羌活9g，独活9g，金银花15g，生甘草9g。7剂，水煎服，每日1剂。外用湿疹散涂患处。

二诊：2016年4月5日。用药后病情有所好转，自述眼睛充血肿胀疼痛。即上方生地改为30g，加菊花12g、徐长卿12g、蒲公英30g、僵蚕9g，继服14剂。

三诊：2016年4月20日。用药后皮损明显减少，面积缩小，渗出停止，但仍感双小腿瘙痒，眼睛充血肿胀消失，改方如下：生地黄30g，当归30g，牡丹皮9g，荆芥9g，防风9g，玄参9g，僵蚕9g，全蝎6g，皂角刺9g，荆芥9g，防风9g，蝉蜕9g，红花9g，地骨皮9g，川牛膝9g，独活9g，甘草6g，7剂，用法同前。

四诊：2016年4月27日。皮疹完全消失，遗留轻度色素沉着，遇有外界刺激时发病部位还有微微作痒。中药上方继服3剂后痊愈。随访未再复发。

按语：湿疹是一种常见的过敏性炎症性皮肤病，过敏体质，外在的物理或化学刺激及精神因素或体内的其他慢性疾病均可能与本病的发生有关。其临床表现以多形性损害，倾向湿润，对称分布，自觉剧烈瘙痒，易于复发和慢性化为特点。由于其反复发作，经年不愈，给患者带来很大痛苦。西医学采用抗组胺类药物治疗，疗效不能令人满意；皮质类固醇激素治疗有一定的不良反应，停药后反跳现象明显。中医学治疗湿疹具有丰富的临床经验，积累了数百种有效方药，认为湿疹的产生是由于禀赋不耐，脏腑失调，风湿热邪客于肌肤，导致营卫不和、气血失调所致。其中湿邪是主要的也是贯穿于疾病始终的一个发病因素。根据对湿疹病因病机和临床表现的分析，确定湿疹的基本治则是清热利湿、养血活血、祛风止痒，以调整全身功能的部分紊乱状态。临床应用时应结合湿疹急性、亚急性和慢性不同发展阶段皮损的具体情况和发病部位进行辨病和辨证论治，并选择适宜的外治疗法和药物剂型。同时应重视患者的预防和调护，从而减少湿疹的发生和复发。

银屑病

医案一

患者：李某，男，18岁，2016年4月7日初诊。

主诉：全身红斑瘙痒5个月。

现病史：患者于5个月前无明显诱因双小腿出现红斑，并逐渐向上蔓延，扩散到全身，伴有瘙痒，无渗出。在外院诊断为"银屑病"给予治疗后病情未见好转。现患者

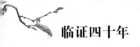

仍不断有新皮疹出现。查体见全身各处均可见泛发性红斑，圆形或椭圆形，色红，边界清楚，上有白色鳞屑，刮去鳞屑其基底部有点状出血，无渗出，伴心烦口渴，大便干，小便色黄。舌质红，苔黄，脉弦。

西医诊断：银屑病。

中医诊断：白疕（寻常型，进行期，风热血燥证）。

治法：清热解毒，凉血活血。

方药：龙胆草9g，生石膏30g，土茯苓30g，紫草12g，金银花30g，连翘15g，白鲜皮15g，蝉蜕9g，乌梢蛇9g，刺蒺藜12g，生地30g，牡丹皮15g，赤芍9g，雷公藤9g，生甘草6g。7剂，水煎服，每日1剂。

二诊：2016年4月14日。服用1周后原有皮疹逐渐消退，全身各处又有散在的新皮疹形成，性质同前，色红，伴有轻度瘙痒，苔白脉细弦。患者病情有复发倾向，治疗原则同前。处方：龙胆草12g，生石膏45g，土茯苓30g，紫草12g，槐花12g，金银花30g，连翘15g，白鲜皮15g，乌梢蛇9g，刺蒺藜12g，生地黄21g，黄芪21g，雷公藤9g，赤芍12g，生甘草6g，7剂，用法同前。

三诊：2016年4月21日。用药1周后病情稳定，未再有新皮疹形成，原有皮疹变淡、干燥、脱屑，瘙痒减轻，苔白脉沉细弦。上方改土茯苓45g、乌梢蛇15g、黄芪30g，加当归15g，服用半个月后皮疹完全消失，原方在继续服用半个月后以巩固疗效。随访未再复发。

按语： 白疕是一种易于复发的慢性红斑鳞屑性皮肤病。《外科大成》云："白疕，肤如疹疥，色白而痒，搔起白疕，俗称蛇虱，由风邪客于皮肤，血燥不能荣养所致。"多患于血虚体瘦之人。本病以皮肤上出现红色丘疹或斑块，上覆以多层银白色鳞屑为临床特征。西医对该病的病因尚未完全明了，中医学中该病总因营血亏损，化燥生风，肌肤失养所致。该患者初起风热之邪侵袭肌肤，以致营卫失和，气血不畅，阻于肌表而发，继而气血耗伤，血虚风燥，肌肤失养，病情更为显露，血热心神被扰，故心烦；阳邪耗伤阴津则口渴，大便干燥，尿黄，舌红苔黄、脉弦为风热血燥之象，治疗以清热解毒，凉血活血为大法。

医案二

患者：郑某，女，14岁，2017年9月29日初诊。

主诉：全身散在红斑伴瘙痒半年。

现病史：患者于半年前无明显诱因开始全身出现红斑，逐渐增多，伴有瘙痒，咽痛，发热。曾在当地医院以"银屑病"给予中西药物治疗，病情未见好转，容易反复发作。查体见全身头面、躯干、四肢可见散在的红斑，大小不等，形态不同，上覆成层的银白色鳞屑，刮去鳞屑，基底部有点状出血。另有大片红斑，鳞屑较厚。咽红，扁桃体Ⅰ度肿大。舌红，苔白，脉沉细。

西医诊断：银屑病。

中医诊断：白疕（寻常型，进行期，风热血燥证）。

治法：清热凉血，祛风止痒。

方药：生地黄12g，牡丹皮9g，赤芍9g，金银花15g，板蓝根15g，紫草9g，土茯苓18g，荆芥6g，防风6g，刺蒺藜9g，乌梢蛇6g，蝉蜕6g，茵陈9g，白鲜皮12g，连翘9g，甘草6g。14剂，水煎服，每日1剂。配合四虫片口服。

二诊：2017年10月19日。用药20天后，病情无明显变化，全身皮肤发红，干燥，瘙痒，大便稀，3～4次/日，无腹痛。治疗原则不变，改方如下：龙胆草6g，生石膏12g，雷公藤6g，白花蛇舌草12g，土茯苓12g，生地黄12g，山萸肉6g，紫草6g，金银花12g，槐花3g，白鲜皮12g，青风藤6g，乌梅9g，甘草3g。14剂，用法同前。

三诊：2017年11月11日。用药6天后病情出现明显好转，面部皮损干燥，开始消退，扁桃体苍白肿大。再用6天后大部分皮损色转正常，鳞屑脱落，口唇发红，即以上方生地改为15g，乌梅改为12g，加当归9g。

四诊：2017年12月1日。连续服用20天后，全身原有皮损大多数干燥、脱屑、消退，但颈部、胸前有少量散在新皮疹形成，色红。舌淡苔白脉沉细。考虑到患者原病程较长，目前病情又有反复，改方如下：生石膏15g，龙胆草9g，金银花15g，连翘12g，生地黄15g，白鲜皮15g，土茯苓15g，白花蛇舌草15g，山萸肉15g，乌梅15g，秦艽9g，黄芪15g，何首乌12g，乌梢蛇6g，当归9g，蝉蜕9g。

五诊：2017年12月7日。用药6天后，全身皮疹基本消失，但仍时有散在小皮疹出现，即将方中黄芪改为45g，加女贞子9g。

六诊：2017年12月23日。再次服用半个月后，病情稳定，中间因上呼吸道感染出现高热（39℃以上），亦未再出现新皮疹，但头面、四肢仍有少量皮疹存在，色淡，干燥，苔薄白脉细弦，处方如下：龙胆草180g，生石膏300g，连翘240g，生地黄300g，白鲜皮300g，土茯苓300g，白花蛇舌草300g，山萸肉180g，乌梅240g，秦艽180g，乌梢蛇120g，当归180g，蝉蜕180g，黄芪300g，何首乌120g，牛蒡子120g。上述诸药共研细末，炼蜜为丸，每次5g，每日2～3次。用药2个月后皮疹完全消失，嘱其继续服用3个

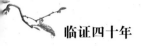
月以巩固疗效。随访未再复发。

按语： 银屑病是一种常见的慢性复发性的难治性皮肤病，给患者带来极大的身心痛苦，临床医生颇感棘手。多年来对本病进行了大量的研究，也投入了大量的人力物力，但仍有很多问题没有突破。银屑病发病机制复杂，目前仍未完全明了。西医学一般认为是由包括遗传因素、免疫功能异常，感染因素等的多种因素综合作用引起表皮细胞增生过度、角化过度伴角化不全及炎症反应而发病。中医学根据其临床表现认为银屑病的基本发病机制是因禀赋不耐，素体血热，加之外感风寒湿热燥毒之邪，侵袭肌腠；内因饮食不节，情志内伤，导致内外合邪，热壅血络，致使经络阻隔，气血凝滞而成，血热、血瘀、血虚、风盛在银屑病不同发展阶段起着不同的重要作用，早期为血热风燥、中期为血瘀风盛、后期为血虚风燥是本病在发病机制上的特点。从而确立了银屑病基本治疗原则是清热凉血、活血化瘀、祛风止痒，达到标本兼治的目的。临床治疗以辨病辨证论治为主，兼顾分型与分期，采取多种治疗手段内外合治。对于病情严重，皮疹广泛及脓疱型、红皮病型应坚持中西医结合治疗，充分发挥中西医治疗各自的优势，以提高疗效，缩短疗程。现代研究已经证实本病有微循环障碍，临床上也能见到血液瘀滞的征象，因此在治疗过程中应该重视活血化瘀法的应用，尤其是在病程中后期当急性炎症减轻或消退后，活血化瘀应该是一个重要的治疗原则。因本病顽固难愈，极易复发，因此在经过治疗皮疹消退后不要马上停药，还需继续巩固治疗一段时间，以待损伤的表皮细胞完全恢复正常，否则导致病情的复发。

带状疱疹

医案一

患者：王某，女，50岁，2015年3月5日初诊。

主诉：左侧腰背部刺痛1周。

现病史：患者7天前因左下腹疼痛行钡灌肠检查，次日发生左侧腰背部刺痛，并逐渐加重，在外院检查未发现异常，误以为是钡剂刺激引起，虽服用止痛药未见明显效果。于疼痛发作后第7天发现左侧腰背部发红起疱，刺痛灼热，伴有心烦，口苦，便秘。查体见左侧腰背部有5cm×3cm和2cm×1.5cm的红斑区，其上满布黄豆大疱疹。疱液浑浊，周围有红晕，沿肋间神经走向排列。舌质红，苔黄，脉弦滑数。

西医诊断：带状疱疹。

中医诊断：蛇串疮（肝胆湿热火毒证）。

治法：清肝胆湿热，解毒凉血止痛。

方药：龙胆泻肝汤加减。柴胡12g，龙胆草9g，板蓝根30g，大青叶18g，金银花30g，蒲公英30g，生地黄15g，延胡索12g，赤芍12g，牡丹皮9g，生大黄9g，蝉蜕12g，黄连9g，栀子9g，苦参9g，生甘草6g。3剂，水煎服，每日1剂。外用六神丸60粒研细末，低度白酒调涂患处，每日2次。

二诊：2015年3月8日。用药后自觉疼痛减轻，心烦、便秘已除，病灶周围红晕已退，但部分疱壁坏死变黑结痂。加阿昔洛韦软膏，每日1次。调整上方去生大黄、栀子，继服3剂。

三诊：2015年3月11日。复诊时疼痛缓解，创面缩小，已趋向干燥和结痂，舌苔由黄变白，脉弦。根据证舌脉象辨证，肝经湿热已轻，原方去黄连、苦参、龙胆草以防苦寒伤胃，加白芍12g养阴柔肝以防肝阴不足；加丹参15g活血化瘀，以改善局部血液循环，祛瘀生新，使创面早日修复痊愈。再服6剂后痊愈。

按语：带状疱疹，中医称其为"蛇串疮""缠腰火丹"，是由水痘-带状疱疹病毒感染引起的一种急性疱疹性皮肤病。神经痛为本病的主要特征之一，尤其是年老体弱者，疼痛较剧烈，故如何缓解疼痛、缩短疼痛病程为本病治疗的重点及难点，而中医药在带疱疹的治疗中，发挥了较大优势。通常把带状疱疹辨证分型分为肝经郁热、脾虚湿蕴、气滞血瘀3个证型。带状疱疹急性期治疗，《医宗金鉴·外科心法》记载："此证俗名蛇串疮，有干湿不同，红黄之异，皆如累累珠形。干者色红赤，形如云片，上起风粟，作痒发热，此属肝心二经风火，治宜龙胆泻肝汤。湿者色黄白，水疱大小不等，作烂流水，较干者多痛，此属脾肺二经湿热，治宜除湿胃苓汤"。故带状疱疹急性期，主要分为以下2个证型：肝经郁热证皮损颜色多鲜红，疱壁紧张，自觉灼痛，伴见口干口苦、心烦易怒等症状，舌红，苔黄，脉弦、滑或数。治以清肝泻火、凉血解毒，方以龙胆泻肝汤加减。脾虚湿蕴证皮损颜色呈淡红色，水疱较大，疱壁松弛，伴见纳呆腹胀、便溏便黏等症状，舌淡胖苔白，脉沉或滑或濡。治以健脾化湿，清热解毒，方以除湿胃苓汤加减。

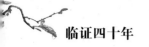

医案二

患者：赵某，女，53岁，2016年9月30日初诊。

主诉：右胸背腹部灼热疼痛6天。

现病史：患者因近期过度劳累后出现右侧胸、背及腹部灼热性剧烈疼痛，持续性发作，阵发性加重，很快在疼痛部位出现大片红斑，并有大量水疱形成。曾在外院以"带状疱疹"给予阿昔洛韦等药物抗病毒治疗，病情未见明显减轻，仍感上述部位灼热疼痛，夜间不能眠，伴有恶心，急躁易怒，口干苦，低热。查体见右胸、背、腹部可见大片集簇性红色丘疹，排列成带状，上有大量水疱，疱壁紧张，疱液部分浑浊，未破溃，周围有红晕。舌质红，苔薄黄，脉弦。

西医诊断：带状疱疹。

中医诊断：蛇串疮（肝胆湿热火毒证）。

治法：清肝胆湿热，解毒凉血止痛。

方药：龙胆泻肝汤加减。柴胡12g，板蓝根30g，大青叶15g，石决明15g，郁金9g，蒲公英30g，金银花30g，赤芍15g，生地黄15g，牡丹皮9g，连翘15g，龙胆草9g，延胡索9g，贯众9g，薏苡仁15g，生甘草6g。7剂，水煎服，每日1剂。同时给予外用六神丸60粒研细末，低度白酒调涂患处，每日2次。

二诊：2016年10月7日。用药1周后病情好转，诸症减轻，红斑及水疱颜色变浅，但仍有患处灼热刺痛，舌脉同前。将内服方中大青叶改为21g，延胡索改为12g，加蝉蜕12g，薄荷9g，7剂。外用药继用。

三诊：2016年10月14日。再用药1周后，皮疹大部分干燥色减，部分已吸收消失，但仍感患处灼热刺痛，程度较前明显减轻，苔黄脉弦滑。调方如下：柴胡12g，板蓝根18g，大青叶15g，石决明12g，延胡索12g，郁金9g，赤芍12g，蝉蜕12g，连翘15g，栀子9g，生地21g，薏苡仁30g，生大黄9g，黄芩9g，龙胆草9g，金银花30g，枳壳9g，生甘草6g。同时配合四虫片口服。

四诊：2016年10月21日。治疗1周后水疱已全部干燥消失。停服中药，四虫片继续服用1周后痊愈。1个月后随访未再复发。

按语：带状疱疹是一种常见的、累及神经和皮肤的急性病毒性疱疹性皮肤病，临床以皮疹呈单侧发病、带状排列和伴有显著的神经痛为特征。西医学一般以镇痛、消炎、抗病毒、预防继发感染和缩短疗程为原则。中医学对本病认识较早并积累了丰富的治疗经验且疗效显著。带状疱疹的基本病因病机为各种原因导致的肝胆湿热火毒，经络阻塞，气血凝滞。治疗的基本原则是清肝胆湿热，解毒凉血止痛。以龙胆泻肝汤作为临床治疗的基本方，并根据湿与热的程度差异及皮疹的不同形态进行辨证论治，对以红斑、灼热、疼痛为主者，重点是清热解毒抗病毒，大青叶、板蓝根、贯众等清热解毒药物大多都有较强的抗病毒作用，同时应重视清热凉血药物的使用；对以水疱为主者，重点是清热利湿或健脾利湿，促使水疱吸收干燥；除上述对因治疗外，行气活血止痛是贯穿疾病治疗始终的原则，除解除经络阻塞，使气血通畅外，此类药物多具有不同程度的镇痛作用，对后遗神经痛者，可与其他方法和药物联合应用进行综合治疗，临床上往往能取得比较满意疗效。外治疗法在带状疱疹的治疗中也占有重要地位，以消炎、收敛、镇痛、保护疮面为原则，它与内治法配合可以提高疗效，减轻症状，缩短疗程。对因患者机体免疫力低下所导致的严重病情如出血型、坏疽型、泛发型等要注意中西医结合综合治疗，通过中医的扶正祛邪治疗和西医学的免疫治疗予以改善，防止产生更大的并发症。在治疗的同时应注意精神调理，避免精神刺激，保持心情舒畅；发病后要注意休息；忌食辛辣肥甘等助热生湿之品。

瘾疹

医案一

患者：赵某，男，16岁，2014年3月13日初诊。

主诉：全身风团反复发作半年余。

现病史：患者于半年前无明显诱因出现全身起红色风团，反复发作，曾口服西替利嗪等抗组胺药症状减轻，停药后又复发，皮肤灼热，瘙痒甚，口干，心烦躁，无汗，无发热，纳眠可，二便调。查皮肤划痕征（－），未见皮损，舌淡红苔薄白，脉浮稍数。

西医诊断：荨麻疹。

中医诊断：瘾疹（风热犯表证）。

治法：疏风清热。

方药：消疹饮加减。荆芥穗12g，防风12g，麻黄9g，生地黄15g，牡丹皮12g，杏

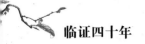

仁9g，连翘15g，苦参9g，苍术9g，淡竹叶9g，白鲜皮15g，石膏30g，黄连9g，赤小豆15g，柴胡15g，当归9g，土茯苓9g，甘草9g。7剂，水煎服，每日1剂。

二诊：2014年3月20日。服药后皮损明显减轻，每日下午仍有新疹发生。查上半身布红色风团，舌红苔薄白。继服上方20余剂，未再起皮疹。

按语： 瘾疹是一种皮肤出现红色或苍白风团，时隐时现的瘙痒性、过敏性皮肤病。《医宗金鉴·外科心法要诀》云："此证俗名鬼饭疙瘩，由汗出受风，或露卧乘凉，风邪多中表虚之人。"风热之邪客于肌肤，外不得透达，内不得疏泄，故风团鲜红、灼热，遇热则皮损加重；风盛则剧痒；舌红、苔薄黄或薄白、脉浮数为风热犯表之象，因此治宜疏风清热。同时尽可能找出病因并去除之，并禁食辛辣、鱼腥等物。

医案二

患者：范某，男，36岁，2015年7月25日初诊。

主诉：躯干反复发作风团伴瘙痒20年，加重2个月。

现病史：患者20余年前因日晒、冷热交替时易诱发躯干反复发作性风团，前胸部易发疹，伴剧烈瘙痒，去除诱因可自行恢复。曾于中医院治疗，给予抗过敏药（当时有效），近来未治疗。平素不易上感，易疲乏，熬夜多，纳眠可，二便调。查体见前胸、双上肢伸侧红色小风团，舌红、苔薄黄，脉滑。

西医诊断：荨麻疹。

中医诊断：瘾疹（风湿热夹杂证）。

治法：疏风清热，利湿止痒。

方药：消疹饮加减。生地30g，白鲜皮21g，苦参15g，金银花15g，地肤子21g，蝉蜕9g，炒白术15g，赤芍15g，五味子9g，白蒺藜15g。7剂，水煎服，每日1剂。

二诊：2015年8月2日。服上药7剂，近1周曾复发2次，且数目少，瘙痒减轻，便稀。舌红、苔黄腻，脉滑。上方炒白术改为30g。水煎服，用法同前。

1个月后电话随访风团未再发作。

按语： 荨麻疹是一种常见的过敏性皮肤病。临床表现为局限性风团样损害，骤然发生并迅速消退，愈后不留任何痕迹，有剧烈瘙痒及烧灼感。在治疗方法上，一要从肺论治，肺合皮毛，外主肌表，外邪入侵，肺卫肌表，首受其害，邪气郁蒸于肌肤而成皮损，邪郁生热，热微则痒，故皮肤病多从肺论治，皮肤瘙疹亦与肺脏息息相关，故肺经热邪壅滞多为致病之因，故于方中泻肺热之药不可少，如黄芩等清泻肺热，旨在"热清风去则痒止"。二要从血论治，除了重视外感风邪的因素外，也很重视患者的气血因素，故特别强调"治风先治血，血行风自灭"的理论。通过对患者气血的调整，达到风邪自灭的目的。故临床用药，多在诸祛风药中配用牡丹皮、生地、赤芍等凉血活血药，达到血行风自去的效果。三要合理应用疏风药，"风为百病之长"，荨麻疹的病因多与风邪有关，风邪既可直接导致营卫不和，又可影响脏腑功能而导致营卫的生成和运行障碍。在荨麻疹的治疗中，使用疏风药的目的有三：一是同治内外之风；二是畅行气血；三是疏风止痒，荨麻疹以瘙痒为主症，而痒是一种自觉症状，中医认为其发生是风在肌肉中，使用疏风药可使风邪外出，则痒自止，常用的疏风药有荆芥、防风、蝉衣、白蒺藜等；四要重视中西医结合治疗，急性荨麻疹或慢性荨麻疹急性发作之时，瘙痒症状极重，应用西药缓解症状，减轻患者痛苦也占有举足轻重的地位，当症状缓解后，可逐步酌情减少西药用量至停用，继续服用中药治疗。总之采用中西医结合治疗有利于迅速缓解症状，同时也可减少慢性荨麻疹的复发率。

痈

医案

患者：张某，男，68岁，2014年10月12日初诊。

主诉：骶尾部压疮1周余。

现病史：患者外伤后脊髓损伤住院治疗，病情平稳，遗留双下肢活动不能，因护理不当1周前患者骶尾部出现压疮，每日换药，压疮未见好转，疮面大小约2cm×3cm，肉芽淡红，疮面表浅，可见少许脓性分泌物，无腐肉，无窦道，周围皮肤暗红，饮食睡眠可，二便失禁。舌质暗红，苔薄白，脉弦细。

西医诊断：骶尾部压疮。

中医诊断：痈（气虚血瘀证）。

治法：益气养血，托毒生肌。

方药：芪丹化瘀方合托里消毒散加减。丹参20g，黄芪20g，川芎10g，黄连9g，地龙10g，水蛭5g，当归10g，三七粉3g（冲服），骨碎补12g。7剂，水煎服，每日1剂。

二诊：2014年10月19日。用药1周后未见脓性分泌物，疮口较前缩小约1cm×

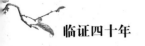
2cm，仍以上法继续治疗2周后，疮口完全愈合。

按语：该患者长期卧床，活动受限，局部受压，血流不畅，表皮破溃，瘀毒内生，而成褥疮。治疗先予以清疮消毒，同时予以康复新液外用后以油纱覆盖包扎，外用清创结合补气活血中药口服，益气养血，托毒生肌。李长生教授指出，随着医疗技术的进步，目前治疗褥疮的手段也越来越丰富多样，治疗效果也非常显著，能有效缩短患者病程。然而中医药综合治疗仍不失为一个有效治疗手段，临床治疗过程中应详审病机，随证用药，综合治疗。

黄褐斑

医案

患者：刘某，女，38岁，2017年12月1日初诊。

主诉：面部黄褐斑10年。

现病史：患者自妊娠中期颜面部逐渐出现色素斑，每因劳累和情绪波动后加重，夏季明显，伴心烦失眠，纳呆乏力，腰酸腿痛，双乳胀痛，月经不定期，量少，色暗。查体见面色晦暗，双颊部可见片状黄褐色斑块。舌淡红，苔薄白，脉弦细。

西医诊断：黄褐斑。

中医诊断：黄褐斑（肝郁肾虚，气血不和证）。

治法：疏肝补肾，调和气血。

方药：退斑汤加减。柴胡12g，当归15g，川芎9g，白鲜皮15g，生地12g，白芍15g，茯苓12g，熟地30g，丹参15g，白僵蚕9g，白芷9g，益母草15g，甘草6g。14剂，水煎服，每日1剂。

二诊：2017年12月15日。服药半个月后病情开始减轻，色素斑变浅，诸症减轻，经前仍有乳房胀痛，月经量增多，有畏寒肢冷，舌淡红，苔薄白，脉沉细，上方去生地、益母草，加鹿角霜9g、仙灵脾15g，14剂，继续服药。

三诊：2017年12月29日。服药半个月后诸症消失，面部色斑基本消失，即以上方取3剂共研细末，水泛为丸，每次6g，每日3次。

坚持服用1个月后痊愈。1年后随访未再复发。

按语：黄褐斑是一种发生于颜面部的色素障碍性皮肤病，是临床上的常见病和多发病，临床以面部对称性分布的、形状不规则、无自觉症状的黄褐色斑片为特征。临床表现虽然简单，但其病因病理却比较复杂，涉及内分泌、阳光照射、遗传、慢性疾病、化妆品、药物及精神神经等多种因素。中医学认为本病的发生多与肝、脾、肾有关，并且多为虚实夹杂证。根据黄褐斑的临床表现和对其病因病机的分析，本病的基本病因病机为肝郁肾虚、气血不和或气血瘀滞，不能上荣于面所致。因此临床治疗应以调整机体自身的阴阳气血平衡为主，确立其基本治则为疏肝补肾、中和气血，辅助以健脾益气、养血消斑，以逍遥丸和六味地黄丸为基础组成退斑汤应用于临床，并且根据患者伴有的全身症状进行辨病和辨证论治。而且还可根据病情的需要适当配合外治疗法及西医学的方法和药物。在治疗的同时还应尽可能地找寻病因，尽量祛除那些内在的诱发因素和避免外来的各种理化刺激，对提高治疗效果会有很大的帮助。本病治疗时间相对较长，且起效缓慢，要让患者树立信心，坚持治疗，切忌急于求成，同时进行生活、饮食、精神等方面的调理，如防止过度日晒，不要滥用各类化妆用品及药物，保持心情舒畅，饮食则宜荤淡适宜，忌食辛辣煎炸酒类等，这些措施对防止病情复发或加重都是非常重要的。

神经性皮炎

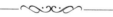

医案

患者：王某，男，40岁，2016年5月11日初诊。

主诉：阴囊及肛周部瘙痒半年。

现病史：患者于半年前无明显诱因开始出现阴囊及肛周部瘙痒，初为阵发性发作，后为经常性发作，搔抓不能缓解，经治疗未见好转，瘙痒逐渐加重，影响睡眠，无潮湿感。查体见阴囊及肛周部皮肤粗糙、肥厚，皮纹加深，干燥无渗出，有脱屑。舌质淡，苔薄白，脉细。

西医诊断：神经性皮炎。

中医辨证：风热侵袭，血虚风燥证。

治法：清热活血，养血祛风。

方药：白鲜皮饮加减。当归15g，何首乌15g，生地30g，白鲜皮30g，蝉蜕12g，僵蚕6g，皂角6g，独活9g，红花9g，苦参12g，刺蒺藜9g，牛膝9g，全蝎9g，甘草9g。7剂，水煎服，每日1剂。

配合蛇床子12g，生杏仁9g，艾叶9g，生大黄9g，丝瓜络9g，红花9g，甘草6g，白矾9g，7剂，水煎熏洗患部。

二诊：2016年5月18日。用药1周后瘙痒明显减轻，再守方治疗半个月后，瘙痒完全消失，苔藓样变基本消退，皮纹恢复正常。后随访1年未见复发。

按语： 神经性皮炎是一种以皮肤阵发性瘙痒和皮肤苔藓样变为主证的慢性皮肤炎症，病程长，易于反复发作，顽固难愈。初期以皮肤瘙痒和丘疹为主，后期则演变为皮肤苔藓样变。本病的发生与风热、血燥、血虚、血瘀关系最为密切。因此，清热、祛风、润燥、养血、活血应是治疗的基本原则，其贯穿于治疗的全过程。同时根据情志内伤在发病过程中的重要作用，重镇安神养心之法亦常用之。因此根据神经性皮炎的临床表现，在临床诊疗过程中，确定了清热活血、养血祛风的治疗原则，应用白鲜皮饮内服。并结合病情发展和变化，辨证求因，审因论治，同时结合中药止痒洗药先熏后洗，内外合治，取得了良好治疗效果。在治疗的同时应尽量减轻患者的精神负担，避免精神刺激，调整神经系统功能，保持心情舒畅，精神愉快，并要避免各种机械性、物理性刺激。

八　其他类病证

消渴

医案一

患者：龚某某，女，62岁，2019年9月10日初诊。

主诉：多饮、多食10余年，加重伴乏力半年。

现病史：患者于10年前出现多饮、多尿、多食及体重减轻等典型"三多一少"症状，半年内体重减轻约3kg，就诊于当地医院发现随机血糖升高（具体数值不详），诊断为"2型糖尿病"，予以二甲双胍治疗，患者监测血糖欠佳，未对饮食加以控制，3年前因血糖控制不佳来我院就诊，加用诺和锐30早12U、晚10U治疗，后诺和锐30逐渐加至早18U、晚16U。半年前出现乏力明显，伴气短，来我院诊治。现症见：乏力气短，怕风畏寒，腰腿沉重，饮食量少，口干不欲饮，上肢肢体麻木，双眼干涩，视物模糊，时有头晕，无黑蒙，无跌倒昏扑，无明显多饮多食，近期体重无明显变化，睡眠可，小便可，大便偏干，舌质淡暗苔少，脉细涩。

西医诊断：2型糖尿病。

中医诊断：消渴病（中消——气阴两虚证）。

治法：健脾益气，和胃生津。

方药：七味白术散加减。太子参30g，麦冬30g，五味子9g，黄芩12g，地骨皮15g，桃仁9g，瓜蒌15g，黄芪20g，川芎12g，陈皮9g，葛根20g，鸡血藤15g，当归20g，茯苓15g，白术20g，三七粉3g（冲服）。14剂，水煎服，每日1剂。嘱控制饮食，注意保暖，加强运动。

二诊：2019年9月24日。患者服药半个月后乏力症状明显改善，体力较前恢复，继服中药14剂。

按语： 患者曾出现过"三多一少"的明显症状，属"消渴病"范畴，证属气阴两虚，瘀血阻络。患者病程日久，阴虚燥热，燥热伤阴耗气，日久致肺、脾、肾三脏气虚，肺气虚弱则宗气不足，故而气短，脾气不足则运化无力，顾不思饮食，水精不上承，清窍失养，而目视昏花，肾中气虚，故而腰腿沉重，气虚行血无力为瘀，瘀血阻络，筋脉失养而麻木而刺痛，瘀血内阻，水津运行不畅，故而口渴而饮不能解渴，舌质淡暗苔少，脉细涩为气阴两虚，瘀血内阻之象。方中太子参、麦冬、五味子补气养阴，黄芩、地骨皮共清上焦虚热，桃仁、瓜蒌润肠通便，还可配合地骨皮活血凉血，黄芪、川芎、当归、三七、鸡血藤补气活血，陈皮、山药、茯苓健运脾气，气行则血瘀自去，葛根助脾升清，使水谷精微得以上承。

医案二

患者：李某某，男，48岁，2015年7月12日初诊。

主诉：发现血糖升高6年，加重伴手足心出汗半年。

现病史：患者于6年前发现血糖升高，诊断为"2型糖尿病"，平素口服二甲双胍联合格列美脲控制血糖，未规律监测血糖。平素喜饮酒、熬夜，半年前出现手足心出

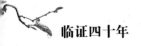

汗明显遂来我院就诊，测得糖化血红蛋白9%。现症见：口干口渴，易饥饿，伴腰酸，腿脚发软，手足心汗多，时有夜间盗汗，大便干结。舌质红绛少苔，脉细。

西医诊断：2型糖尿病。

中医诊断：消渴病（下消——阴虚燥热）。

治法：滋阴补肾，润燥止渴。

方药：白虎汤加六味地黄汤加减。熟地30g，生地30g，山萸肉12g，山药12g，茯苓10g，泽泻10g，牡丹皮15g，鳖甲20g，石膏30g，知母15g，天花粉15g，葛根12g，党参30g，白术15g，茯苓15g，甘草6g。14剂，水煎服，每日1剂。嘱控制饮食，注意保暖，加强运动。嘱控制饮食，避免饮酒、熬夜。

二诊：2015年7月27日。腰酸，腿脚发软，手足心汗多等症状较前缓解，二便如常，苔薄白，脉弦滑。嘱上方继服14剂以巩固疗效。1个月后随访，患者自诉上述症状亦未再犯，嘱患者清淡饮食，以防复发。

按语： 患者于盛壮之年，长期饮食不节，喜嗜醇酒，夜不思寐，甚则通宵，长久以往，酿生湿热，考虑胃热炽盛、肾阴亏虚，从而出现阴虚燥热之象。治疗以白虎汤加六味地黄汤加减清热保津，滋补肾阴，同时应用四君子调补脾气。经过2个月余的治疗，患者手足心出汗缓解，消渴症状明显改善，糖化血红蛋白下降接近正常。

甲亢

医案一

患者：李某，女，48岁，2012年5月9日初诊。

主诉：反复咽部胀满不适1年，加重10余天。

现病史：患者于2011年9月出现咽部不适，查体发现甲功异常，于山东省某医院就诊，诊断为"甲状腺功能亢进症"，抗甲状腺药物治疗后出现面部水肿不适，遂停药，至今未系统治疗。10天前出现咽部不适加重。现症见：咽痛，咽部异物感，脾气急躁，阵发潮热、汗出，喜热饮，时前胸、后背阵发疼痛，偶头痛，无手足心热，无胸闷短气，无头晕耳鸣，易咽部、牙龈溃疡，健忘，偶手抖，纳眠可，二便调。舌红苔薄白，脉弦。

西医诊断：甲状腺功能亢进症。

中医诊断：瘿病（肝郁痰结证）。

治法：疏肝理气，软坚消瘿。

方药：柴胡疏肝散加减。柴胡12g，白芍15g，川芎9g，栀子10g，牡丹皮10g，当归9g，玄参10g，丹参30g，金银花30g，连翘15g，浙贝母10g，夏枯草10g，黄芩9g，木蝴蝶15g，蝉蜕12g，甘草6g。14剂，水煎服，每日1剂。

二诊：2012年5月23日。服药后患者症状明显缓解，继续服用中药14天，随访症状平稳。

按语： 甲状腺功能亢进症属中医学"瘿病"范畴，证属肝郁痰结证。患者平素易急躁，发病多因肝之疏泄功能失调所致，肝失疏泄，气机郁滞，气郁化火，引动君火，郁火伤阴，终致气滞、痰凝壅结颈前，故以疏肝行气、化痰散结为主。综合脉证，选择柴胡疏肝散加减治疗。本方中柴胡疏肝解郁，白芍柔肝敛阴、平抑肝阳，栀子、牡丹皮清肝凉血，夏枯草清泻心肝之火，且散结消痈，川芎、当归行气活血，玄参、浙贝母清热化痰、软坚散结，木蝴蝶、蝉蜕疏风散结，甘草调和诸药。全方共奏疏肝化痰之功效。

医案二

患者：韩某，女，51岁，2011年6月3日初诊。

主诉：心慌反复发作10余年，加重伴汗出1周。

现病史：患者于10年前工作期间出现时有心慌发作，偶有颈部疼痛，于某省立医院查体发现"甲状腺功能亢进症、甲状腺结节"，口服"甲巯咪唑片、酒石酸美托洛尔"，期间甲功均正常，1年前自行停药。1周前患者出现心慌加重，夜间汗出明显，现为进一步治疗来我门诊就诊。现症见：心慌，无心前区疼痛，偶有胸闷气短，颈部时有疼痛，吞咽时加重，睡则汗出，醒则汗止，腰膝酸软，口干口苦，无耳鸣，烦躁易怒，纳多，夜间寐差，入睡困难，大便偏干，小便可。舌质红，舌体颤动。脉弦细数。

西医诊断：甲状腺功能亢进症。

中医诊断：瘿病（阴虚火旺证）。

治法：滋养阴精，宁心柔肝。

方药：当归六黄汤加减。当归12g，生地黄9g，熟地黄15g，黄芪30g，黄连9g，黄芩9g，黄柏9g，大黄9g，柴胡9g，夏枯草30g，白花蛇舌草20g，厚朴18g，仙灵脾30g，

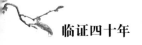

白芍30g，木瓜30g，甘草9g。7剂，水煎服，每日1剂。

二诊：2011年6月10日。服药后患者心慌减轻，夜间盗汗、失眠明显好转，上方暂不调整，继服7剂，未再复诊。

按语：甲亢的发生与甲状腺激素分泌过多有关，会导致出现易怒、心悸、周期性瘫痪等症状，还可能并发心脏病，危害患者健康。中医学认为"瘿病"病机主要为阴虚火旺、气郁痰阻、痰结血瘀、肝火炽盛等证型，该患者辨证为阴虚火旺证，阴虚而致阳亢，火盛则迫津液外泄，津损则伤及气，火旺损伤元气。治疗主要以滋阴清热为基本原则。当归六黄汤载于《兰室秘藏》，多被用于治疗阴虚火旺型盗汗。方中当归养血益营，熟地黄与生地黄退热养血滋阴、补精益髓，黄芩有清热燥湿、清热泻火、益气固表，黄柏具有清热燥湿、泻火解毒、退热除蒸，黄连具有清热燥湿、泻火解毒、安心脾之效，黄芪为益气固表、敛汗固脱之药，柴胡、白芍疏肝，乌药、厚朴行气，甘草调和诸药，诸药合用能够清热、固表、止汗、滋阴。

医案三

患者：王某，女，41岁，2009年12月21日初诊。

主诉：乏力、心慌反复发作3个月，加重2天。

现病史：患者于3个月前无明显诱因出现乏力、心慌，就诊于济南市某医院，查心电图示心动过速，服用"酒石酸美托洛尔"效不佳；半个月前就诊于济南市另一家医院，查甲功后诊断为"甲状腺功能亢进症"，服用甲巯咪唑（10mg，3次/日）、普萘洛尔（10mg，3次/日）及升白药物，2天前查肝功异常，遂停用甲巯咪唑，来我院中药治疗。现症见：乏力、双下肢尤甚，心慌明显，憋闷，汗出，怕热，双目胀痛，双眼睑及双下肢轻度水肿，纳食多，入睡困难，大便量多，小便可。舌红苔少，脉细无力。

西医诊断：甲状腺功能亢进症。

中医诊断：瘿病（气阴亏虚证）。

治法：益气养阴，消瘿散结。

方药：生脉散加减。黄芪30g，麦冬30g，五味子9g，夏枯草15g，白芍30g，柴胡9g，黄芩9g，莲子心9g，珍珠母15g，炒栀子9g，炒酸枣仁40g，淡豆豉9g，木瓜30g，枸杞子30g，香附9g，合欢皮15g，玫瑰花15g，甘草9g。7剂，水煎服，每日1剂。

二诊：2009年12月28日。服药后患者乏力症状较前缓解，憋闷、汗出症状减轻，入睡困难较前明显改善，未再复诊。

按语： 李长生教授指出，甲状腺功能亢进症容易反复，久病气阴两伤，故在临床上以后期患者气阴亏虚多见，治疗上应该以益气养阴散结为要，正是基于这种认识，该患者治疗以益气养阴为主，方中黄芪健脾补气，太子参益气养阴生津，以防黄芪过燥，五味子酸甘敛阴，夏枯草、柴胡疏肝散结，香附、合欢皮、玫瑰花疏肝，莲子心清心除烦，酸枣仁安神，加入枸杞子补肝肾，甘草调和诸药，诸药合用可共奏益气养阴、软坚散结之功效。

医案四

患者：张某，女，38岁，2018年10月29日初诊。

主诉：间断颈部刺痛2周。

现病史：患者2周前感颈部时有刺痛感，无其他明显不适，行彩色多普勒超声检查：甲状腺双侧叶内见多个团块，左侧较大一个约8mm×4mm×5mm，位于上部，呈混合回声，边界清，其内部回声不均匀；右侧大小约5mm×3mm×3mm，位于下部，呈混合回声，边界清，其内部回声不均匀。现症见：颈部偶有刺痛，颈部肿胀感，无其他明显不适，饮食睡眠正常，二便调。舌红、苔黄腻，脉弦。

西医诊断：桥本甲状腺炎，甲状腺结节。

中医诊断：瘿病（痰凝血瘀证）。

治法：化痰软坚，破瘀散结。

方药：桃仁10g，赤芍10g，牡丹皮10g，川芎9g，浙贝母15g，陈皮9g，姜半夏9g，厚朴9g，栀子9g，柴胡9g，夏枯草15g，三棱12g，莪术12g，山慈姑15g，桔梗6g，甘草6g。14剂，水煎服，每日1剂。嘱其日常食用碘盐，适当控制含碘高的海带、紫菜、海鱼、虾皮等摄入。

二诊：2018年11月12日。服药后颈部疼痛已无，舌红、苔薄，脉弦。复查抗甲状腺球蛋白抗体（TGAb）468.42U/ml，甲状腺过氧化物酶抗体（TPOAb）1.13U/ml。前方去栀子，加牡蛎20g、丹参20g、皂角刺15g，14剂，用法同前。

三诊：2018年11月26日。服药后无明显不适，舌红、苔薄，脉弦。前方去皂角刺，14剂，巩固治疗。

按语： 李长生教授指出本例患者系桥本甲状腺炎，综合脉证，属于中医"瘿病"范畴，多因情志内伤和饮食及水土失宜，但也与体质因素有密切关系。痰凝血瘀壅结

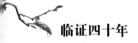

颈前是瘿病的常见病机，以致气、痰、瘀三者合而为患。临床上很多患者无明显不适表现，仅体检查出甲状腺TGAb或TPOAb升高，且常伴有甲状结节。患者颈前部偶刺痛，超声检查发现甲状腺结节，为痰气、瘀血凝结于颈部，治以化痰软坚、破瘀散结，方中加入理气、行气之药，使气行则血行，气血行，则痰消瘀散消失于无形。

第五章 学术成就

第一节　主要成果介绍

一、获得奖项

1. "首乌益智灵对血管性痴呆的干预及其机理的研究"获山东医学科技创新成果二等奖，2006年12月，第一位。

2. "首乌益智灵对血管性痴呆的干预及其机理的研究"获山东省科技进步三等奖，2007年4月，第一位。

3. "性激素水平与血管性痴呆发病关系及中药干预效果的实验研究"获山东医学科技创新成果二等奖，2007年12月，第一位。

4. "老年充血性心力衰竭中医证型与心脏彩超相关性的研究"获山东省科技进步三等奖，2010年，第一位。

5. "化瘀克塞胶囊对脑梗死的作用及作用机理的研究"获山东中医药科学技术三等奖，2017年，第一位。

二、承担课题

1. "从miRNA调控VEGF-Notch信号通路探讨首乌益智胶囊治疗VCI的促血管新生机制"，国家自然科学基金青年基金项目，项目编号：81302940，起止时间：2014/01—2016/12。

2. "补肾活血中药对VCI-Notch/Delta信号通路对星形胶质细胞与血管发生效

应影响"，国家自然科学基金项目，项目编号：30873323，起止时间：2008/01—2011/12，2012/2提交结题报告。

3．"补肾活血中药对VaD大鼠星形细胞效应基因表达的影响"，国家自然科学基金项目，项目编号：30672744，起止时间：2007/01—2007/12，已于2008/02顺利结题。

4．"基于MicroRNA调控HIF-1-VEGF-Notch通路探讨脑缺血后血管新生及芪丹化瘀胶囊的促进机理研究"，山东省自然科学基金项目，项目编号：ZR2015PH046，起止时间：2015/08—2017/12，已结题。

5．"益气活血中药对脑缺血后Notch信号通路调控及神经血管单元保护机制的研究"，山东省中医药科技发展计划项目，项目编号：2013ZDZK-091，起止时间：2014/01—2016/12，已结题。

6．"李长生临床经验、学术思想研究"，山东省中医药科技发展计划项目，项目编号：2011-192，起止时间：2012/01—2014/12。

7．"化瘀克塞胶囊对脑梗死的作用及作用机理的研究"，2005年山东省自然科学基金计划项目，项目编号：Y2005C43，起止时间：2006—2011年，2011/12结题，结题为优秀。

8．"化瘀克斑胶囊对脑动脉硬化症的作用及对细胞粘附分子表达影响的研究"，山东省中医药科技发展计划资助项目，项目编号：2005-081，起止时间：2006—2011年，课题顺利完成。

9．"缺血性脑卒中恢复期证候要素辨证应用与综合治疗优化方案的研究"，2007年山东省中医药科技发展计划资助项目，项目编号：2007-147，起止时间：2008—2011年，课题顺利完成。

10．"老年充血性心力衰竭中医证型与心脏彩超相关性的研究"，山东省保健委员会计划课题，项目编号：2004-042，2009年9月通过省级鉴定，具有国内领先水平。

11．"性激素水平与血管性痴呆发病关系及中药干预效果的实验研究"，山东省中医药科技发展计划项目，项目编号：2003-115，起止时间：2003—2006，2006/10通过省级鉴定，具有国际先进水平。

12．"首乌益智灵对血管性痴呆的干预及其机理的研究"，山东省中医药科技发展计划项目，项目编号：98-26，起止时间：2002—2005，2005/12通过专家鉴定，达到国际领先水平。

三、国家发明专利

1．治疗血管性痴呆的药物及其制备方法，国家发明专利，专利号：ZL200510044869，7（第一位）。

2．一种治疗血管性痴呆的药物及制备方法，国家发明专利，专利号：201010299256，9（第一位）。

3．一种治疗脑梗死的药物及其制备方法，国家发明专利，专利号：CN201010298538，7，2011-01-26，（第一位）。

4．治疗慢性脑供血不足的药物及制备方法，国家发明专利，专利号：CN201010298549，5，2011-01-12（第一位）。

5．一种治疗慢性心功能不全的药物及制备方法，国家发明专利，专利号：ZL201010299266，2（第一位）。

四、新药研发

1．首乌益智胶囊已获国家食品药品监督管理局药物临床试验批件，批件号：2010L05010。院内制剂。

2．利咽袋泡剂，获得山东省食品药品监督管理局医疗机构制剂注册批件，批准文号：Z0120030129。

3．首乌益智胶囊，2007年12月获得山东省食品药品监督管理局医疗机构制剂注册批件，批准文号：Z20070013。

4．芪丹化瘀胶囊，获得山东省食品药品监督管理局医疗机构制剂注册批件，批准文号：鲁药制字Z201000121。

5．化瘀通脉颗粒，已获得山东省食品药品监督管理局医疗机构制剂注册批件，批准文号：Z201000121。

6．生脉养心颗粒，已获得山东省食品药品监督管理局医疗机构制剂注册批件，批准文号：Z20110007。

五、主要著作

1．《李长生名中医经验集》，2018年科学技术文献出版社出版。

2.《中西医结合中风病康复评定与治疗》，李长生教授任主审，2013年科学技术文献出版社出版。

3.《现代脑血管病的基础与临床》，李长生教授任主编，2007年吉林科学技术出版社出版。

4.《名老中医谈养生》，李长生教授任副主编，2005年军事科技出版社出版。

六、主要论文

1. 李长生，王荣霞，李军，等.首乌益智灵对血管性痴呆大鼠SOD、MDA作用的实验研究.光明中医，2005，10（20）：16.

2. 李长生，王荣霞，李军，等.首乌益智灵对血管性痴呆模型大鼠海马区神经元的影响.世界中西医结合杂志，2007，2（3）：145-148.

3. 李长生，王荣霞，李军，等.首乌益智灵对血管性痴呆模型大鼠脑组织SOD活性、MDA含量的影响.中国老年学杂志，2007，27（18）：1763-1765.

4. 李长生，李军，关新华，等.首乌益智胶囊治疗血管性痴呆80例临床研究.中国老年学杂志，2008，28（4）：369-371.

5. 李长生，杨晓妮.首乌益智胶囊对血管性痴呆大鼠星形胶质细胞生成的研究.中医学报，2009，8（24）：27.

6. 李长生，王运满，杨晓妮，等.首乌益智胶囊对血管性痴呆大鼠Notch/Delta信号通路HES1、Mash1、β-APPmRNA表达的影响.中医学报，2009，8（24）：35.

7. 李长生，杨晓妮，王荣，等.首乌益智胶囊对血管性认知障碍大鼠脑组织血管新生影响的实验研究.中医学报，2010，25（8）：120-122.

8. 李长生，杨晓妮，张志友，等.首乌益智胶囊对血管性痴呆大鼠Notch/Delta信号通路基因表达的影响.中医杂志，2010，51（7）：642-644，650.

9. 李长生，张志友，杨晓妮，等.首乌益智胶囊对血管性痴呆大鼠Notch/Delta信号通路Notch1、Jagged1基因表达的影响.中医杂志，2010，10（51）：248.

10. 李长生，杨晓妮，贺仆，等.首乌益智胶囊对血管性痴呆大鼠学习记忆及性激素水平的影响.中国老年学杂志，2010，30（6）：1549-1551.

11. Xiao-Ni Yang, Chang-Sheng Li, Chao Chen, et al.Protective effect of shouwu Yizhi decoction against vascular dementia by promoting angiogenesis.Chinese Journal of Natural Medicines，2017，15（10）：740-750.

12．Chao Chen，Guang-qing Cheng，Xiao-Ni Yang，et al.Tanshinol suppresses endothelial cells apoptosis in mice with atherosclerosis via lncRNA TUG1 up-regulating the expression of miR-26a.American Journal of Translational Research，2016，8（7）：2981-2991.

13．杨晓妮，李长生，陈超，等.化瘀通脉方对动脉粥样硬化模型兔NO、ET-1表达影响的研究.中国老年学杂志，2016，36（16）：3908-3909.

14．杨晓妮，师冉，程广清，等.李长生教授治疗慢性心功能不全临床经验.四川中医，2016，34（7）：21-23.

15．杨晓妮，李长生，陈超，等.首乌益智胶囊对血管性认知障碍大鼠脑组织超微结构观察的实验研究.中国医药，2015，10（1）：82-83.

16．杨晓妮，李长生，张志友.首乌益智胶囊对血管性痴呆大鼠星形胶质细胞生成的影响.江苏中医药，2012，44（2）：64-66.

17．杨晓妮，李长生，刘晓明.动脉硬化性脑梗死中医证型与颈动脉超声的相关性研究.江苏中医药，2011，43（10）：17-19.

18．李长生，杨晓妮，张志友，等.首乌益智胶囊对血管性痴呆大鼠Notch/Delta信号通路基因表达的影响.中医杂志，2010，51（7）：642-650.

19．杨晓妮，李长生，王运满，等.首乌益智胶囊对血管性痴呆大鼠Notch/Delta信号通路TACE、PS1mRNA表达的影响.上海中医药杂志，2010，44（4）：58-61.

第二节　主要课题研究介绍

首乌益智灵对血管性痴呆的干预及其机理研究

山东省中医药管理局资助项目（课题编号为98-26）

目的：研究首乌益智灵治疗血管性痴呆（VD）的效果及疗效机理，探讨VD的发病机制。

方法：临床研究：采用分层随机、单盲、西药对照设计方案，选择符合入选标准的病例120例，随机化分为两组，治疗组80例，对照组40例。治疗组给予首乌益智灵，

每次6粒，每日3次；2个月为一疗程，对照组口服脑复康，每次0.8g，每日3次。2个月为一疗程。观察药物对VD患者临床症状、认知能力、记忆力、日常生活能力的疗效，以及对血脂、血液流变学、脑血管平均血流速度的影响，同时进行安全性检测。结果表明，用首乌益智灵治疗后，患者临床症状、MMSE、ADL、HDS、WMS量表成绩较治疗前明显好转，其疗效优于西药对照组（$P<0.05$，$P<0.01$）；血脂、血液流变学指标、脑血管平均血流速度较治疗前有明显改善，与对照组比较，有显著差异（$P<0.05$，$P<0.01$）。首乌益智灵临床总有效率为71.25%，对照组为55%，两者比较，首乌益智灵临床总疗效明显优于对照组（$P<0.01$）。用药过程中未发生不良反应，治疗前后血常规、尿常规、大便常规、肝、肾功能等比较无显著差异（$P>0.05$）。首乌益智灵治疗血管性痴呆安全有效。药效学、毒理学实验研究：①药效学研究：动物实验进一步观察首乌益智灵对VD的疗效及作用机理。实验测定首乌益智灵对大鼠学习记忆能力、脑组织超氧化物歧化酶（SOD）活性、丙二醛（MDA）含量，脑组织海马区神经元形态，钙结合蛋白阳性神经元表达的影响。结果显示，首乌益智灵组大鼠的定位航行和空间探索试验测试成绩明显好于模型组和脑复康组，脑组织中SOD活性显著提高，MDA含量显著降低（$P<0.05$，$P<0.01$）。大鼠脑组织海马HE染色结果显示，首乌益智灵组海马CAI区神经元细胞形态规则，无明显缺血坏死表现。免疫组化染色结果表明，首乌益智灵组海马CAI区钙结合蛋白阳性神经元与模型组和脑复康组相比，有较多表达（$P<0.05$，$P<0.01$）。药效学印证了钙结合蛋白是肾精微观物质基础之一，肾精亏虚是VD的基本病机。验证了理论的正确性。②急性毒理学研究：小鼠一天给予本品120ml/kg，内容物＞2g/kg，其给药量达人服用量的276倍（本品成人每天服18粒，合0.26粒/kg），小鼠未出现明显的中毒反应，说明本品安全低毒临床拟用量安全。

结论：首乌益智灵能明显改善VD患者及VD模型大鼠智能；改善VD患者的临床症状、血脂、血液流变学、脑血管平均血流速度；能有效清除自由基，减少脂质过氧化物形成，拮抗过氧化损伤；对海马神经元的缺血性损伤有保护作用，能增加海马区钙结合蛋白阳性神经元的表达。

性激素水平与血管性痴呆发病关系及中药干预效果的实验研究

山东省中医药管理局研课题（课题编号为2003-115）

目的：研究性激素水平与血管性痴呆（VD）的发病关系，并揭示首乌益智灵对VD的干预机理。

方法：本研究运用动物实验方法，采用自身前后对照的方法，测定发生VD模型大鼠造模前后性激素水平的改变，研究性激素与VD的发病关系；并将VD模型大鼠随机分为3组，分别给予首乌益智灵、脑复康、生理盐水治疗，测定治疗后各组大鼠的认知能力及雌二醇、睾酮、孕酮水平，观察中药干预后性激素水平及大鼠认知能力的变化。

结果：VD模型雌鼠造模后雌二醇、孕酮水平明显低于造模前（$P<0.01$，$P<0.05$）；VD模型雄鼠造模后雌二醇水平明显高于造模前（$P<0.05$），而睾酮水平明显低于造模前（$P<0.05$）。首乌益智灵组VD雌鼠治疗后雌二醇、孕酮水平明显高于脑复康组、盐水组，低于假术组（$P<0.05$）；首乌益智灵组VD雄鼠治疗后雌二醇水平明显低于脑复康组、盐水组，高于假术组（$P<0.05$），而睾酮水平明显高于脑复康组、盐水组，低于假术组（$P<0.05$）。首乌益智灵组大鼠的定位航行和空间探索试验测试成绩明显好于脑复康组、盐水组（$P<0.05$）。

结论：性激素水平的失衡与VD的发病有关，其中雌鼠雌二醇、孕酮水平的下降与VD的发生有关，而雄鼠雌二醇水平升高、睾酮水平下降与VD发病有关。首乌益智灵可升高VD模型雌鼠降低的雌二醇、孕酮水平，降低VD模型雄鼠升高的雌二醇水平，升高降低的睾酮水平。调节VD模型大鼠体内性激素水平的失衡，这可能是其改善VD模型大鼠智能的机制之一。

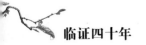

补肾活血中药对VaD大鼠星形细胞效应基因表达的影响

国家自然科学基金课题项目资助（项目批准号：30672744）

　　本研究通过离体实验和大鼠在体实验，选择星形胶质细胞（astrocyte）及其Notch/Delta信号通路为研究的切入点，以补肾活血中药首乌益智胶囊为干预手段，应用免疫组化染色、电镜技术、实时荧光定量PCR技术等方法，深入探讨了首乌益智胶囊对星形胶质细胞及其效应基因Notch/Delta信号通路基因表达的影响。探索性的研究了Notch/Delta信号通路在VD中的可能作用及机制，以及补肾活血中药在VD肾虚血瘀证中可能的作用靶点。体外试验将体外培养纯化并传代的AS，模拟星形胶质细胞"缺血-再灌注"损伤模型，观察AS形态变化、MTT值、细胞超微结构变化、实时荧光定量PCR检测Notch1、Jagged1、TACE、PS1、HES1、Mash1以及β-APP、Nestin基因的表达；研究结果表明：倒置相差显微镜下观察首乌益智胶囊组星形胶质细胞形态基本正常，缺血坏死表现较脑复康组、模型组明显好转；首乌益智胶囊组MTT值较脑复康组和模型组明显升高（$P<0.05$，$P<0.01$）；电镜下观察星形胶质细胞大部分细胞超微结构正常，较脑复康组、模型组缺血坏死表现明显好转；实时荧光定量PCR检测结果表明：首乌益智胶囊组Jagged1、TACE、PS1、HES1基因表达明显增高（$P<0.05$，$P<0.01$）。体内实验将Wistar大鼠随机分为假手术组、模型组、首乌益智胶囊组、脑复康组，采用改良的四血管阻断法建立VD模型，分组给予不同药物，测定各组大鼠学习记忆能力、GFAP免疫组化染色、实时荧光定量PCR检测Notch1、Jagged1、TACE、PS1、HES1、Mash1以及β-APP、Nestin基因的表达。实验结果表明：首乌益智胶囊组大鼠定位航行和空间探索实验测试成绩明显好于脑复康组和模型组（$P<0.05$，$P<0.01$）；免疫组化染色结果表明：首乌益智胶囊组GFAP有更多表达，GFAP平均光密度明显高于脑复康组和模型组（$P<0.05$，$P<0.01$）；实时荧光定量PCR检测结果表明：首乌益智胶囊组Notch1、TACE、PS1、HES1基因表达明显增高（$P<0.05$，$P<0.01$）。

　　结论：首乌益智胶囊可能通过激活Notch/Delta信号通路，促进神经干细胞向星形胶质细胞分化，使星形胶质细胞增殖活化，修复受损神经组织。

补肾活血中药对VCI-Notch/Delta信号通路对星形胶质细胞与血管发生效应的研究

国家自然科学基金课题项目资助（项目批准号：30873323）

目的：该研究以VEGF-Notch/Delta级联信号通路对血管新生的影响为研究的切入点，采用首乌益智胶囊对VCI模型大鼠进行干预，藉以阐明首乌益智胶囊治疗VCI的作用机制。

方法：动物实验以SD大鼠为实验对象，采用大脑中动脉缺血再灌注法建立血管性认知障碍动物模型。将120只大鼠经Morris水迷宫实验筛选出100只，随机分为假手术组、模型组、脑复康组、首乌益智组。造模后药物干预4周，Morris水迷宫试验检测各组大鼠行为学改变，HE染色及透射电镜观察脑组织形态学变化，免疫组化法检测第Ⅷ因子表达以观察缺血脑组织微血管密度的改变，实时荧光定量PCR检测VEGF-Notch/Delta级联信号通路上Notch4、Dll4、VEGF、VEGFR-2等基因表达。

结果：形态学观察，造模后海马锥体细胞缺失、线粒体肿胀、血管管壁变薄，首乌益智胶囊治疗后上述改变明显好转。Morris水迷宫实验，首乌益智胶囊组大鼠定位航行和空间探索实验测试成绩明显好于脑复康组和模型组（$P<0.05$，$P<0.01$）。缺血灶周围微血管密度方面，模型组、脑复康组、首乌益智组较假手术组依次升高；与脑复康组比较，首乌益智组差异无显著性（$P>0.05$）。血管性认知障碍模型大鼠脑组织VEGF、VEGFR-2、Notch4、Dll4水平较假手术组大鼠升高，差异有显著性（$P<0.01$，$P<0.05$）。除VEGFR-2外，首乌益智组大鼠脑组织VEGF、Notch4、Dll4表达升高，与脑复康组相比存在显著差异（$P<0.01$，$P<0.05$）。在首乌益智胶囊干预的VCI模型大鼠的VEGF和Dll4之间存在着显著正相关性。

结论：补肾活血法通过对VCI大鼠VEGF-Notch/Delta级联信号通路的调节，精确调节脑组织缺血灶及其周围组织的血管新生，对受损神经元产生营养和修复作用，从而有效纠正脑缺血导致的认知障碍。并且，对缺血脑组织血管新生的调节作用，首乌益智胶囊明显优于脑复康。

"多成分、多靶点、多途径，多系统、整体调节"已被公认为是中药的作用特点。寻找药物作用的靶向基因——明确药物作用的靶点和作用机制，是我们下一步重

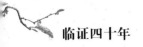

点研究内容之一，我们将以血管新生Notch/Delta信号通路为切入点，从基因组学和蛋白质组学阐释该药的作用机制。

化瘀克塞胶囊对脑梗死的作用及作用机理的研究

山东省自然科学基金项目（课题编号：Y2005C43）

目的：

1. 观察化瘀克塞胶囊对脑梗死急性期、恢复期患者的临床疗效。

2. 观察不同剂量化瘀克塞胶囊对大鼠局灶性脑缺血再灌注损伤的保护作用，同时探讨其可能的作用机制。

方法：

临床研究一：收集急性脑梗死病例70例，疗程为14天。按随机法分为化瘀克塞组37例，脑心通组33例，观察其对急性脑梗死患者神经缺损评分、日常生活能力积分及中医气虚血瘀证证候积分的变化及血清NSE的疗效，并进行安全性检测。

临床研究二：收集恢复期脑梗死病例60例，疗程为21天。按随机法分为化瘀克塞组30例，脑心通组30例，观察其对恢复期脑梗死患者神经缺损评分、日常生活能力积分及中医气虚血瘀证证候积分的变化及血脂、血液流变学、脑血流动力学的疗效，并进行安全性检测。

实验研究：采用改进的Zea Longa大脑中动脉内栓线阻断法（MCAO）制备大鼠局灶性脑缺血再灌注损伤模型。Wistar大鼠120只随机分为假手术组、模型组、脑心通组（0.48g/kg）、化瘀克塞胶囊高剂量组（0.76g/kg）、化瘀克塞胶囊低剂量组（0.38g/kg），每组24只。造模前7天开始灌胃给药，2次/日，假手术组与模型组则相应给予生理盐水。缺血2小时再灌注24小时后，行神经功能缺损评分，取血检测SOD、MDA、NO、ET、血小板P选择素、S100β含量，取脑行TTC染色测定缺血侧脑组织梗死面积；取脑组织行HE染色及免疫组化法分析化瘀克塞胶囊对ICAM、VCAM、HSP70蛋白表达的影响；RT-PCR法检测HSP70 mRNA表达的影响。

结果：

1. 临床研究结果

（1）化瘀克塞胶囊对急性期脑梗死的临床疗效：用化瘀克塞胶囊治疗后，患者临床症状、中医气虚血瘀证证候积分、神经功能缺损程度评分、ADL量表成绩较治疗前明显好转，其疗效优于西药对照组（$P<0.05$，$P<0.01$）；血清NSE较治疗前均有明显改善，与对照组比较，有显著差异（$P<0.05$，$P<0.01$）。化瘀克塞胶囊临床总有效率为86.5%。

（2）化瘀克塞胶囊对恢复期脑梗死的临床疗效：用化瘀克塞胶囊治疗后，患者临床症状、中医气虚血瘀证证候积分、神经功能缺损程度评分、ADL量表成绩较治疗前明显好转，其疗效优于西药对照组（$P<0.05$，$P<0.01$）；血脂、血液流变学、脑血流动力学各指标较治疗前均有明显改善，与对照组比较，有显著差异（$P<0.05$，$P<0.01$）。化瘀克塞胶囊临床总有效率为86.2%。

2．动物实验结果　大鼠局灶性脑缺血2小时再灌注24小时后，模型组与假手术组大鼠比较，出现明显的神经功能缺损体征，TTC染色示缺血侧脑组织梗死灶明显，HE染色显示脑组织有明显的缺血坏死表现，各剂量化瘀克塞胶囊和脑心通均可改善缺血大鼠的神经功能障碍，明显缩小脑梗死面积，神经细胞损伤程度也较模型组明显减轻（$P<0.05$，$P<0.01$），且化瘀克塞胶囊高、低剂量组明显与脑心通组有明显差异（$P<0.05$，$P<0.01$）。与假手术组比较，模型组血浆中MDA、内皮素（ET）含量、血小板P选择素表达、血清中S100β含量显著升高，脑组织ICAM蛋白表达、HSP70mRNA、HSP70蛋白表达均明显增强，血浆SOD、NO含量显著下降（$P<0.05$，$P<0.01$）；与模型组比较，各剂量化瘀克塞胶囊和脑心通均可降低脑缺血大鼠血浆中MDA、内皮素（ET）含量、血小板P选择素表达、血清中S100β含量显著升高及脑组织ICAM蛋白表达、HSP70mRNA、HSP70蛋白表达，升高血浆SOD、NO含量（$P<0.05$，$P<0.01$）；与脑心通组比较，化瘀克塞胶囊高、低剂量组与脑心通组有明显差异（$P<0.05$，$P<0.01$），且化瘀克塞胶囊高、低剂量组之间比较有明显差异（$P<0.05$）。

结论：

1．化瘀克塞胶囊能明显降低急性期、恢复期脑梗死患者神经缺损评分，提高日常生活能力，明显减轻气虚血瘀证证候积分，降低血清神经元特异性烯醇化酶的浓度，改善血脂、血液流变学、脑血流等指标，化瘀克塞胶囊对脑梗死气虚血瘀证具有较好的治疗效果。

2．化瘀克塞胶囊预处理可以改善大鼠脑缺血损伤后的神经功能缺损，明显缩小脑梗死范围，对大鼠局灶性脑缺血损伤有良好的脑保护作用。化瘀克塞胶囊的脑保护作用机制可能与其降低脑缺血大鼠血浆中MDA、内皮素（ET）含量、血小板P选择素表达及血清中S100β含量，降低细胞间黏附分子表达，升高SOD、NO的含量有关。化瘀

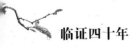

克塞胶囊预处理可使 HSP70表达下降，可能与化瘀克塞胶囊对脑缺血的保护作用减轻了应激反应有关。

3. 化瘀克塞胶囊的治疗作用呈现一定的量效关系。

化瘀克斑胶囊对脑动脉硬化症的作用及对细胞黏附分子表达的影响

山东省中医药管理局资助项目（课题编号：2005-081）

目的：探讨化瘀克斑胶囊治疗脑动脉硬化症痰瘀互阻证的临床疗效和作用机理。

方法：临床研究共收集病例60例，疗程为8周。按随机法分为化瘀克斑胶囊组30例，脑心通组30例，观察其对脑动脉硬化症患者中医痰瘀互阻证证候积分的影响，并进行血脂、血液流变学、血清同型半胱氨酸（HCY）、经颅多普勒（TCD）检测。实验研究取雄性健康新西兰大耳白兔40只，随机分为四组：空白组、模型组、脑心通组、化瘀克斑胶囊组，每组10只。采用免疫损伤加高脂饲料喂养方法建立兔脑动脉硬化模型，在实验不同阶段动脉超声观察兔动脉病变，并测定模型兔血脂、血清NO、血浆ET-1水平及血清超氧化物歧化酶（SOD）活力、丙二醛（MDA）含量，免疫组化法测定腹主动脉平滑肌ICAM-1和颈动脉血管细胞黏附分子-1（VCAM-1）阳性表达，光镜下观察颈动脉病理变化。研究结果表明，用化瘀克斑胶囊治疗后，患者临床症状较治疗前明显好转，其疗效优于西药对照组（$P<0.05$，$P<0.01$）；血脂、血液流变学指标、HCY水平、脑血流动力学指标较治疗前均有明显改善，与对照组比较，有显著差异（$P<0.05$，$P<0.01$）。化瘀克斑胶囊临床总有效率为86.7%，对照组为73.3%，两者比较，化瘀克斑胶囊临床总疗效明显优于对照组（$P<0.05$）。用药过程中未发生不良反应，治疗前后血常规、尿常规、大便常规、肝、肾功能等比较无显著差异（$P>0.05$）。由此可见，化瘀克斑胶囊治疗脑动脉硬化症安全有效。

动物实验研究主要做了药效学的研究，主要内容为化瘀克斑胶囊对血脂、血清NO、血浆ET-1水平及血清超氧化物歧化酶（SOD）活力、丙二醛（MDA）含量的影响；免疫组化法对腹主动脉平滑肌ICAM-1和颈动脉血管细胞黏附分子-1（VCAM-1）阳性表达进行了测定；并且光镜观察了化瘀克斑胶囊对血管内皮的影响。经过开展多层次、多靶点、深入系统的研究，最后进行了实验研究总结，撰写了实验研究报告。

研究结果表明：化瘀克斑胶囊能够调节模型兔的血脂水平，升高血清NO水平，降低血浆ET-1水平，提高血清SOD活力，降低血清MDA含量（$P<0.05$，$P<0.01$）；免疫组化法测定化瘀克斑胶囊可显著降低腹主动脉平滑肌ICAM-1和颈动脉VCAM-1阳性表达（$P<0.05$，$P<0.01$）；光镜观察化瘀克斑胶囊较脑心通组能够明显减轻颈动脉粥样硬化病变程度（$P<0.05$，$P<0.01$）。

结论：

1. 化瘀克斑胶囊对脑动脉硬化症痰瘀互阻证具有较好的治疗效果。

2. 化瘀克斑胶囊治疗脑动脉硬化症的作用机制可能与调节模型兔血脂水平、改善血管内皮功能、减轻自由基损伤、抑制动脉ICAM-1与VCAM-1表达有关。临床研究和实验研究证明，化瘀克斑胶囊治疗脑动脉硬化症不仅具有显著的临床疗效，而且具有可靠的药理药效学基础，为中医药防治脑动脉硬化症提供了新思路、新方法，有重要的使用价值和理论意义。

缺血性脑卒中恢复期证候要素辨证应用与综合治疗优化方案

山东省中医药科技发展计划资助项目（课题编号：2007-147）

目的：以证候要素应证组合理论为指导，通过文献研究和专家咨询，提取缺血性脑卒中恢复期的证候要素，运用多元统计方法，总结证候要素的应证组合规律，并确定基本证型，初步确立缺血性脑卒中恢复期的证候诊断标准；并筛选确定治疗证候要素的常用中药，为临床研究中的据证组方提供依据。以中医、西医等疗法为治疗方案，按照随机对照试验（randomiazed controlled trail，RCT）的原则开展临床研究，系统评价综合治疗方案的疗效。

方法：

1. 通过现代文献研究，对符合要求的缺血性中风恢复期的证候和证候要素进行规范统计。

2. 通过专家问卷调查，按照"平均序数"方法将各证候要素的诊断指标进行排序，建立了基于专家经验的缺血性中风恢复期证候诊断量表。

3. 将现代文献中符合标准的中药进行分类统计，并对每一类所包含的中药进行频

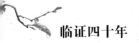

次、药味数，以及对所涉及的全部中药的性、味、归经进行统计。

4．临床研究一：随机收集符合条件的缺血性中风恢复期患者83例。分两部分进行。第一部分，从依据传统中医四诊收集的症状、体征中，提取证候要素，再从证候要素组成的证候中提取出基本证型；第二部分，针对主要证候要素和主要基本证型与HCY、FIB、LPa、LDL、TC、TG的相关性进行统计分析，将具有某一证候要素或者基本证型的病例列为一组，余不具有该证候要素或者该基本证型的病例为其对照组，同时采用单因素方差分析和Logistic回归分析两种统计方法，以确定该证候要素或者基本证型的危险因子及危险度，探讨其内在机制。

5．临床研究二：随机收集符合条件的缺血性中风恢复期患者病例60例，疗程为21天。按随机法分为化瘀克塞方组30例，脑心通组30例，观察其对缺血性中风恢复期患者神经功能缺损评分、证候体征评分及气虚、血瘀证积分的变化，并对血浆纤维蛋白原进行观察。

结果：

1．文献研究发现缺血性中风恢复期最常见的4种证候依次是气虚血瘀证、肾虚痰瘀互阻证、肝肾阴虚，痰瘀互阻证、气阴两虚，痰瘀互阻证，可覆盖大多数病例。证候要素中病位在脑、肾、肝、脾。通过专家问卷确定以下15种证候要素：实性证候要素：血瘀、痰浊、气滞、寒凝、腑实、肝阳上亢、风痰、湿；虚性证候要素：气虚、阳虚、阴虚、肝阴虚、肾阴虚、肾阳虚、脾虚。其中，实性证候要素以血瘀、痰浊、气滞、腑实、寒凝为主；虚性证候要素以气虚、阴虚、阳虚、肝阴虚、肾阴虚、脾虚为主要证候要素。专家问卷调查结果和文献调研的结果基本一致。

2．通过研究，提取出的基本证型共11种，其中气虚血瘀、气虚痰浊、痰瘀互结为主要基本证型。气虚的危险因子为LDL的降低；血瘀的危险因子依次是高LDL、高LPa；痰浊的危险因子依次是高TC、高LDL；阴虚的危险因子为HCY的降低；气滞的危险因子依次是高LDL、高HCY；热蕴的危险因子依次是高FIB、高LDL；气虚血瘀的危险因子是高LPa；痰瘀互结的危险因子依次是高LDL、高FIB、高Lpa和高TC；气虚痰浊与非气虚痰浊间无明显差异，未能在所观察的指标中确定气虚痰浊的危险因子。

3．研究发现　缺血性中风恢复期常用中药以活血化瘀药和补虚药为主，其使用频次较高；其次是平肝息风药、清热药；止血药、消食药、化湿药使用较少。补虚药以补气药黄芪使用频次最高；活血化瘀药以川芎、红花、丹参、桃仁使用频次较高。药性多以温、平为主；药味使用中以甘、苦、辛性药物明显多于其他；药物归经以肝经为最多。临床研究表明：化瘀克塞方能明显降低缺血性中风恢复期患者神经功能缺损评分，明显减轻气虚血瘀证积分，降低血浆纤维蛋白原含量。

结论：

1. 缺血性中风恢复期的证候要素是有限的。缺血性中风恢复期的证候要素组合中，单因素证血瘀最多，其次为气虚；双因素证以气虚＋血瘀最多，其次为血瘀＋痰浊；三因素证以气虚＋血瘀＋痰浊最多，其次为肾虚＋血瘀＋痰浊；证候要素间的组合形式反映了证候要素之间存在关联。

2. 主要证候要素及基本证型与HCY、FIB、LPa、LDL、TC的水平有一定相关性，各项指标在此之间有较明显的差异，可以作为缺血性中风恢复期辨证论治的客观依据。

3. 缺血性中风恢复期以气虚血瘀为主要病机，气虚、血瘀为主要证候要素。

4. 临床用药多以甘温、辛平、苦平、辛温等为主，重视治肝在缺血性中风恢复期治疗中的作用。

5. 化瘀克塞方对缺血性中风恢复期气虚血瘀证具有较好的治疗效果。

老年充血性心力衰竭中医证型与心脏彩超相关性的研究

山东省保健委员会资助（课题编号：2004042）

目的：探讨充血性心力衰竭中医证型与心脏彩超、BNP及六分钟步行试验等指标的相关性，并对气阴两亏证应用生脉宁心颗粒治疗，观察治疗前后的彩超变化及其他指标变化，并与对照组进行比较，进一步验证相关性研究的正确性、可靠性。

方法及结果：

1. 相关性研究

（1）研究方法：研究设计采用分层、分配、单盲的原则：观察组74例心力衰竭患者均根据《中药新药临床研究指导原则·中药新药治疗心力衰竭的临床研究指导原则》中医证候诊断标准进行辨证分型，分为心肺气虚组、气阴两亏组、气虚血瘀组、心肾阳虚组4组，另设正常对照组13例。

对4组患者分别以心脏彩超、血浆BNP及六分钟步行试验等指标进行观察，随后进行两两比较，然后分别与正常对照组比较，探索各个证型之间的心脏彩超、血浆BNP

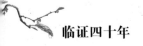

及六分钟步行试验等指标的变化规律。

（2）研究结果：结果表明，左室舒张末期内径心肾阳虚组均大于其他四组，有显著性差异（$P<0.01$）；气阴两亏组大于心肺气虚组，有显著性差异（$P<0.05$）。左室收缩末期内径各证型组均大于正常对照组，有显著性差异（$P<0.01$）；而心肾阳虚组又均大于其他各证型组，有显著性差异（$P<0.01$）；心肺气虚组小于气虚血瘀组及气阴两亏组，有显著性差异（$P<0.05$、$P<0.01$）。

右室内径心肾阳虚组、气虚血瘀组大于气阴两亏组、正常对照组，有显著性差异（$P<0.01$）；心肾阳虚组、气虚血瘀组大于心肺气虚组，有显著性差异（$P<0.05$）；心肺气虚组大于气阴两亏组，有显著性差异（$P<0.05$）。左房内径各证型组均大于正常对照组，有显著性差异（$P<0.01$）；心肾阳虚组大于气阴两亏组、心肺气虚组，有显著性差异（$P<0.01$、$P<0.05$）。

室间隔厚度各组间无显著性差异（$P>0.05$）。左室后壁厚度心肾阳虚组、气阴两亏组大于正常对照组，有显著性差异（$P<0.05$）。

左室肌重心肾阳虚组均大于其他各组，有显著性差异（$P<0.01$）。左室重量指数心肾阳虚组均大于其他各组，有显著性差异（$P<0.01$）。

左室舒张末期容积心肾阳虚组均大于其他各组，有显著性差异（$P<0.01$）；气阴两亏组大于心肺气虚组，有显著性差异（$P<0.05$）。左室收缩末期容积心肾阳虚组均大于其他各组，有显著性差异（$P<0.01$）；气虚血瘀组、气阴两亏组、心肺气虚组大于正常对照组，有显著性差异（$P<0.01$）；气虚血瘀组、气阴两亏组大于心肺气虚组，有显著性差异（$P<0.05$、$P<0.01$）。

左室舒张末期容积指数心肾阳虚组均大于其他各组，有显著性差异（$P<0.01$）。左室收缩末期容积指数心肾阳虚组均大于其他各组，有显著性差异（$P<0.01$）；气虚血瘀组、气阴两亏组、心肺气虚组大于正常对照组，有显著性差异（$P<0.01$）；气阴两亏组大于心肺气虚组，有显著性差异（$P<0.01$）。

左室射血分数各证型组均小于正常对照组，有显著性差异（$P<0.01$）；心肾阳虚组小于气阴两亏组、心肺气虚组，有显著性差异（$P<0.01$）；气虚血瘀组、气阴两亏组小于心肺气虚组，有显著性差异（$P<0.01$）。短轴缩短分数各证型组均小于正常对照组，有显著性差异（$P<0.01$）；气虚血瘀组小于心肾阳虚组、气阴两亏组、心肺气虚组，有显著性差异（$P<0.01$）；气阴两亏组小于心肺气虚组，有显著性差异（$P<0.05$）。

心搏量、心排出量、心脏指数心肾阳虚组、正常对照组均大于其他各证型组，有显著性差异（$P<0.01$）。

EV/AV气虚血瘀组、气阴两亏组、心肺气虚组小于正常对照组，有显著性差异（$P<0.01$）；心肺气虚组小于心肾阳虚组，有显著性差异（$P<0.05$）。

血浆BNP水平各证型组均大于正常对照组，有显著性差异（$P<0.01$）；心肾阳虚组大于其他各证型组，有显著性差异（$P<0.01$）；气虚血瘀组、气阴两亏组大于心肺气虚组，有显著性差异（$P<0.01$）。

六分钟步行试验各证型组均小于正常对照组，有显著性差异（$P<0.01$）；心肾阳虚组小于其他各证型组，有显著性差异（$P<0.01$）；气虚血瘀组、气阴两亏组小于心肺气虚组，有显著性差异（$P<0.01$）。

2．生脉宁心颗粒治疗气阴两亏证的验证研究

（1）研究方法：研究设计采用分层随机分配、单盲、西药对照，以年龄、性别、病情程度为分层因素，随机抽取45例气阴两亏型心力衰竭患者进行药物干预治疗。随机划分为治疗组、对照组。观察治疗前后疗效及各项指标改善的情况，并与对照组对比。以方测证，验证前述相关性研究的准确性。

①治疗组30例，给予基础治疗（培哚普利叔丁胺片4mg、1次/日，酒石酸美托洛尔12.5mg、3次/日，氢氯噻嗪25mg、1次/日，螺内酯20mg、1次/日）同时加用生脉宁心颗粒。方药组成：人参、麦冬、五味子、当归、虎杖、淫羊藿等。温开水冲服，一次一袋，3次/日。28天为一个疗程，3个疗程后结束观察。

②对照组15例，口服培哚普利叔丁胺片4mg、1次/日，酒石酸美托洛尔12.5mg、3次/日，氢氯噻嗪25mg、1次/日，螺内酯20mg、1次/日。28天为一个疗程，3个疗程后结束观察。

（2）研究结果：治疗组治疗前后患者各腔室结构无明显变化。治疗后左室收缩、舒张功能均明显好转。左室射血分数、短轴缩短分数治疗后较治疗前明显提高（$P<0.01$）。心搏量、心排出量治疗后较治疗前明显提高（$P<0.01$），心指数治疗后较治疗前明显提高（$P<0.05$）。EV/AV治疗后较治疗前明显提高（$P<0.01$），血浆BNP水平治疗后明显降低（$P<0.01$）。治疗后较治疗前证候分级量表积分、心力衰竭积分、明尼苏达生活质量调查表积分、NYHA心功能分级及六分钟步行试验比较均有明显改善（$P<0.01$，$P<0.05$）。

治疗组较对照组患者各腔室结构无明显变化；左室射血分数、短轴缩短分数、心搏量、心排出量、心指数治疗组较对照组明显提高（$P<0.01$，$P<0.05$）；EV/AV治疗组较对照组明显提高（$P<0.01$）；血浆BNP水平治疗组较对照组明显降低（$P<$

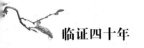

0.01）；治疗组较对照组证候分级量表积分、心力衰竭积分、明尼苏达生活质量调查表积分、NYHA心功能分级及六分钟步行试验等均明显改善（$P<0.01$，$P<0.05$）。

李长生临床经验、学术思想研究

山东省中医药科技发展计划项目课题（编号：2011-192）

李长生教授是全国第五批、第六批、第七批老中医药专家学术经验继承指导老师，山东十大名老中医。本课题对李长生教授的学术思想和临床经验进行了系统梳理与总结。

第一，采用跟师学习、文献整理、录音、录像、计算机处理等方法，全面收集整理李长生教授在以往临床教学、科研中所发表的论文、著作、教学手稿、医案记录及科研成果，通过现代信息技术所提供的手段进行文字或图像处理，并存档建库，对李长生教授的诊疗经验、辨证论治特色、学术思想、成才之路、读书心得等进行全面系统的总结，将所得资料进行综合分析、归纳研究，从中提炼其学术思想，提交李长生学术思想总结报告一份。

第二，围绕李长生教授成才的历史文化背景、个人求学过程等，通过深度访谈、医话、谈心等形式，通过李长生教授讲述的心得体会和提供的相关书籍、论文等资料，拍摄生活、工作音像资料，提交李长生教授成才之路总结报告。

第三，本课题在李长生教授的大力支持下，收集了大量李老师的学术著作、论文、临床医案、手稿原始资料，还包括其学术继承人员的跟师笔记、医案整理、读书临证心得等，并通过现代信息技术所提供的手段进行文字或图像处理，并存档建库，进行了系统分析、挖掘整理，重点选择李长生教授擅长治疗的3个常见病、疑难病进行系统的总结研究，并形成中风病、痴呆、眩晕的临床诊疗方案，以便推广应用于临床。

第四，对典型医案进行了分析整理。期间完成论文7篇、著作1部，培养硕士研究生2名，为培养中医后备人才队伍创造了机遇。

本课题通过传统方法和现代方法相结合、回顾性研究与前瞻性研究相结合的方法啊，对李长生教授独到的临床经验、鲜活的学术思想进行分析挖掘，以寻求个性经验中的共性规律总结，进而提升其学术思想的理论内涵，从鲜活的临证经验中吸取营养，是继承发扬中医药独具特色的理论体系和临证诊疗技能，培养造就青年中医、提高中医临床服务水平的中药环节，也是推动中医学术进步和理论创新的迫切需要，有广阔的推广前景。

第三节 院内制剂介绍

首乌益智胶囊

一、立题目的

血管性痴呆（VD）是因脑血管疾病所致的智能及认知功能障碍的临床综合征，是老年人多发病和疑难病。西方国家VD发病率占所有痴呆的15%～20%；在我国该病的发病率更高，是仅次于老年性痴呆（alzheimer）的第二位痴呆，给家庭和社会带来沉重的负担。对血管性痴呆及时有效的治疗可以控制病情发展、改善患者的生存质量，减轻家庭和社会的负担。因此，血管性痴呆的防治已受到医学界的广泛重视。目前，该病的治疗尚未发现特效方药。中医药对本病的治疗具有许多独特的疗法和优势，治疗血管性痴呆的中药虽然为数不少，但由于各地患者较多，不能满足市场的需求。因此，研制该制剂具有实际临床意义。本次申请注册的医疗机构制剂处方"首乌益智方"是李长生教授多年临床经验的总结，是以中医药理论为指导，从治疗血管性痴呆的长期临床实践中，总结出来的临床有效经验方，通过10余年的临床观察，证明该制剂对血管性痴呆具有独特的疗效。同时本医疗机构制剂申报注册也将为市场需求提供一个治疗血管性痴呆的新制剂，而且本制剂具有临床疗效确切、工艺简便、服用方便、价格便宜等优点，该药物针对血管性痴呆的病机、病因及生理特点进行了组方配伍，治疗血管性痴呆的大量临床病例，表明本方具有补肾填精、化瘀通窍之功效，对血管性痴呆具有很好的治疗效果，获得了广大患者的信赖，深受患者的欢迎。为充分挖掘传统中医药文化，大力发挥该方的优势，保证药物质量和临床疗效，方便患者服用，规范该制剂制备工艺，保证临床用药的安全性、有效性和质量可控性，按山东省《医疗机构制剂注册管理办法（试行）》实施细则的有关技术要求进行了各项基础试验并获得相关数据和结果，将其研发成"首乌益智胶囊"制剂申请注册医疗机构制剂。

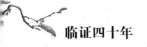

二、处方组成

制首乌500g，益智仁100g，黄芪300g，天麻粉60g，丹参240g，生水蛭粉30g，生地龙粉60g，银杏叶提取物40g，石菖蒲100g，川芎180g。

三、处方来源

本处方为山东省千佛山医院中医科李长生主任医师在10余年治疗VD的临床中总结出来的有效经验方。本方根据长期临床实践，并以中医理论为指导，结合中西医对VD的研究成果，提出肾精亏虚、瘀血阻络是VD的发生基础，脑髓不足、神机失用为VD的基本病机，据此确立补肾益精、活血化瘀为治法，精心选药配伍确定的。经临床病例的系统观察，表明采用本方剂治疗VD具有补肾填精、化瘀通窍之功能，对VD及由此而引起的智能减退、神情呆滞、性情孤僻、言语不利、愚笨迟钝等症具有较理想的治疗效果。

四、处方的理论依据

血管性痴呆（vascular dementia，VaD）是因脑血管疾病所致的智能及认知功能障碍等的临床综合征。VD的发病肾精亏虚是其本，瘀血阻络是其标，脑髓不足、神机失用是其基本病机。

1. 肾精亏虚是发病之本　肾精充则神明，精是构成人体和维持人体生命活动的基本物质基础，是全身脏腑的功能和物质基础。精包括先天之精和后天之精。先天之精禀受于父母，为生命的原动力。后天之精是人体摄入的饮食通过脏腑的功能活动化生。尤其以脾胃运化生成的水谷精气最为重要，其转输到五脏六腑，是各脏腑之精的重要部分。脏腑之精充盛，既能保障自身生理活动的需要，又可将脏腑生理活动中化生的精气通过代谢平衡后的剩余部分，藏之于肾。先后天之精相互依存，相互为用，相辅相成，均归于肾，共同推动正常的脏腑功能活动。

肾为先天之本，贮藏精气。《灵枢·脉经》言："人始生，先成精，精成而脑髓生。"脑为元神之府，灵机记忆皆出于脑，髓乃其功能的物质基础。脑髓的生成有赖于肾精化生。肾藏精、生髓，脑为髓之海。肾中精气充盈，髓生化有源，髓海得养，则脑之功能健全，精力充沛，耳聪目明，思维敏捷，动作灵巧，正如《内经》《素问·灵兰秘典论》所言："肾者，作强之官，技巧出焉。"故肾精充则神明。

肾精亏则神呆，肾为水火之脏，内藏真阴真阳，皆以肾精为基础。精气虚损，或伤及阴，或伤及阳。伤于阴者肾之阴精不能上济于心、下滋肝木，正如《医方集解》所言："肾精不足，则志气衰，不能上通于心，故迷惑善忘。"精损及阳者，火不生土，脾肾阳虚，湿浊不化，酿生痰湿，痰随气升，蒙蔽脑窍，而致痴呆昏乱，即所谓"脑髓纯则灵，杂则钝"。

中老年人肾精日亏。肾精亏虚不能生髓，髓减脑空，神机失用而致痴呆。正如《医林改错·脑髓说》曰："年高无记忆者，脑髓渐空"；《医学心悟》说："肾主智，肾虚则智不足。"肾精亏，五脏功能受损，后天之精运化失常，清气不得上承，滋养脑髓，肾精不足，血脉失于濡养，脑髓血脉俱损，则神明不利。

2. 瘀血阻络是发病之标　血液是神志活动的主要物质基础，具有滋养脑髓的作用。血行于脉中，脉管通畅是血液正常循行的前提条件。血脉承载气血津液，发挥着滋养脑髓的作用，肾精可直接化生为血脉之精，调摄血脉的功能，肾精与血有着密切关系，精可化血，血能养精，精血同源。元气根于肾发挥气化作用，促进血液生成。"瘀"形成的基本病理过程归纳起来可概括为"瘀滞内结""血液离经""血液污秽"三个方面。其形成的原因主要有：寒（包括六淫之外寒及阳虚之内寒）、热（包括外感热邪和阴虚之内热）、气（气滞、气虚）、血（包括生血乏源和慢性耗血等）。更为重要的是，湿阻、痰凝、水停日久均可通过阻碍气机导致瘀血的产生。痰是病理产物又是致病因素，其生成多因肾精亏虚、阴损及阳、脾肾阳虚、脾阳不得温煦，运化失职，湿浊不化，酝生痰湿。痰湿阻滞经络，则血液运行迟缓涩滞或痰浊留聚血脉致血液污秽而为瘀血，瘀血阻络，脑脉不通，失于濡养，脑髓受损，使脑之功能减退，神明不利，灵机失用，则发为痴呆。

3. 脑髓不足、神机失用是基本病机　《素问·六节脏象论》曰："肾者，主蛰，封藏之本，精之处也。"《灵枢·本神》也指出"肾藏精"。故肾的主要生理功能是藏精。其来源有二：一是受之于先天，与生俱来。二是来源于后天的充养，水谷精微所化，受之于五脏，即所谓"肾者主水，受五脏六腑之精而藏之"（《素问·上古天真论》）。水谷（清气）在五脏功能作用下化为气血，气血周流五脏，化生五脏之精，其中肾气则化生为肾精。而肾气属脏腑之气的一部分，也可以由肾精所化生，即《素问·阴阳应象大论》所说："精化为气。"精足则气充，就可发挥其推动、固摄、营养、气化、温煦和防御的生理功能。《灵枢·经脉》中说："人始生，先成

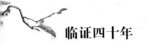

精，精成而脑髓生。"肾还有主骨生髓通脑的生理功能。肾藏精，精生髓，髓充养于骨而"诸髓者皆属于脑"（《素问·五脏生成篇》）。若后天脾胃不足，水谷不运，气血津液无以化生，或五脏功能失调，气机不利，清气不得上承，气不化精，无以滋养脑髓，神明不利则发为痴呆。正如《医学心悟》说："肾主智，肾虚则智不足。"

4. 补肾填精、化瘀通窍是治疗血管性痴呆的基本治法　肾精亏虚，则脑髓失充，心无所虑、精明失聪、神无所依而使理智活动、记忆性减退，出现迷惑愚钝，动作笨拙，反应迟钝，发为痴呆。瘀血阻络，血脉不畅，致脑髓失养，神机失用，亦可发为痴呆。血管性痴呆虚实兼夹多见，肾精亏虚为本，瘀血阻络为标。临床上治疗血管性痴呆（VD），当以标本兼治，攻补兼施为治则，以补肾填精、化瘀通窍为基本治法，并贯穿于治疗的始终。肾中精气为人体阴阳之本，精气不足，常有阴阳之偏颇，故在治疗用药上应根据阴阳互根之理，或补阳以配阴，或补阴以配阳。肾为五脏之根，治他脏之虚时，当不离乎益肾，或温肾健脾，或滋水涵木、滋肾养心等。活血化瘀当辨其原因，灵活采用益气活血、理气活血、化痰活血等治法。治标不外行气、活血化瘀，由于本病虚实夹杂多见，所以临床用药时应注意补虚而不忘祛邪、祛邪而不忘扶正，可根据其虚实轻重缓急而有所侧重。

五、按君、臣、佐、使分析处方配伍

本病的基本病机脑髓不足，神机失用。其发病的基础是肾精亏虚，瘀血阻络。病理特征以虚为本，以实为标，且常见虚实夹杂，临床上变化复杂。其虚者，有因精而虚者，有精固气而虚者，又有阴阳相失不相济者，根据本病发病及病理机制特点，采用苦甘涩微温，阴不甚滞，阳不甚燥，得天地中和之气，专入肝肾的何首乌，补益肝肾、益精生髓为君药。《本草纲目》曰："此物气温味苦涩，苦补肾，温补肝，涩能收敛精气所以能养血益肝、固精益肾、健筋骨、乌须发，为滋补良药。"益智仁辛温醒脾益胃，使脾气升，胃气降。运化功能重建，使血脉充，精髓生。正如杨士瀛《仁斋直指方》"此为温煦以助阳和而斡旋大气，则能进食"。本方辅以益智仁补肾阳，温肾经，收敛固精，助君药补肾益精填髓。黄芪功专补气升阳，为补脾益气之良药，对脾气虚弱，运化失健，气虚血亏，血行不畅等均为首选药。天麻甘平入脾肾肝胆经。《本经》"……久服益气力、长阴、肥健、轻身、增年。"《日华子本草》"助阳气，补五劳七伤，通血脉开窍。"助何首乌补益肝肾，生精填髓。三药合用，脾肾同治，精血双补为臣药，而且益智，辛温助阳。《本草纲目》"益智行阳退阴之药也，三焦、命门气弱者宜之。"黄芪补气升阳，《药品化义》"黄芪，性温能升阳"。二药与滋补、养血、益精药首乌、天麻配伍含"阳中求阴""阴中求阳"之意。丹参味苦，性微寒，活血祛瘀，养血安神。《滇南本草》"补心定志，安神宁心，治健忘怔忡，惊悸不寐"方中助君药养血醒神。《本草正义》"丹参专入血分，其功在于活血行血。内之达脏腑而化瘀滞……外之利关节而通脉络，与臣药益智仁、黄芪相配加强行气活血功能"，正如《本草正义》指出："详核古人主治，无一非宣通运行之效，而其所以能运行者，则必有温和之气，方能鼓荡之、振动之……"水蛭，咸苦平，破血逐瘀通络。《本草汇言》"水蛭逐恶血、瘀血之药也"。《本草经百种录》"水蛭最善食人之血，而性又迟缓善入，迟缓则生血不伤，善入则坚积易破，借其力以攻积久之滞，自有利而无害也"。所以水蛭特点是专入血分而药力迟缓，其入血分则长于逐瘀，性迟缓而不伤正气。因此借其破瘀而不伤气血之功，剔除脑络新旧瘀血，使瘀除络通，祛杂致纯，脑窍复开。地龙味咸、性寒，入肝、脾、膀胱经，既有息风止痉、通络止痛，又能治气虚血滞、经络不利，与水蛭合用疏通血脉、驱逐脏腑经络之瘀血，祛瘀生新，上三味共为佐药，助君药养血益精，配温肾升阳之臣药生血载气、活血化瘀，以促化源助生精填髓。石菖蒲、银杏叶亦为佐药，石菖蒲芳香气胜，辛温行散之力较强，为行气通窍之佳品，既能芳香化湿、醒脾健胃，又能理气活血、化浊祛痰、启闭开窍。借黄芪益智补气升阳、温补肾阳之力，温肾暖脾之力大增，使脾能健运，胃能和降，后天化源充足，先天得以充养，共助君药益心智、聪耳目。银杏叶甘、苦、涩、平，据《食疗本草》记载银杏叶可用于心悸怔忡、肺虚咳喘等病症。近代用于痴呆有一定功效。川芎味辛性温，其气芳香走窜，能升能降，善于行散开郁，功擅通行血脉。金代张元素概括其功用特点"上行头目，下行血海"。《本草纲目·卷十四·川芎》称本品为"血中气药"。川芎在方中为使药，畅血中之元气。使气顺血活，助诸药发挥作用。

全方通补结合，补而不滞，诸药配合，滋补温养精血，通行血脉，共奏补肾填精，化瘀通窍之功能。

六、制备工艺先进，质量可控

根据方中各味中药所含主要有效成分的理化性质，运用现代研究的最新成果，充分提取了各药物的有效组分，加工制成胶囊剂，制备工艺先进合理，并制订了质量标准及起草说明，采用薄层色谱法对处方中的6味药物进行了鉴别，采用HPLC法对处方

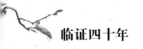

君药何首乌中的大黄素进行了含量测定，制订了含量限度。经多批样品质量检验和稳定性试验考察，产品合格，质量稳定。

七、主要药效学的研究

根据首乌益智胶囊的功能主治，对其进行了动物学习记忆能力（记忆获得、巩固、再现）、血管性痴呆、血瘀、免疫、自主活动等主要药效学实验。结果表明：首乌益智胶囊能明显延长东莨菪碱致记忆获得障碍小鼠的跳台反应潜伏期，减少错误的次数；能延长酒精致记忆再现障碍小鼠的跳台反应潜伏期，明显减少错误的次数；能明显延长亚硝酸钠致记忆巩固障碍小鼠的避暗反应潜伏期、减少其犯错误的次数，该作用优于脑复康片。并能明显改善痴呆大鼠学习能力，能明显增加痴呆大鼠脑组织中的SOD活力、明显减低MDA含量，对TchE也有一定的降低趋势，能明显的降低血瘀大鼠全血黏度的作用，能明显增加免疫低下小鼠的白细胞数、增加碳粒廓清指数，对小鼠自主活动无明显影响，表明首乌益智胶囊具有明显的增强记忆、改善血瘀状态、增强免疫的功效。

八、毒理学的研究

对首乌益智胶囊进行了急性毒性和长期毒性试验，急性毒性试验测得本品小鼠灌胃的最大给药量在30.4g/kg，为临床拟用剂量的316.7倍，未见急性毒性反应。长期毒性试验以临床拟用量的60倍、30倍、15倍给大鼠灌胃给药，进行了大鼠6个月的长期毒性研究及2个月的恢复期观察，各剂量组均未见明显毒性反应及延迟毒性反应，表明本品在拟定剂量下，长期服用不会产生毒性反应，其临床拟用剂量是安全的。

芪丹化瘀胶囊

一、立题目的

脑梗死系指供应脑部的动脉血管壁病变，尤其是在动脉粥样硬化的基础上形成血栓，致使动脉管腔明显狭窄或闭塞，引起相应部位的脑组织坏死而言。它是当今直接影响人类健康和生活质量的常见病、多发病，其发病率、患病率、死亡率和致残率都很高，严重影响患者及家属的生活质量，给社会和家庭带来沉重的负担。随着生活水平的提高和人口老龄化的到来，脑梗死发病率呈明显增加趋势，因此脑梗死的防治已受到医学界的广泛重视。中医药对本病的治疗具有独特的优势，目前，治疗脑梗死的中成药虽然为数不少，但由于各地患者较多，不能满足市场的需求。因此，研制该制剂具有实际临床意义。本次申请注册的医疗机构制剂"芪丹化瘀胶囊是李长生教授多年临床经验的总结，是以中医药理论为指导，从治疗脑梗死的长期临床实践中总结出来的有效经验方，针对脑梗死的病机、病因及生理特点进行了组方配伍，治疗脑梗死的大量临床病例，通过10余年的临床观察，证明该方剂对脑梗死具有独特的疗效。同时本医疗机构制剂申报注册也将为市场需求提供一个治疗脑梗死的新制剂，而且本制剂制备遵循中医传统的制剂工艺前提下，运用现代制剂技术研发而成的，具有临床疗效确切、工艺简便、质量可控、服用方便等优点，如能用于临床将会获得了广大患者的肯定和欢迎。为充分挖掘传统中医药文化，大力发挥该方的优势，规范该制剂制备工艺及质量标准，保证药物质量和临床疗效，方便患者服用，保证临床用药的安全性、有效性和质量可控性，造福于广大患者，按山东省《医疗机构制剂注册管理办法》实施细则的有关技术要求进行了各项基础试验，故将本"化瘀克塞胶囊"申请注册医疗机构制剂。

二、处方组成

黄芪400g，丹参300g，水蛭100g，地龙200g，当归200g，三七60g，骨碎补200g，黄连120g，川芎200g。

三、处方来源

本处方为山东省千佛山医院中医科李长生主任医师在十余年临床中总结出来的有效经验方。本方根据长期临床实践，以中医理论为指导，结合中西医学对脑梗死的研究成果，精心配伍确定的。本方经长期临床病例的系统观察，表明采用本方剂具有益气活血、化瘀通络之功效，对气虚血瘀型脑梗死具有较为理想的治疗效果。

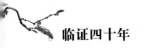

四、处方的理论依据

脑梗死属于中医"中风病"范畴，以突然昏仆、半身不遂、口舌喎斜、言语謇涩或不语、偏身麻木为主症。气虚血瘀是脑梗死的主要病机，其中气虚为中风病发病之本，瘀血是中风病重要的致病因素。

1. 中风病"气虚血瘀"病机理论的形成　中风病"内虚邪中"说始于内经，《灵枢·刺节真邪第七十五》谓："虚邪偏客于身半，其入深，内居荣卫，荣卫稍衰，则真气去，邪气独留，发为偏枯。"营气虚则不仁，卫气虚则不用，提示气虚是发生中风的重要原因之一。汉代张仲景继承了《内经》的思想，并强调正虚邪盛是中风病的发病机制。隋代巢元方《诸病源候论·风病诸候·半身不遂候》说："中风半身不遂者，脾胃气弱，血气偏虚，为风邪所乘故也。"指出脾胃虚弱，气血不足，是中风病发病的根本。上述文献虽没明确提出"气虚血瘀"的中风病机，但均认为机体本身的功能低下是中风病发生的前提，为"气虚血瘀"奠定了理论基础。王清任在总结前人的基础上，明确提出："半身不遂，亏损元气是其本源"。清末张锡纯认为《内经》所载"上气不足"的中风与西医"脑贫血"相似，把"胸中大气虚损，不能助血上升"归为中风病病机。至此，中风发病的气虚血瘀学说基本形成。

2. 中风病"气虚血瘀"病机内涵　气虚不能推动血行，因虚致瘀，痹塞脑络，致脑神失养，神机失守，形成神昏、半身不遂的病理状态。

（1）气虚为中风病发病之本：中医学认为，气是人体生命活动的动力。"气者，人之根本也"（《难经·八难》）。人体各脏腑组织器官的正常生理活动均依赖于气的滋养和激发功能。正气充足，脏腑功能正常，阴平阳秘，在表可抵御六淫外邪侵袭，在内则无内生五邪之忧，疾病无以发生，正所谓"正气存内，邪不可干"。如若正气不足，脏腑功能低下，则人体阴阳失调，气血不和，外易感受六淫之邪，内易滋生痰湿、瘀血等病理产物，导致疾病发生，亦即"邪之所凑，其气必虚"。《灵枢·百病始生第六十六》篇亦谓："风雨寒热，不得虚，邪不能独伤人。卒然逢疾风暴雨而不病者，盖无虚，故邪不能独伤人。此必因虚邪之风，与其身形，两虚相得，乃客其形……"

中风以中老年人为多发，中年之后人体一身之气逐渐亏虚，《医经溯洄集·中风辨》曰："中风者，非外来风邪，乃本气病也，凡人年逾四旬气衰之际，或因忧、喜、忿怒伤其气者，多有此疾。"观今世之人，食则膏粱厚味，出则车马代行，加之现代社会快节奏、高压力的生活环境，多已罹患高血压、糖尿病、高血脂等疾病，机体常常处于疲劳未复之状态，疾虽未成，然已有气虚不足之象。究其因：从发病年龄来看，年高气虚精亏为其一，诚如《内经》所云"年四十而阴气自半"；患者多素有高血压、糖尿病等基础疾病，此类疾病起病隐袭，病程长，久之，气为之耗，阴为之损，长年久病，耗伤气阴为其二；长期精神紧张，多思善虑，则伤心、动肝、碍脾，暗耗阴津气血，此其三。另外，素体气虚亦可由先天禀赋不足引起。由此而奠定了中风发病的根本基础。

气虚一旦形成，即成为潜在的病理因素。气虚，则气的推动、温煦、防御和气化功能减退，气为血之帅，气盛则血行滑疾，气虚则无力推动血液运行，而致血流迟缓，运行涩滞，形成瘀血，瘀阻脉络。气虚除直接导致血瘀外，也可生变异，导致血瘀。《成方便读》指出："夫人之所以赖以生存，血与气耳……然血虚多滞，经脉隧道不能滑利通畅……"即血虚血瘀；气虚可进一步发展为阳虚而生内寒，血凝滞成瘀血。

气虚则不能行津化液，而聚生痰饮，《景岳全书·非风》指出："凡非风之多痰者，悉由中虚而然。"痰浊一旦深入血分，一则阻滞脑之脉络气机，气机受阻，则血必瘀滞；二则痰浊与瘀血相结，形成痰瘀互结，阻塞脑之脉络发为中风。

对此，《杂病源流犀烛·中风源流》有精辟论述："中风，风乘虚而为病也，向来惟东垣主虚，而河间则主火，丹溪则主痰，似乎各异，不知惟虚也，故无根之火发焉，惟虚也，故逆上之痰生焉。特东垣举其本，河间，丹溪各举其标，未有痰与火之发，不由于虚者也……亦可知曰火曰痰，总由于虚，虚固为中风之根也，惟中风之病由于虚。"可见中风的发病必然以气虚的存在为根本前提，在气虚日久的基础上，因将息失宜外邪乘隙而入，或忧思恼怒，七情内伤，终至脑脉痹塞，元神失养而突发中风。

（2）瘀血是中风病重要的致病因素：血液之所以环流不止，主要依赖气的推动，《血证论》曰："运血者，气也。"气虚日久，直接或间接导致血行缓慢，流行不畅，滞于脉络而成血瘀。瘀血既是病理产物，亦是中风病重要的致病因素，瘀血在中风发病中所起的关键作用，早在《内经》中就已认识到，曰："清浊相干，……乱于头，则为厥逆，头重眩仆。"后世医家也有明确的论述，朱丹溪谓中风半身不遂"在左属死血少血"，《血证论》说："化其瘀滞则偏枯萎废自愈也。"《医学纲目》谓："中风皆因脉道不利，血气闭塞也。"

瘀血可促进痰的产生，因为瘀为体内血液停滞而成，痰乃津液停聚而生，津血同

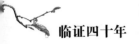

源，津血在生理上是相互转化的，病理状态下又可相互影响，互为因果。津液清稀，血液稠厚，血行脉中，津行脉外，若血液不能正常运行，迟涩不畅，壅滞气机，则影响津液的流动而导致痰的生成。诚如《锦囊秘录》云："气血清顺，则津液流通，何痰之有？惟气血浊，则津液不行，熏蒸成聚，而变为痰。"瘀血日久可化热升毒，瘀血、痰浊壅积留滞，郁而化热生火，痰瘀火热，蕴积不除，毒邪乃生。毒邪最易败坏形体，攻伐脏腑，扰神闭窍，所以其一旦生成，必然会给脑髓造成巨大损害，使病情迅速加重。瘀血可壅塞气道，阻碍气机，而气滞又进一步加重血瘀。瘀血日久可生内风，瘀血加重，阻塞经络，筋脉失养，影响筋脉的功能，即可出现手足拘挛、屈伸不利等风气内动之象。瘀血日久必然影响气、血、津、精之化生，进一步加重气虚，气愈虚则血更易停留而为瘀，成为中风病重要的致病因素，为中风病发病之标。

（3）因虚致瘀，痹塞脑络为其关键病理核心：单纯的气虚，一般不会导致中风，只有气虚日久，气病及血，因虚致瘀，发展到一定程度，影响了血液的正常运行，造成脑脉痹塞，脑络失养，发为中风。

脑为元神之腑，凡五脏精化之血，六腑清阳之气，皆上注于头，脑之脉络为其运行通路，既有传达脑神之用，又具濡养脏腑、清窍、肢节之功。脑内脉络纵横交错，网络如织，微细致微，一旦脑内脉络痹塞，气血不能上呈以充养脑髓，则其功能迅疾受损，不能发挥其统感官、司运动、主明辨等作用，就会出现半身不遂、偏身麻木、口舌㖞斜、言语謇涩等症。

综上所述，缺血性中风多发于中老年人，多是由气虚、血瘀、脑脉痹塞所引起，气虚是中风发病之本，因虚致瘀、脉络痹塞是中风病的病机关键。

3. 益气活血、化瘀通络是治疗急性脑梗死的有效治法　益气活血法的立法源于《内经》，《素问·阴阳应象大论》中有"定其血气，各守其乡，血实者宜决之，气虚者宜掣引之"的论述；《素问·至真要大论》中认为治疗疾病的最主要手段就是"疏其气血，令其条达，而致和平"。

"气虚血瘀"是中风病主要病机特点，因此，益气以改善本质的气虚状态，一则气行以消脉中之留瘀，二则气旺以资新血之化源，活血以畅通气血，益气与化瘀相结合，可化瘀不伤正，使正复、脑清、神明，而益气活血意旨正在此。但是，强调中心环节，并不意味忽视引起气虚的诸多因素对气虚血瘀病机的不同影响，同样对于血瘀的兼证也应引起重视。"谨守病机，各司其属"益气和活血是从标本两个层次出发，针对气虚为本，血瘀为标的病机特点提出的，在病机上存在直接因果关系，在治疗上也是协同关系的体现，目的是为脑的气血渗灌提供一个良好的整体环境。

五、按君、臣、佐、使分析处方配伍

"气虚血瘀"是中风病主要病机特点，气虚为本，血瘀为标，根据本病发病及病理机制特点，方中采用甘、微温，入脾、肺经的黄芪为君药，黄芪功专补气升阳，为补脾益气之良药，对脾气虚弱、运化失健、气虚血亏、血行不畅等均为首选药。《本草汇言》曰："贼风之疴，偏中血脉，而手足不随者，可以荣筋骨。"由于有形之血生于无形之气，方中重用黄芪补气健脾，以资生血之源，使气旺则血生，祛瘀而不伤正，气足则血行而不瘀滞。丹参味苦，性微寒，活血祛瘀，养血安神。《本草正义》曰："丹参专入血分，其功在于活血行血。内之达脏腑而化瘀滞……外之利关节而通脉络，与君药黄芪相配加强行气活血功能"，正如《本草正义》指出："详核古人主治，无一非宣通运行之效，而其所以能运行者，则必有温和之气，方能鼓荡之、振动之……水蛭，咸苦平，破血逐瘀通络。"《本草汇言》言："水蛭逐恶血、瘀血之药也"。《本草经百种录》言："水蛭最善食人之血，而性又迟缓善入，迟缓则生血不伤，善入则坚积易破，借其力以攻积久之滞，自有利而无害也。"所以水蛭特点是专入血分而药力迟缓，其入血分则长于逐瘀，性迟缓而不伤正气。因此借其破瘀而不伤气血之功，剔除新旧瘀血，使瘀除络通。地龙味咸、性寒，入肝、脾、膀胱经，既有息风止痉、通络止痛，又能治气虚血滞、经络不利，与水蛭合用疏通血脉、驱逐脏腑经络之瘀血，祛瘀生新，上三味共为臣药，活血化瘀通络，使瘀血得去，经脉得通，助君药鼓动血脉、通行周身、剔除脑络新旧瘀血。当归味甘性温，入心、肝脾经。《本草正》言："当归，其味甘而重，故能补血，其气轻而辛，故能行血，补中有动，行中有补，诚血中之气药，亦血中之圣药……大约佐之以补则补，故能养营养血，补气生精，安五脏，强形体，益神志，凡有形虚损之病，无所不宜，佐之以攻则通，故能祛痛通便，利筋骨，治拘挛、瘫痪、燥、涩等证。"三七，甘、微苦，温，归肝、胃经，既能扶正止血，又能活血散瘀，有止血而不留瘀，化瘀生新而不伤正的特点，为止血化瘀之良药；骨碎补味苦性温，入肝肾经，主要功用有二：活血疗伤，治筋伤骨折；补肾壮骨、聪耳、止痛、止泻。骨碎补既活血又补肾。心主神明，黄连苦先入心，中风患者不论是中经或中络，因为瘀血在内，久而化热成毒成火，而见有身热烦躁，错语不眠，黄连可清利血热、燥湿祛浊。此四味共为佐药，扶正以助化瘀生新，甘温以助补气活血，苦寒以防温药之燥性伤阴。川芎味辛性温，其气芳香走窜，能升能降，善于行散开郁，功擅通行血脉。金代张元素概括其功用特点"上行头

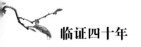

目，下行血海"。《本草纲目·卷十四·川芎》称本品为"血中气药"。川芎在方中为使药，畅血中之元气。使气顺血活，助诸药发挥作用。

全方通补结合，补而不滞，诸药配合，共奏益气活血、化瘀通络之功。

化瘀通脉颗粒

一、立题目的

动脉粥样硬化（AS）是动脉非炎症性、退行性和增生性为特征的血管病变，是严重危害人类健康的主要疾病之一。临床最常见的是主动脉粥样硬化、冠状动脉粥样硬化、脑动脉粥样硬化、肾动脉粥样硬化、肠系膜动脉粥样硬化、四肢动脉粥样硬化。AS所致的心、脑血管疾病是严重危害人民健康的常见病、多发病，近年来有逐渐年轻化和上升趋势。在西方发达国家，动脉粥样硬化是首位死亡病因。发展中国家因AS所致的心、脑血管病的发病率和死亡率都在增长。因此，AS的防治已受到医学界的广泛重视。中医药对本病的治疗具有许多独特的疗法和优势，治疗动脉粥样硬化的中药虽然为数不少，但由于各地患者较多，不能满足市场的需求。因此，研制该制剂具有实际临床意义。本次申请注册的医疗机构制剂"化瘀通脉方"是李长生教授多年临床经验的总结，是以中医药理论为指导，从治疗脑动脉粥样硬化的长期临床实践中，总结出来的临床有效经验方，通过10余年的临床观察，证明该处方对脑动脉粥样硬化具有独特的疗效。同时本医疗机构制剂申报注册也将为市场需求提供一个治疗动脉粥样硬化的新制剂，而且本制剂具有临床疗效确切、工艺简便、服用方便、价格便宜等优点，该药物针对动脉粥样硬化的病机、病因及生理特点进行了组方配伍，治疗动脉粥样硬化的大量临床病例，表明本方具有健脾祛浊、化瘀通络之功效，对脑动脉粥样硬化具有很好的治疗效果，获得了广大患者的信赖，深受患者的欢迎，为充分挖掘传统中医药文化，大力发挥该方的优势，规范该制剂制备工艺及质量标准，保证药物质量和临床疗效，方便患者服用，保证临床用药的安全性、有效性和质量可控性，造福于广大患者，按山东省《医疗机构制剂注册管理办法（试行）》实施细则的有关技术要求，将本"化瘀通脉颗粒"制剂申请医疗机构制剂注册。

二、处方组成

丹参350g，党参300g，黄连120g，川芎200g，莪术200g，山楂300g，海藻250g，天麻200g，薏苡仁300g，郁金200g。

三、处方来源

本处方为山东省千佛山医院中医科李长生主任医师，在十多年治疗脑动脉硬化的临床观察中，总结出来的有效经验方，本方根据长期临床实践，以益气化瘀祛痰为治则，精心配伍确定的。经临床系统观察，表明采用本方剂具有健脾祛浊、化瘀通络之功效，对脑动脉粥样硬化及由此引起的头晕、头痛、头昏、精神倦怠、遇事善忘等症具有较理想的治疗效果。

四、处方的理论依据

动脉粥样硬化（AS）是一组以动脉非炎症性、退行性和增生性为特征的血管病变，是严重危害人类健康的主要疾病之一。AS所致的心、脑血管疾病是严重危害人民健康的常见病、多发病，近年来有逐渐年轻化和上升趋势。因此，AS的防治已受到医学界的广泛重视。近年来，中医药在治疗AS的研究方面取得了一定的进展，显示了中医药在该领域具有广阔的前景。

动脉粥样硬化的发病机制，是由多种病因所致脏腑功能失调，气、血、津液运行、代谢发生障碍，产生痰、瘀等内生之邪，痹阻血脉，胶结凝聚而成。本病病机有虚实两端：实者为气滞、痰浊、血瘀，其中以血瘀痰阻为其根本；虚者为心、脾、肾亏虚，且以脾气亏虚为主。本病病因中医认为主要有饮食不当、脾虚失运、肾气虚衰、肝胆失于疏泄等几个方面。但无论是饮食不当、肾气虚衰还是肝胆失于疏泄，最终均导致脾失健运，气、血、津液运行、代谢发生障碍，可导致痰浊内生，痰浊伏于脉中易致血瘀，从而形成痰瘀互结是AS的关键病机。这是由于痰瘀相关，两者之间有着共同的生理病理基础。在生理上，津液与血同源于水谷精微，在一定条件下可以相互为用、相互转化。正因为津血同源，痰浊和瘀血作为病理产物和致病因子，它们在病理上亦相互影响。一旦痰浊形成，伏于血脉之中，就会窒塞脉道，影响气机的运

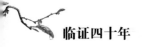

行，"气帅血行"，气机不利，不能正常推动血液在脉管中运行，导致血行迟滞而见瘀，痰凝则血瘀，血瘀则挟痰滞，痰瘀胶缠，形成恶性循环，交结不解，从而影响气机枢纽而使病变更深入。李长生主任医师在长期的临床实践中应用具有健脾祛浊、化瘀通络作用的化瘀通脉颗粒治疗该病取得了较好的治疗效果。

五、按君、臣、佐、使分析处方配伍

《医宗必读》中说："脾为生痰之源，治痰不理脾胃，非其治也。"强调治痰当健脾，脾复健运之常，而痰自化矣。张介宾曾说："善治痰者，唯能使之不生，方是补天之手。"化瘀通脉颗粒是根据经典中医理论，结合现代医学研究成果，经过多年的临床观察组方而成。其药物组成党参、丹参、黄连、川芎、莪术、郁金、生山楂、天麻、海藻、薏苡仁等。方中党参甘平，益气生津养血，能气阴双补。《本草正义》言："力能补脾养胃，润肺生津，健运中气，本与人参不甚相远。其尤可贵者：则健脾而不燥；滋胃阴而不湿；润肺而不犯寒凉；养血而不偏滋腻；鼓舞清阳，振动中气而无刚燥之弊。"脾气健旺，生痰无源，气足而邪无所居，气足又能推动血液运行，产生益气活血之效；丹参功擅活血祛瘀，为治瘀血阻滞之要药。《神农本草经》谓其能"益气"。《名医别录》称其能"养血"，丹参之活血祛瘀作用，性较为平和，祛瘀而不伤正，生化之机未损，则新血自生。党参益气健脾，丹参活血化瘀，两者为君药共奏健脾祛浊、化瘀通络之功。黄连苦寒，清热燥湿、泻火解毒，与君药相配，既可防党参甘温壅滞、生热，又可阻断痰瘀互结脉中日久化热之弊端；莪术破血通瘀、推陈出新、消瘀通络；川芎、山楂活血行气、散瘀，上四味共为臣药，鼓舞气血、剔除湿毒、活血行气散瘀，助君药以清热活血化瘀。海藻咸寒，归肝肾经，功能消痰软坚、利水消肿，为祛痰要药，配伍丹参、莪术、川芎可行气活血消痰浊，配伍山楂可祛痰削坚；天麻甘平，归肝经，功效熄风止痉，平抑肝阳，祛风通络，本品有良好的平肝潜阳的功效，为治疗眩晕、头痛的要药，不论虚证实证，随不同配伍皆可应用，其配伍海藻、山楂等有祛风消痰作用，以防止风痰上扰，闭阻脉络；薏苡仁利湿浊、益脾气、除脉痹，湿浊得之则祛之有方，上三味共为佐药，祛风消痰、健脾除湿、宣壅开闭、通窍除痹，与君药、臣药共奏活血化瘀、宣壅开闭、气足血通、血活气旺、疏通脉络作用。郁金疏郁滞、化痰瘀、宣壅开窍，《本草经疏》谓之入血分之气药，既可助它药之力，又可携诸药入血透络、通达气血，故为使药之用。诸药合用，标本兼治，正切中了动脉粥样硬化痰瘀互结脉中、脾气亏虚的病机。

生脉养心颗粒

一、立题目的

近年来，人口组成构架趋于老龄化，慢性心功能不全成为常见病、多发病，因心脏疾病而死亡和住院的患者不断增加，其发病率呈逐年上升趋势。目前估计慢性心功能不全的发病率为（3~20）/1000，而65岁以上的发病率为（30~130）/1000。心力衰竭是慢性心功能不全发展的末期阶段，病情重，死亡率高。据统计，心力衰竭5年存活率与恶性肿瘤相仿。10年死亡率为90%。新近诊断的心力衰竭病例，年死亡率为35%~45%，严重危害人们尤其是老年人的身心健康。治疗慢性心功能不全对预防心力衰竭的发生具有重要临床意义。中医药对慢性心功能不全的治疗具有独特的优势。目前，治疗慢性心功能不全的中成药虽然为数不少，但由于各地患者较多，不能满足市场的需求。因此，研制该制剂具有实际临床意义。本次申请注册的医疗机构制剂"生脉宁心颗粒"是李长生教授多年临床经验的总结，是以中医药理论为指导，从治疗慢性心功能不全的长期临床实践中，总结出来的有效经验方，通过10余年的临床观察，证明该处方对慢性心功能不全具有独特的疗效。同时本医疗机构制剂申报注册也将为市场需求提供一个治疗慢性心功能不全的新制剂，而且本制剂具有临床疗效确切、工艺简便、服用方便、价格便宜等优点，该药物针对慢性心功能不全的病机、病因及生理特点进行了组方配伍，治疗慢性心功能不全的大量临床病例，表明本方具有益气养阴、活血化瘀、温阳利水之功效，对慢性心功能不全具有很好的治疗效果，获得了广大患者的信赖，深受患者的欢迎，为充分挖掘传统中医药文化，大力发挥该方的优势，规范该制剂制备工艺及质量标准，保证药物质量和临床疗效，方便患者服用，保证临床用药的安全性、有效性和质量可控性，造福于广大患者，按山东省《医疗机构制剂注册管理办法（试行）》实施细则的有关技术要求进行了各项基础试验，故将本"生脉宁心颗粒"申请注册医疗机构制剂。

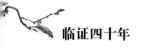

二、处方组成

人参200g，淫羊藿300g，麦冬300g，虎杖350g，五味子150g，当归300g，葶苈子300g。

三、处方来源

本处方为山东省千佛山医院中医科李长生主任医生，从十多年治疗慢性心功能不全的临床观察中总结出来的有效经验方，本方根据长期临床实践，以生脉散为组方基础，精心配伍确定的。经临床系统观察，表明采用本方制成的生脉宁心颗粒具有益气养阴、活血化瘀、温阳利水之功效，对气阴两虚型慢性心功能不全具有较理想的治疗效果。

四、处方组成的理论依据

历代医家在《内经》的基础上，对心力衰竭进行了不断深入的研究。大多医家将慢性充血性心力衰竭归于"心悸""怔忡""喘证""水肿""痰饮""心水"等病门下。

1. 气阴两虚是初期病理变化　充血性心力衰竭发病多为各种原发病直接或间接损伤心阴，如若过用西医利尿药物或温燥、渗利耗液伤阴的药物，则心阴更伤。病理发展开始则多为气阴两虚。《素问·阴阳应象大论》云："心生血"。心脏的气化作用可以促进血液的化生。如气虚则血液生化不足，津血同源，心血亦为心阴之源，心之气伤，其阴必伤，故可出现心之气阴两虚之候。血化不足则脉管中血液亦不能充盈，心中之气无血可帅，进一步影响心主血脉的功能，无力鼓动血液运行，则心力衰竭进一步发展。可以出现心悸、气短、疲乏、自汗或盗汗、头晕心烦、口干、面颧暗红等症状。舌红少苔，脉细数无力或结代。正如周仲瑛等认为本病发病机制初始则多因心气虚弱，继而气不运血、心阴亏耗、阴虚血涩，表现为气阴两虚、心营不畅。

2. 气虚血瘀是病情的进一步进展　血液在脉管中运行不息，其动力直接来自心。《素问·五脏生成篇》中有"诸血者皆属于心"之说。《医林改错》中亦有"元气既虚，必不能达于血管，血管无气，必停留而瘀。"气动于外，血养于内，心之气血相辅相成。气为血之帅，血的流行贯通，实赖于气之率领和推动，气行则血行，气止则血止，气有一息之不运，则血有一息之不行。心气虚弱，则推动血液运行无力，故血滞脉内。同时，宗气乃后天的根本之气，贯通并温养心脉，资生心气而行血。肺气虚弱，则宗气生成不足，心血运行功能亦会受到影响，血液无法周流全身，运行不畅，阻滞于经络脏腑，形成气虚血瘀之象。而血为气之母，气在生成和运行中始终离不开血液。血液运行能不断地为气的生成和功能活动提供水谷精微。故《不居集》中说道："一身气血，不能相离，气中有血，血中有气，气血相依，循环不已。"血液运行迟缓，则水谷精微不能充养脏腑，心体失养，心气更虚。如此循环往复，形成恶性循环，心力衰竭进一步加重。此时患者即可以出现心悸气短，胸协作痛，颈部青筋暴露，胁下痞块，下肢水肿，面色晦暗，唇甲青紫等严重症状。舌质紫暗或出现瘀点、瘀斑，脉涩或结代。

3. 心肾阳虚是心衰较为严重的阶段　心即属阳，又居阳位，为"阳中之阳"。《素问·金匮真言论》云："背为阳，阳中之阳心也。"《素问·六节藏象论》说："心者……为阳中之太阳，通于夏气。"故古人将心比作天之太阳"离空当照"，万物赖之以温。心阳与心气有着密切的关系，正如气与阳的关系。古代哲学家认为，气是宇宙万物的共同构成本原。由于精气自身的运动，产生了属性相反的阴阳二气。阴阳即为气之两端，阳主动，阴主静。心阳即为心气，心气即为心阳。而临床上一般认为心阳虚证多由心气虚证发展而来，心阳虚是心气虚发展到严重阶段的表现。心之阴阳互根互用，相互依存，相互化生。《淮南子·天文训》曰："阳生于阴，阴生于阳。"又如《素问次注·四气调神大论》曰："阳气根于阴，阴气根于阳。无阴则阳无以生，无阳则阴无以化。"心之气阴虚损日久，阳气亦无源可化。心气虚弱，心血运行无力滞于脉内，水谷精微不得温养脏腑，心阳的化生受到影响，最终形成心之阳气不足的病理变化。

根据上述病机，我们确立益气养阴、活血化瘀、温阳利水为基本治法，以生脉散为基础，汲取现代最新科研方法，精心选择药物组成宁心方。

五、按君、臣、佐、使分析处方配伍

本方以《医学启源》中的"生脉散"为底方，略加增删而形成。功能益气养阴、活血化瘀、温阳利水。生脉散为中医著名古方，历代临床应用广泛，沿用不衰。功效以"益气生津，敛阴止汗"为主，主治温热、暑热、耗气伤阴证或久咳肺虚、气阴两亏证，是治疗气阴两亏证的常用方剂。人参味甘，微苦、微温，归脾、肺经，为君药。大补元气，用于气虚欲脱，脉微欲绝证；补脾益肺，用于脾气亏虚证及肺气虚弱证；生津止渴，用于气津两伤之口渴证及消渴证；安神定志，用于气血双亏神志失养诸证。《本经》曰："补五脏、安静神、定魂魄，止惊悸，除邪气，明目，开心益智。"《药性本草》曰："主五脏气不足、五劳七伤、虚损瘦弱，……保中守神。"《本草经疏》曰："能回阳气于垂绝，去虚邪于俄倾。"《滇南本草》曰："治阴阳不足，肺气虚弱。"麦冬甘寒柔润，润肺滋阴，善补心气，益胃生津。归心肺胃经，为臣药。能养阴清心补心气，用于心气阴两亏诸证；能养阴润燥，用于肺胃之阴不足之证。人参得麦冬则益气养阴之功益彰。《别录》曰："疗虚劳客热，口干燥渴，……保神，定肺气，安五脏。"《本草拾遗》曰："去心热，止烦热。"李东垣《用药心法》言其"补心气不足"，较为明确地提出了麦冬补益心气的功效。《本草新编》亦说其"补心气之劳伤"。淫羊藿辛甘温，归肝肾经，温肾壮阳，强筋骨，补益心气，通心阳，亦为臣药。本品有温肾壮阳之功，能补肝肾，强筋骨。现代常用于肾阳虚的喘咳。《本经》曰："利小便，益气力，强志。"《医学入门·本草》曰："补肾虚，助阳。"《医学纂要·药性》曰："补命门肝肾，能壮阳益精，亦去寒痹。"方中苦寒药物居多，势必伤阳耗气；水、瘀乃阴邪，留久亦必损伤阳气，故甘寒补阴的同时亦需顾护阳气。人参得淫羊藿则气阳双补，阳盛则气充；麦冬得淫羊藿则阴气生化得源，无阳则阴无以化。三味同用则气血阴阳并补，正气得复。当归入肝、心、脾经，药性甘、辛、温，具有补血，为佐药。用于心肝血虚证；活血止痛，用于月经不调、痛经、经闭、胎前产后诸疾、跌打损伤、痛经麻木、痈疽疮疡；润燥滑肠，用于血虚肠燥证。《本草纲目》曰："治头痛，心腹诸痛，润肠胃筋骨皮肤。治痈疽，排脓止痛，和血补血。"《日华子本草》曰："治一切风，一切血，补一切劳，破恶血，养新血及主癥癖。"《景岳全书·本草正》曰："当归，其味甘而重，故专能补血；其气轻而辛，故又能行血。补中有动，行中有补，诚血中气药，亦血中之圣药也。"虎杖苦寒，归肝胆肺经，亦为佐药。功效利胆退黄，用于湿热黄疸、湿热带下、淋浊；清热解毒，用于水火烫伤、疮痈肿毒、毒蛇咬伤；活血祛瘀，用于经闭、风湿痹痛、跌打伤痛；祛痰止咳，用于肺热咳嗽。《名医别录》曰："主通利月水，破留血癥结"，《日华子本草》曰："治产后恶血不下，心腹胀满。排脓，主疮疖痈毒，妇人血晕，扑损瘀血，破风毒结气"，《滇南本草》曰："攻诸肿毒，止咽喉疼痛，利小便，走经络。治误淋白浊，痔漏、疮痈，妇人赤白带下。"葶苈子苦辛大寒，归肺、膀胱经，泻肺平喘，利水消肿，亦为佐药。本品苦降辛散，性寒清热，专泻肺中水饮及痰火而平喘咳。本品泄肺气之壅闭而通调水道，利水消肿。用于痰涎壅盛、喘咳不得平卧、水肿、悬饮、胸腹积水、小便不利等。《本经》曰："主癥瘕积聚结气，饮食寒热，破坚逐邪，通利水道。"《别录》曰："下膀胱水，伏留热气，皮间邪水上出，面目浮肿。"《开宝本草》曰："疗肺壅上气咳嗽，定喘促，除胸中痰饮。"五味子最早见于《神农本草经》，被列为上品，味酸甘性温，归肺心肾经。具有益气强阴、敛肺滋阴、生津敛汗、养五脏、明目、壮筋骨等多种功效，为佐使药。上能敛肺气，下能滋肾阴。用于久咳虚喘。《本经》曰："主益气，咳逆上气，劳伤羸瘦，补不足。"《本草备要》曰："性温，五味俱全，酸咸为多，故专收敛肺气而滋肾水，益气生津，补虚明目，强阴涩精，退热敛汗，止呕住泻，宁嗽定喘，除烦渴。"本品酸甘，能益气生津止渴，用于津伤口渴。能敛肺止汗，用于自汗盗汗。亦能补益心肾，与人参、麦冬同用，一补一清一敛，共奏益气生津，生津止渴，敛阴止汗之效，使气复津生，汗止阴存，脉得气复。